一冊でわかる
乳腺疾患

画像と病理で理解を深める

編集

何森亜由美 **森谷卓也**
高松平和病院乳腺外科　川崎医科大学 教授

文光堂

執筆者一覧

■編集

何森亜由美	香川医療生活協同組合高松平和病院乳腺外科
森谷　卓也	川崎医科大学病理学教授

■執筆（執筆順）

森谷　卓也	川崎医科大学病理学教授
藤吉　健児	藤吉乳腺クリニック院長・九州大学病院別府病院臨床指導教授
尾羽根範員	住友病院診療技術部超音波技術科
國分　優美	がん研究会有明病院超音波検査部・画像診断部
五味　直哉	がん研究会有明病院画像診断部
何森亜由美	香川医療生活協同組合高松平和病院乳腺外科
鹿股　直樹	川崎医科大学病理学准教授
荻谷　朗子	がん研究会有明病院乳腺センター乳腺外科医長
堀井　理絵	がん研究会有明病院病理部医長
米倉　利香	がん研究会有明病院乳腺センター乳腺外科
植弘奈津恵	がん研究会有明病院乳腺センター乳腺外科
大井　恭代	社会医療法人博愛会相良病院副院長，病理診断科部長
橋本梨佳子	昭和大学乳腺外科
広田　由子	昭和大学江東豊洲病院臨床病理診断科講師
岡南　裕子	ゆうこ乳腺クリニック名駅院長
小塚　祐司	三重大学附属病院病理部・病理診断科講師
白岩　美咲	香川県立中央病院乳腺センター部長
坂谷　貴司	日本医科大学付属病院病理診断科教授
宇佐美　伸	岩手県立中央病院乳腺・内分泌外科長
石部　洋一	総合病院水島協同病院外科医長
本田　純子	独立行政法人国立病院機構高知病院乳腺外科医長
坂　佳奈子	公益財団法人東京都予防医学協会がん検診・診断部部長

序　文

　乳腺疾患について余すことなく熟知するためには，マンモグラフィ，超音波，MRIといった画像診断だけではなく，組織病理所見についても深い理解が必要である．つまり，臨床医と病理医とが連携し，互いの領域を十分に理解することが求められるといえよう．そこで双方にとって使いやすく，日常診療に役立つ書籍として企画されたのが本書『一冊でわかる乳腺疾患』である．

　本書では，乳腺疾患の臨床と病理を統合して学べることを基本コンセプトとして，画像診断と病理像との対比を心がけている（従って病理顕微鏡画像の多くはルーペ像あるいは弱拡大像である）．また，臨床・病理相関を行うカンファレンス（画像カンファレンスなど）で使っていただくことをイメージし，I〜IV章の総論では用語解説，鑑別診断の手順に紙面を割き，V章の各論では実地症例を提示して解説を行っている．なお，V章は日常臨床での活用を意識して，「マンモグラフィで腫瘤がみられるケース」，「マンモグラフィで構築の乱れがみられるケース」といったように画像所見別の目次構成とした．そしてビジュアルに理解できるよう1つの疾患を見開き2頁でまとめ，左頁では典型的な画像を提示して基本を押さえ，右頁では，基本を超えて知っておきたい臨床事項を取り上げた．これらをうまくまとめていただくため，執筆は，臨床・病理相関を常に高いレベルで実践されているエキスパートの先生方にお願いした．

　本書執筆・編集の過程で乳癌取扱い規約第18版が発刊され，乳腺腫瘍の病理組織分類が少なからず変更になったために，その内容に合わせた用語や解説文の変更，写真の差し替えなど，制作に予想以上の時間がかかり，ようやくここに刊行に至った．再三の内容変更に快く応じてくださった執筆陣の先生方，また粘り強く対応してくださった文光堂の関係諸氏に，心より御礼を申し上げたい．

　本書には新しい病理組織分類の解説，それに対応した画像の読み方や用語の使い方がわかりやすく記載されている．日頃より手にとって大いに活用していただきたい．

2018年11月

何森亜由美，森谷卓也

目　次

I章　WHO分類と乳癌取扱い規約分類 … 1

II章　病理総論 … 5

III章　用語解説 … 33

1. 病理用語解説 … 34
2. 画像用語解説 … 44
   ① マンモグラフィ用語解説・読影解説 … 44
   ② 超音波用語解説・読影解説 … 50
   ③ MRI用語解説・読影解説 … 61

IV章　細胞診と針生検との違い … 73

1. 採取側，臨床側からの視点 … 74
2. 病理側，診断側からの視点 … 79

V章　実際の診断思考過程に沿った読み方 … 83

1. マンモグラフィで腫瘤をみるケース … 84
   1) 総論的事項 … 84
   2) 境界明瞭のもの（一部境界明瞭なものも含む） … 88
      ① 線維腺腫 … 88

- ② 葉状腫瘍 ··· 90
- ③ 過誤腫, 脂肪腫 ··· 92
- ④ 乳管内乳頭腫 ··· 94
- ⑤ 非浸潤性乳管癌 ··· 96
- ⑥ 乳管腺腫 ··· 98
- ⑦ 粘液癌 ··· 100
- ⑧ 神経内分泌癌 ··· 102
- ⑨ 乳管過形成/腺症 ·· 104

3) 微細分葉・鋸歯状 ··· 106
- ① 腺管形成型浸潤性乳管癌 ·· 106
- ② 充実型浸潤性乳管癌 ·· 108
- ③ 非浸潤性乳管癌 ··· 110
- ④ 粘液癌 ··· 112
- ⑤ 浸潤性小葉癌 ··· 114
- ⑥ 浸潤性微小乳頭癌 ·· 116

4) spiculation を伴う腫瘤 ··· 118
- ① 硬性型浸潤性乳管癌 ·· 118
- ② 管状癌 ··· 120
- ③ 浸潤性小葉癌 ··· 122
- ④ 非浸潤性乳管癌 ··· 124
- ⑤ 硬化性腺症を伴う良性病変 ··· 126

2. マンモグラフィで石灰化をみるケース ·· 128

1) 総論的事項 ·· 128

2) 微小円形 ··· 134
- ① 囊胞性病変 ·· 134
- ② 間質の石灰化 ··· 136

3) 淡く不明瞭な石灰化 ·· 138
- ① 非浸潤性乳管癌/乳管内成分優位の浸潤性乳管癌 ···································· 138
- ② 粘液癌 ··· 140
- ③ 乳腺症 ··· 142

4) 多形性 ·· 144
- ① 乳管内成分優位の浸潤性乳管癌/微小浸潤癌/非浸潤性乳管癌 ·················· 144
- ② 硬性型浸潤性乳管癌 ·· 146
- ③ 浸潤性小葉癌 ··· 148
- ④ 硬化性腺症 ·· 150

5) 微細線状・分枝状
- a. 点状高エコーを伴う非腫瘤性病変 ·· 152
  - ① 非浸潤性乳管癌 ··· 152
  - ② 乳管内成分優位の浸潤性乳管癌 ··· 154

b. 点状高エコーを伴う腫瘤 ··· 156
　　　① 乳管内成分優位の浸潤性乳管癌 ·· 156
　　　② 非浸潤性乳管癌 ··· 158

3. マンモグラフィでFADをみるケース ·· 160
　1) 総論的事項 ·· 160
　2) 超音波画像：腫瘤
　　a. 高濃度乳腺 ··· 166
　　　① 腺管形成型浸潤性乳管癌 ··· 166
　　　② 硬性型浸潤性乳管癌 ··· 168
　　　③ 充実型浸潤性乳管癌 ··· 170
　　　④ 線維腺腫 ·· 172
　　b. 乳腺濃度散在または脂肪性 ·· 174
　　　① 非浸潤性乳管癌 ··· 174
　　　② 腺管形成型浸潤性乳管癌 ··· 176
　　　③ 浸潤性小葉癌 ·· 178
　　　④ 乳管内乳頭腫 ·· 180
　3) 超音波画像：非腫瘤 ·· 182
　　　① 乳管内成分優位の浸潤性乳管癌 ·· 182
　　　② 非浸潤性乳管癌 ··· 184
　　　③ 乳管内乳頭腫 ·· 186
　　　④ 肉芽腫性乳腺炎 ··· 188
　　　⑤ 乳腺線維症/糖尿病性乳腺症 ··· 190
　　　⑥ 正常乳腺 ·· 192
　4) 超音波画像：乳管拡張 ··· 198
　　　① 非浸潤性乳管癌 ··· 198
　　　② 乳管内乳頭腫 ·· 200
　　　③ 乳管拡張症 ··· 202

4. マンモグラフィで構築の乱れをみるケース ·· 204
　　　① 総論的事項
　　　　――マンモグラフィで構築の乱れを見るということはどういうことか？ 鑑別のポイント ······ 204
　　　② 硬性型浸潤性乳管癌 ··· 208
　　　③ 管状癌 ··· 210
　　　④ 浸潤性小葉癌 ·· 212
　　　⑤ 非浸潤性乳管癌 ··· 214
　　　⑥ 硬化性腺症 ··· 216

5. マンモグラフィで所見が出ず，超音波のみで検出される病変 ································ 218
　① 総論的事項 ·· 218
　② 硬性型浸潤性乳管癌 ·· 220
　③ 乳管内成分優位の浸潤性乳管癌 ·· 222
　④ 広がりのある非浸潤性乳管癌/硬化性腺症 ··· 224
　⑤ 微小な限局性の非浸潤性乳管癌 ·· 226

写真提供者一覧 ·· 228
索引 ·· 229

本書第Ⅴ章の特徴と使い方

　第Ⅴ章では，代表的な乳腺疾患について，臨床画像（マンモグラフィ，超音波，MRI）と病理画像を提示し，疾患の全体像をビジュアルに把握できるよう，各画像と疾患の特徴を見開き構成で解説しています．

左頁ではマンモグラフィ，超音波，MRI，病理のそれぞれの典型画像を中心に，疾患の基本的事項を押さえられます．

画像診断・日常診療のポイント
画像の読み方のコツや注意点，診療における要点をまとめています．

典型所見
その疾患の典型的な画像所見を，マンモグラフィ→超音波→MRI→病理の順に，診断の流れに沿って掲載しています．マンモグラフィ，超音波，MRI，病理の各画像を対比させることで，理解がより深まります．

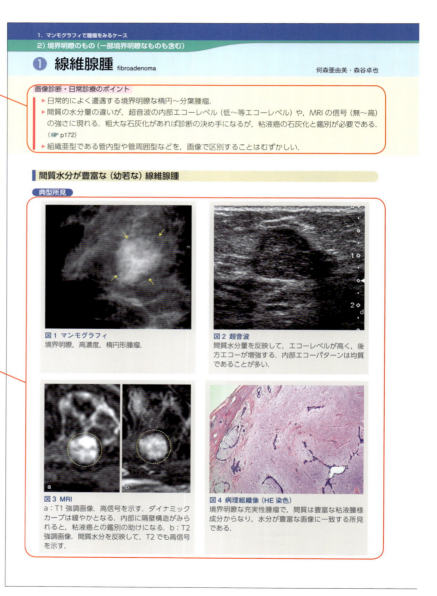

viii

右頁では，左頁の基本的事項を踏まえつつ，より実践的に，鑑別診断のポイントや念頭に置いておきたいことなど，日常診療に役立つ事柄を学べます．

❶ 線維腺腫 fibroadenoma

鑑別診断

① 分葉形→粘液癌：エコーレベルが高い．内部構造が不均質．細胞診で鑑別可能（☞ p100）
② 縦横比（D/W）が大きい→充実型浸潤性乳管癌：エコーレベルが低い．内部構造が不均質．細胞診で鑑別可能（☞ p108）
③ サイズが 2 cm 以上→葉状腫瘍：内部にスリット構造がみられる．コア針生検（CNB）/吸引式組織生検（VAB）で葉状構造が入っていれば診断可能．臨床的な増大傾向の観察が重要となる．
④ 内部に囊胞構造がみられる→乳腺症型線維腺腫：囊胞構造ではなく低エコーであれば腺管形成型浸潤性乳管癌との鑑別も必要である．細胞診で鑑別困難以上となる．針生検でも同様である．

> **鑑別診断**
> 画像診断上，代表的な鑑別疾患をピックアップして，鑑別のポイントとなる画像の特徴や精査手段を解説しています．

知っておきたい臨床事項① 線維化・硝子化した線維腺腫

間質が線維化・硝子化すると水分が減少し線維成分に変わるため，超音波と MRI の所見もそれぞれ変化する．

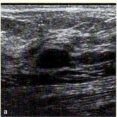
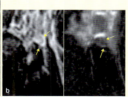

図5 線維腺腫
a：超音波．線維を反映して，エコーレベルが低くなる．後方エコーが減弱するが，最近の超音波装置の画像処理により減弱を示さないこともある．内部エコーパターンは均質であることが多い．
b：MRI．左：T1 強調画像．高信号を示さない．右：T2 強調画像でも高信号を示さない．
c：病理組織像（HE 染色）．腫瘍の間質成分は膠原線維が多く，硬化しているため，水分が少ない画像所見を呈するものと考えられる．

知っておきたい臨床事項② 妊娠・授乳期の変化

妊娠・授乳に伴い，線維腺腫は増大する．授乳が終了すると元の大きさに戻る．

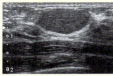
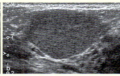
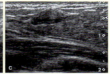

図6 線維腺腫：妊娠・授乳による経時変化
a：妊娠 4 ヵ月．b：授乳 3 ヵ月目．c：断乳後 1 年目．

> **知っておきたい臨床事項**
> 左頁の基本的事項からステップアップして，日常診療で画像を読む際に意識しておきたいことや，典型像とは異なるケース，ピットフォールなどをまとめています．
> さらなる知識を得ることで，より確かな診断スキルを身につけてください．

疾患索引

　本書は，さまざまな乳腺疾患について，臨床画像と病理画像を対比させることで理解を深めると同時に，その知識を日常の診療に生かせるよう，各疾患を画像所見別に分類し，解説しました（「マンモグラフィで腫瘤をみるケース」「マンモグラフィで石灰化をみるケース」等々）．そのため，同じ疾患が複数箇所にわたって解説される場合があります．以下にどの疾患がどこで解説されているかをまとめましたので，ご活用ください．

【凡例】MMG（腫瘤）：Ⅴ章1「マンモグラフィで腫瘤をみるケース」，MMG（石灰化）：Ⅴ章2「マンモグラフィで石灰化をみるケース」，MMG（FAD）：Ⅴ章3「マンモグラフィでFADをみるケース」，MMG（構築乱れ）：Ⅴ章4「マンモグラフィで構築の乱れをみるケース」，US：Ⅴ章5「マンモグラフィで所見が出ず，超音波のみ検出される病変」，病理総論：Ⅱ章「病理総論」

疾患名（五十音順）	掲載項目・頁	
過誤腫, 脂肪腫	MMG（腫瘤）	92
	病理総論	29
間質の石灰化	MMG（石灰化）	136
管状癌	MMG（腫瘤）	120
	MMG（構築乱れ）	210
	病理総論	17
硬化性腺症	MMG（腫瘤）	126
	MMG（石灰化）	150
	MMG（構築乱れ）	216
	US	224
	病理総論	27
硬性型浸潤性乳管癌	MMG（腫瘤）	118
	MMG（石灰化）	146
	MMG（FAD）	168
	MMG（構築乱れ）	208
	US	220
	病理総論	16
充実型浸潤性乳管癌	MMG（腫瘤）	108
	MMG（FAD）	170
	病理総論	15
神経内分泌癌	MMG（腫瘤）	102
	病理総論	23
浸潤性小葉癌	MMG（腫瘤）	114, 122
	MMG（石灰化）	148
	MMG（FAD）	178
	MMG（構築乱れ）	212
	病理総論	16, 17
浸潤性微小乳頭癌	MMG（腫瘤）	116
	病理総論	21
正常乳腺	MMG（FAD）	192
線維腺腫	MMG（腫瘤）	88
	MMG（FAD）	172
	病理総論	24, 25
腺管形成型浸潤性乳管癌	MMG（腫瘤）	106
	MMG（FAD）	166, 176
	病理総論	15
糖尿病性乳腺症	MMG（FAD）	190

疾患名（五十音順）	掲載項目・頁	
肉芽腫性乳腺炎	MMG（FAD）	188
	病理総論	30
乳管拡張症	MMG（FAD）	202
	病理総論	28
乳管過形成/腺症	MMG（腫瘤）	104
	病理総論	27
乳管腺腫	MMG（腫瘤）	98
	病理総論	9
乳管内成分優位の浸潤癌	病理総論	14
乳管内成分優位の浸潤性乳管癌	MMG（石灰化）	138, 144, 154, 156
	MMG（FAD）	182
	US	222
乳管内乳頭腫	MMG（腫瘤）	94, 126
	MMG（FAD）	180, 186, 200
	病理総論	8
乳腺症	MMG（石灰化）	142
	病理総論	27, 28
乳腺線維症	MMG（FAD）	190
	病理総論	30
粘液癌	MMG（腫瘤）	100, 112
	MMG（石灰化）	140
	病理総論	18
嚢胞性病変	MMG（石灰化）	134
微小浸潤癌	MMG（石灰化）	144
	病理総論	13
非浸潤性乳管癌	MMG（腫瘤）	96, 110, 124
	MMG（石灰化）	138, 144, 152, 158
	MMG（FAD）	174, 184, 198
	MMG（構築乱れ）	214
	US	224, 226
	病理総論	12, 13
葉状腫瘍	MMG（腫瘤）	90
	病理総論	25, 26

I章　WHO分類と乳癌取扱い規約分類

I WHO分類と乳癌取扱い規約分類

森谷卓也

　乳腺病変（乳腺腫瘍）の組織学的分類法としてWHO分類（2012年，第4版）と，本邦の乳癌取扱い規約分類（2018年，第18版）が用いられている．取扱い規約分類はWHO分類を意識して改訂されたが，両者は完全に同じものではない．本稿では，各分類法の特徴について述べる．

1．WHO分類（2012年）(表1)

- 「浸潤癌」から組織分類が開始された．
- 各項目とも，定義，ICD-コード，類義語，疫学，臨床的特徴，肉眼像，組織像，遺伝子，予後について解説した．
- 従来の浸潤性乳管癌は，invasive carcinoma of no special type（IDC-NOS）とされ，「乳管」癌の用語がなくなった．
- IDC-NOSの中で，異型度分類，病期，バイオマーカー（ER，PgR，HER2），治療効果判定，針生検・穿刺吸引細胞診，分子生物学的特徴，ゲノム解析と次世代シークエンス，遺伝子プロファイリングに関する解説を行った．
- 通常型乳癌（IDC-NOS）と特殊型乳癌の混合型を設定し，定義した．
- 髄様癌やアポクリン癌などは，髄様増生を示す癌，アポクリン分化を伴う癌という表現で，関連する特徴を有する腫瘍群をまとめた．
- 管状癌と浸潤性篩状癌をひとつのグループとしてまとめた．
- 扁平上皮分化，肉腫様分化を示す癌を化生癌としてまとめた．
- 神経内分泌分化を示す癌を特殊型として取り上げた．
- 浸潤性乳頭状癌，多形癌（唾液腺発生の低異型度癌に類似）など稀有と思われるタイプを特殊型の一型として取り上げる一方で，分泌癌は極めて稀有な亜型として扱われた．
- 特殊型乳癌の中に，炎症性乳癌および両側乳癌・異時性乳癌の項目を設けた．
- 乳管内増殖性病変や，乳管内乳頭状病変など，共通の組織構築を有する病変をグループ化し，それぞれ良性から悪性（癌）病変までを解説した．
- 小葉性腫瘍を項目立てした．（浸潤性小葉癌は特殊型に含めた）
- 筋上皮増殖を伴う病変群を独立した項目で解説した．
- 微小浸潤癌を独立した組織型として解説した．
- いわゆる乳腺症は項目立てせず，その一部を良性上皮性増殖として，腺腫群とともにまとめた．
- 転移性悪性腫瘍を一項目とした．
- 遺伝的感受性，遺伝的症候群の項を設けた．

2．乳癌取扱い規約分類（第18版，2018年）(表2)

- 上皮性腫瘍から分類を開始し，その中では良性腫瘍，悪性腫瘍の順に述べられている．
- 悪性腫瘍は非浸潤癌，浸潤癌，Paget病の3つを骨子とし分類を行った．ただし，微小浸潤癌を独立させ，非浸潤癌と浸潤癌の間に置いて解説した．
- 非浸潤癌を非浸潤乳管癌と小葉癌に，浸潤癌を（浸潤性）乳管癌と特殊型に分類する方式は，従来の方式を踏襲した．
- いわゆる良悪性境界病変は独立した項目として取り上げず，悪性腫瘍の前に「異型上皮性病変」として，平坦型上皮異型，異型乳管過形成，異型小葉過形成の解説を行った．
- 乳頭腺管癌，充実腺管癌，硬癌の項目がなくなり，浸潤性乳管癌の中に腺管形成型，充実型，硬性型，その他の4型を設けた．この分類は，優勢を占める浸潤癌成分の形態に基づき行うこと，浸潤癌成分の

表1 WHO分類第4版（2012年）組織分類の概要（改訳）

- 浸潤癌
- 特殊型
- 小葉性腫瘍
- 乳管内増殖性病変
- 微小浸潤癌
- 乳管内乳頭状病変
- 良性上皮性増殖
- 筋上皮性・腺筋上皮性病変
- 間質性腫瘍
- 線維上皮性腫瘍
- 乳頭部の腫瘍
- リンパ球性・血液性腫瘍
- 乳房外からの転移性癌
- 男性乳腺疾患

表2 乳癌取扱い規約分類第18版（2018年）の概要

Ⅰ．上皮性腫瘍
  A．良性腫瘍
  B．悪性腫瘍
   1．非浸潤癌
   2．微小浸潤癌
   3．浸潤癌
     a．浸潤性乳管癌
     b．特殊型
   4．Paget病
Ⅱ．結合織性および上皮性混合腫瘍
Ⅲ．非上皮性腫瘍
Ⅳ．その他

大きさは考慮しないこととなった．
- 乳管内癌巣が主病変の大部分を占める浸潤癌には，組織型とともに「乳管内成分優位の」を付記するよう求めた．
- WHO分類に準じ，浸潤性乳管癌と特殊型の混合型のカテゴリーを設定した．
- 管状癌と篩状癌は別項目とした．
- 扁平上皮癌，紡錘細胞癌，骨・軟骨化生を伴う癌，基質産生癌は化生癌としてまとめた．また，いわゆる癌肉腫も本項に含めた．
- 稀有な特殊型乳癌は「その他」としてまとめた．神経内分泌癌もこの中に含めた．
- 乳腺症は「その他」の項目の中に，独立した組織型「いわゆる乳腺症」として残した．
- 切除標本の取扱いと記載法，細胞診および針生検の報告様式，バイオマーカー検索と判定基準，組織学的治療効果の判定基準は，それぞれ別の章で解説がなされた．

　総じて，WHO分類はより記述的であり，成書にも近い構成となっている．また，癌として最も遭遇頻度が高い，通常型の浸潤癌から開始し，組織型以外のさまざまな臨床病理学的因子もここで解説しているのが特徴である．一方で，かなり細かい，極めて珍しい組織型が比較的大きく取り上げられていることにも気づく．また，乳管内乳頭状癌（嚢胞内乳頭状癌）は非浸潤性乳管癌と乳管内乳頭状病変のいずれにも分類され得るなど，複数のカテゴリーにまたがって解説されているものが少なからず存在している．

　乳癌取扱い規約の分類法は，基本的に従来の分類法を踏襲している．がん登録への対応なども意識されているとみられ，ひとつの腫瘍（病変）が複数の場所に分類されるリスクは少ない．また，組織型以外の項目が別に解説され，最終的に様式がある程度統一された病理報告書が記載できるように工夫がなされている．この第18版から，切除検体の病理学的記載事項（チェックリスト）が加わったのも実用的である．一方，乳腺病理学の動向を意識し，日本の分類も国際的に通用するよう策定しなければならないのも事実であろう．本改訂では，浸潤性乳管癌の亜型分類，混合型乳癌，微小浸潤癌などを含め大幅に変更がなされた部分もある．2つの分類を適切に読み替えながら相補的に用いていくことと，もし使いにくい部分があればさらなる改訂を目指す努力が必要と思われる．

II章　病理総論

Ⅱ 病理総論

 2018年5月に乳癌取扱い規約第18版が発刊された．病理組織型分類に関しては，WHO分類や領域横断的癌取扱い規約など，国内外の分類法と整合性を図ることを目指して策定されたこの分類は，これまでの規約分類とは異なる部分が少なからず存在する．また，WHO分類第4版（2012年）に記載されているすべての組織型に対応しており，頻度が低いものは，「その他」の中に列挙されている．本項では，特に弱拡大のシルエットに重きを置いて，画像診断に反映されうる各組織型の特徴を中心に，解説を行う．なお，必要に応じ，取扱い規約では未記載の組織型や非腫瘍性疾患についても取り上げた．

表1 乳腺腫瘍の組織学的分類（乳癌取扱い規約第18版）

Ⅰ．上皮性腫瘍
　A．良性腫瘍
　　1．乳管内乳頭腫　2．乳管腺腫　3．乳頭部腺腫
　　4．腺腫（管状腺腫，授乳性腺腫）　5．腺筋上皮腫　6．その他
　　＊異型上皮内病変
　B．悪性腫瘍
　　1．非浸潤癌
　　　a．非浸潤性乳管癌　b．非浸潤性小葉癌
　　2．微小浸潤癌
　　3．浸潤癌
　　　a．浸潤性乳管癌　（1）腺管形成型　（2）充実型　（3）硬性型　（4）その他
　　　b．特殊型　（1）浸潤性小葉癌　（2）管状癌　（3）篩状癌　（4）粘液癌
　　　　　　　　（5）髄様癌　（6）アポクリン癌　（7）化生癌
　　　　　　　　（8）浸潤性微小乳頭癌　（9）分泌癌　（10）腺様嚢胞癌
　　　　　　　　（11）その他
　　4．Paget病
Ⅱ．結合織性および上皮性混合腫瘍
　A．線維腺腫　B．葉状腫瘍　C．その他
Ⅲ．非上皮性腫瘍
　A．間質肉腫　B．軟部腫瘍　C．リンパ腫および造血器腫瘍　D．その他
Ⅳ．その他
　A．いわゆる乳腺症　B．過誤腫　C．炎症性病変　D．乳腺線維症
　E．女性化乳房症　F．副乳　G．転移性腫瘍　H．その他

正常の末梢乳腺組織：弱拡大

- 乳管と小葉が存在する．
- 終末乳管-小葉単位を形成している．
- 周囲は膠原線維性の間質と，脂肪組織が介在している．
- 一般に，小葉内結合組織が小葉間に比して疎に染色される．
- 乳腺実質と皮膚の間にはCooper靱帯を認める．

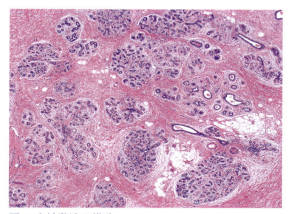

図1 女性乳腺の構造
膠原線維とともに乳管，小葉が認められる．

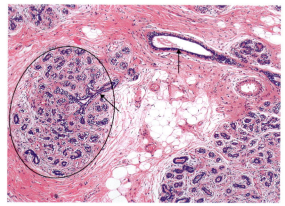

図2 終末乳管-小葉単位
小葉内外の終末乳管（→）と小葉（○）．

正常の末梢乳腺組織：強拡大

- 乳管は，内側の乳管上皮と，外側の筋上皮の2種類からなる．
- このことを二相性（二層性）と呼ぶ．二細胞性も同義である．
- 筋上皮の形態は部位によりさまざま（淡明細胞，好酸性細胞など）である．
- 授乳期を除くと，小葉内外の乳管上皮の形態学的差は乏しい．

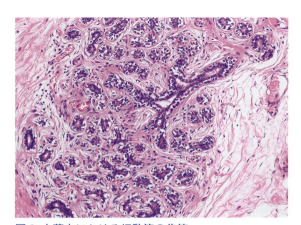

図3 小葉内における細乳管の集簇
小葉内間質は小葉間に比してやや疎である．

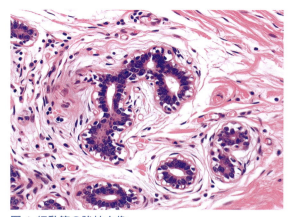

図4 細乳管の強拡大像
内側の乳管上皮と，外側の筋上皮細胞の二相構造を認める．

● 正常の乳頭部
- 主乳管（集合管）は鋸歯状の形態をしている．
- 乳管上皮を構成する細胞は二相性を有している．
- 乳頭・乳輪部には表皮にメラニン，真皮に弾性線維と平滑筋が多い．
- アポクリン腺，皮脂腺がよく発達している．

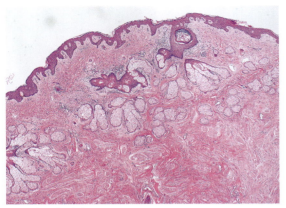

図5 乳頭部皮膚
皮脂腺および，その下床に平滑筋束が発達している．

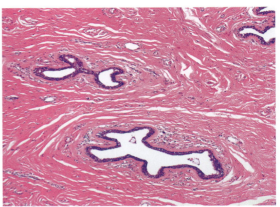

図6 主乳管の構造
鋸歯状を呈する．上皮の二相性は保持されている．

● 乳管内乳頭腫
- 中枢型（主乳管に発生）と末梢型がある．
- 中枢型は単発，末梢型は多発する傾向がある．
- 嚢胞内乳頭状の構造を示すことがある．
- 樹枝状を示す間質成分があり，その周囲を上皮が取り囲む．
- 上皮は二相性を有し，高頻度にアポクリン化生を認める．

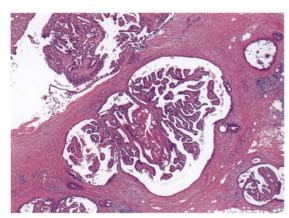

図7 乳管内乳頭腫
拡張した乳管内に，樹枝状の間質とともに上皮が増殖する．

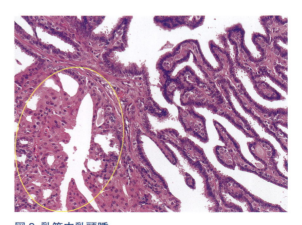

図8 乳管内乳頭腫
二相性を保持する上皮が介在し，アポクリン化生（○）も混じる．

● 乳管内乳頭腫・乳管腺腫

- 上皮成分は，ときに核が重層化し充実性となる．
- 間質に硬化性変化を伴う例があり，偽浸潤像を伴う．
- 乳管腺腫は硬化性乳管内乳頭腫とほぼ同義で，充実性上皮増生，アポクリン化生（ときに異型を伴う），偽浸潤が目立つ．

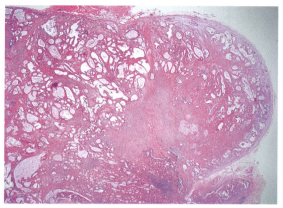

図9 乳管腺腫
上皮と間質の両者が増生し充実性腫瘤状となっている．

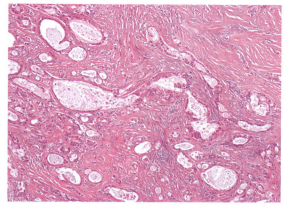

図10 乳管腺腫
間質線維増生による偽浸潤像やアポクリン化生が目立つ．

● 乳頭部腺腫

- 乳頭のびらん，発赤，硬結あるいは乳頭分泌を示す良性腫瘍である．
- 臨床的に Paget 病と鑑別を要することがある．
- 硬化性乳頭腫，乳管過形成，腺症に相当する病変が混在している．
- 浸潤癌に類似していることがあるが，発生部位と二相性の保持が鑑別点となる．

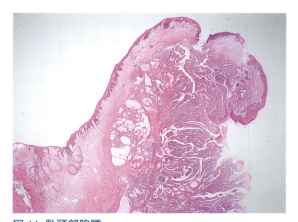

図11 乳頭部腺腫
腫瘍の増生により，表皮が欠損してびらん状の病変を形成する．

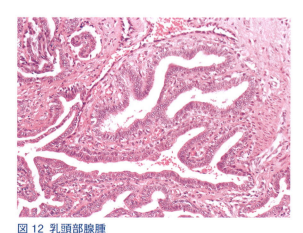

図12 乳頭部腺腫
二相性を有する異型に乏しい上皮からなる乳管の増生が認められる．

腺腫

- 異型に乏しい上皮の増殖を主体とする良性腫瘍である．
- 管状腺腫や授乳性腺腫が含まれる．
- まれに唾液腺型腫瘍（多形腺腫），皮膚付属器型腫瘍などが発生する．
- 癌化や，浸潤癌発生のリスクは認められない．

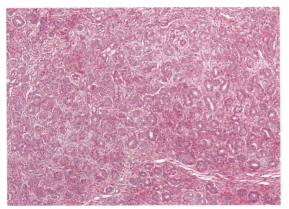

図13 管状腺腫
二相性を保った管状腺管の増生からなる腫瘍である．

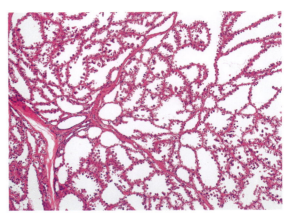

図14 授乳性腺腫
妊娠，授乳期に発生する．腺上皮は分泌性変化が目立つ．

腺筋上皮腫

- 乳管上皮と筋上皮の両者がともに増殖を示す腫瘍である．
- 境界明瞭な多結節性の充実性腫瘤を形成する．娘結節を伴うこともある．
- 分葉状，乳頭状，管状，あるいはそれらが混在した増殖パターンを示す．
- 間質（特に中心部）に壊死や硝子化を伴うことがある．
- 良性腫瘍に分類されるが，稀にいずれかの上皮，または両者が悪性化する．

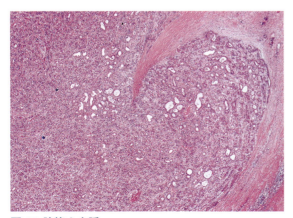

図15 腺筋上皮腫
比較的境界が明瞭な分葉状の腫瘤を形成している．

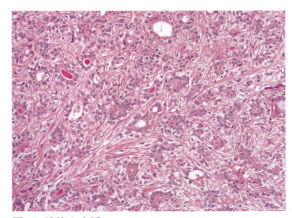

図16 腺筋上皮腫
乳管上皮（暗調）と筋上皮（淡明）の2種類の細胞が増殖する．

異型上皮内病変

- 異型乳管過形成，異型小葉過形成は偶発的に発見されるものが多い．
- 両者は浸潤性乳癌発生のリスク病変と考えられているが，前癌としての意義も検討されている．
- 異型乳管過形成は低異型度非浸潤性乳管癌に類似し，2腺管または2mm以内の小病変である．
- 異型小葉過形成は非浸潤性小葉癌と同等の細胞により構成されるが，広がりが乏しい．
- 平坦型異型は，閉塞性腺症様のシルエットを有し，分泌型石灰化を伴うことがある．

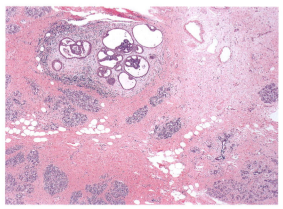

図17 異型乳管過形成
2mm に満たない（目安として一つの小葉以内の）小病巣である．

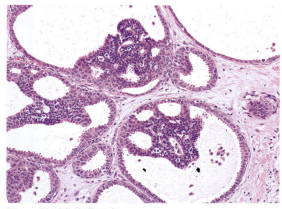

図18 異型乳管過形成
非浸潤性乳管癌に類似するが，細胞配列や個々の核所見を総合し，断定に至らない．

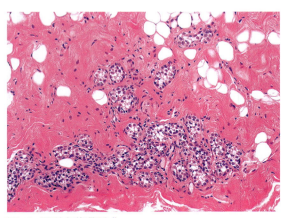

図19 異型小葉過形成
小葉内に均質な上皮が認められるが，細乳管の拡大は目立たない．

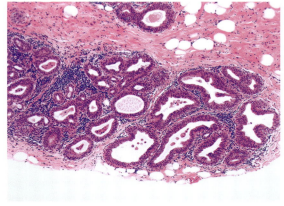

図20 平坦型異型
軽い拡張を示す細乳管が集簇しており，核腫大傾向を伴う異型核が被覆する．

非浸潤性乳管癌

- 間質浸潤を伴わない乳管癌である．
- 管腔内に凝固壊死を伴うものを面疱型（comedo type）と呼ぶ．
- 壊死部に石灰沈着を生じると，乳管に沿った線状，分岐状の石灰化を示す．
- 面疱型は核異型度が強く，広範囲に進展するものが多い．
- 間質に線維化や慢性炎症を伴う症例がある．

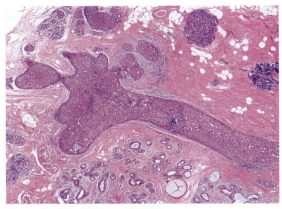

図21 非浸潤性乳管癌（面疱型）
拡張した乳管内に，核異型の目立つ癌細胞が充満している．

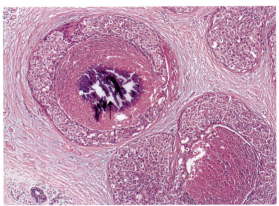

図22 非浸潤性乳管癌（面疱型）
乳管内にはコメド（面疱型）壊死と壊死型石灰化（→）がみられる．

非浸潤性乳管癌

- 乳頭型，篩状-乳頭型，篩状型，充実型などの構築をとる．
- 管腔形成部に分泌型石灰化を伴うことがある．
- 乳管内および小葉内を広がり，それらの管腔を押し広げる．
- 拡張した管が集簇すると，結節として認識される場合がある．

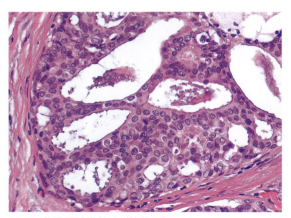

図23 非浸潤性乳管癌（篩状型）
比較的均質な細胞が多数の管腔を形成している．分泌型石灰化もみられる．

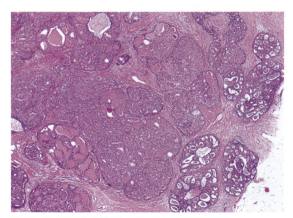

図24 非浸潤性乳管癌（篩状型）
この例では，癌細胞が乳管〜小葉内の細乳管を押し広げた結果，病巣全体が腫瘤状をなしている．

非浸潤性乳管癌

- 囊胞状に拡張した乳管内に癌が増殖するが，間質浸潤を示さない囊胞内乳頭状癌の形態を示すことがある．
- 囊胞内乳頭状癌では，内部は乳頭状や充実性の構造をとる．
- 乳管拡張が著しい場合は囊胞内癌，細胞成分に富むものは被包型乳頭癌の形をとる．
- 充実-乳頭状型はしばしば神経内分泌分化を示す．また，粘液産生性のものがある．

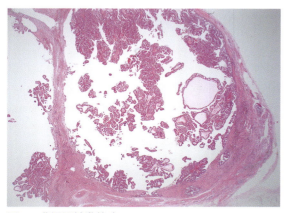

図 25 非浸潤性乳管癌
囊胞内乳頭状癌の形態をとるが，囊胞壁周囲への浸潤を認めない．

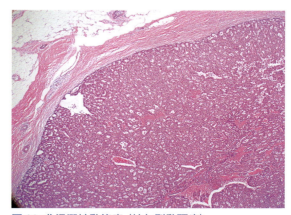

図 26 非浸潤性乳管癌（被包型乳頭癌）
拡張した乳管内に乳頭-管状の構造をとり増殖しており，辺縁には被膜様構造を伴う．

微小浸潤癌

- 間質浸潤の大きさが1mm以下の癌を指す．
- 浸潤巣のみが存在することは稀で，非浸潤癌成分の一部に間質浸潤を伴う．
- 乳管癌，小葉癌いずれの場合もある．
- 核異型が強く，コメド壊死を伴う非浸潤癌に付随してみられる傾向がある．
- 画像で微小な浸潤を認識するのは困難である．

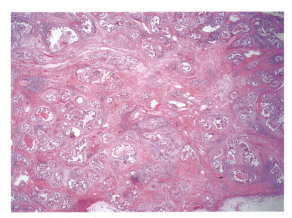

図 27 微小浸潤癌
非浸潤癌が認められるが，弱拡大では浸潤巣の指摘は困難である．

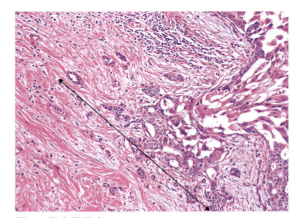

図 28 微小浸潤癌
非浸潤癌の一部に，径1mm以下の浸潤癌成分を伴う（↔）．

● 乳管内成分優位の浸潤癌

- 乳管内癌巣が主病変の大部分を占める浸潤癌である．
- 浸潤癌のタイプは問わない．
- 旧分類の乳頭腺管癌の一部がこれに含まれる．
- EIC（extensive intraductal components）は，別に定義があり，異なる用語である．

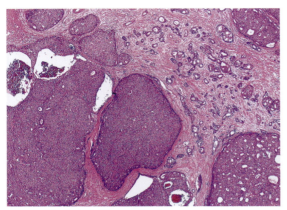

図29 乳管内成分優位の浸潤癌
大部分は乳管内の非浸潤癌成分で，その一部に浸潤癌成分を認める．

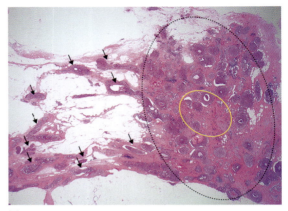

図30 EIC
主病巣（点線）の25％以上が乳管内癌成分で（浸潤癌を実線で示す），主病巣外にも乳管内癌を伴う（→）．

● 浸潤性乳管癌

- 浸潤性乳管癌は，浸潤癌成分の形状によって4型に分類される．
- 2種類の型が存在するときは優勢（より広い成分を示す）の型に分類する．
- いずれが優位とも判断できない，あるいは中間的な形状の場合は「その他」とする．
- 特殊型の成分が混在している腫瘍では，混合型の可能性も考慮する．

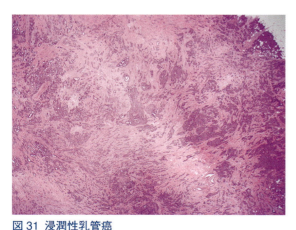

図31 浸潤性乳管癌
非浸潤癌成分の有無にかかわらず，1mmを超える間質浸潤を認める癌で，特殊型を除くものである．

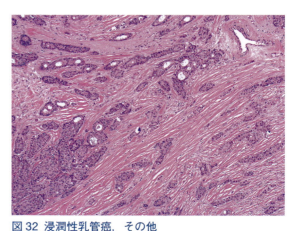

図32 浸潤性乳管癌，その他
他の3型にあてはまらない浸潤性乳管癌はこのタイプに分類される（旧分類の「広義の硬癌」を含む）．

浸潤性乳管癌（腺管形成型）

- 腺管形成傾向が目立つ，いわゆる高分化の浸潤癌である．
- 以前の分類では，乳頭腺管癌の一型として認識されていた．
- 管状癌，篩状癌の純型（いずれも特殊型）とは区別する．
- 癌胞巣と間質の量的バランス，腫瘍境界の性状は症例により異なる．

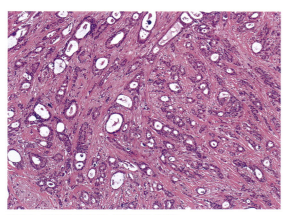

図33 浸潤性乳管癌（腺管形成型）
管腔構造が豊富な癌胞巣の浸潤増殖からなる．

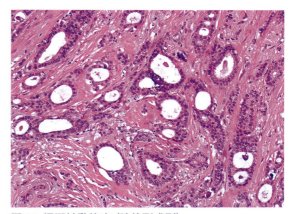

図34 浸潤性乳管癌（腺管形成型）
純粋な管状癌や篩状癌にあてはまらない症例は本組織型に分類される．

浸潤性乳管癌（充実型）

- 以前の分類では，充実腺管癌と診断されていた．
- 腺管形成に乏しい，充実性の癌胞巣からなる浸潤癌である．
- 定型例では，腫瘍境界が明瞭で，圧排性の増殖を示す．
- 通常，間質量は乏しい．ときに，中心部に無細胞域（壊死や線維化）を伴う．

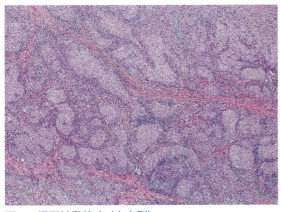

図35 浸潤性乳管癌（充実型）
充実性癌胞巣（大きさは症例によりさまざま）の浸潤増殖からなる浸潤癌である．

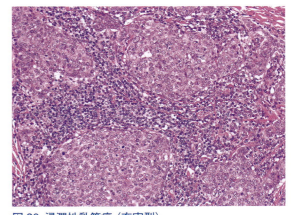

図36 浸潤性乳管癌（充実型）
この症例では，間質に慢性炎症細胞浸潤が目立つ．

浸潤性乳管癌（硬性型）

- 癌胞巣が小型で，間質が豊富な浸潤性の乳管癌である．
- 癌胞巣は索状，小塊状などの構造を示す．
- 以前の分類では硬癌の一つのタイプ（いわゆる純型・狭義の硬癌）であった．
- 浸潤性増殖傾向が強く，腫瘍境界は不明瞭である．
- 以前，「広義の硬癌」と呼ばれていた腫瘍の多くは，浸潤性乳管癌・その他に分類される．

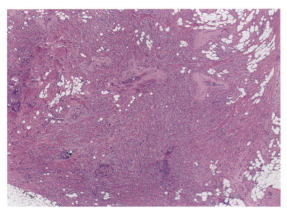

図 37 浸潤性乳管癌（硬性型）
豊富な間質内に，小型の癌胞巣が浸潤増殖している．

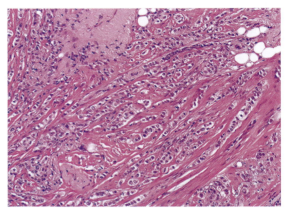

図 38 浸潤性乳管癌（硬性型）
癌胞巣は索状，一部は小塊状の構造をとる．

浸潤性小葉癌

- 古典型の腫瘍では，癌細胞が1列に配列するか孤立性に浸潤を示す．
- 小葉性腫瘍成分を種々の程度に合併する．
- 既存の乳管を輪状に取り囲む targetoid pattern を示すことがある．
- 間質は比較的豊富で，腫瘍境界は不明瞭である．
- 同側乳房内に多発する例があり，両側乳癌の頻度も乳管癌に比して高い．

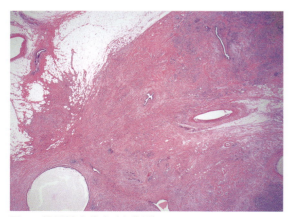

図 39 浸潤性小葉癌（古典型）
間質内に細い索状胞巣からなる癌の浸潤がみられ，既存の乳管が取り残されている．

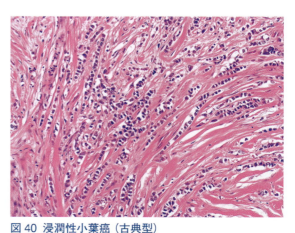

図 40 浸潤性小葉癌（古典型）
索状胞巣を形成する癌細胞相互の結合性は低下する傾向がみられる．

浸潤性小葉癌

- 亜型として，充実型，印環細胞型，多形型などがある．
- 充実型の腫瘍はより大型の胞巣を形成し，間質成分はより少なくなる．
- 多形型は核異型が強く，ときにアポクリン分化を示す．面疱型の小葉内腫瘍を伴うこともある．

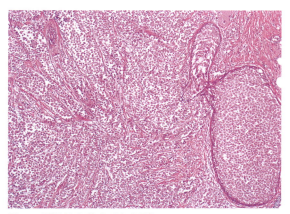

図41 浸潤性小葉癌（充実型）
古典型と同様の癌細胞が，充実性の胞巣を形成して浸潤している．

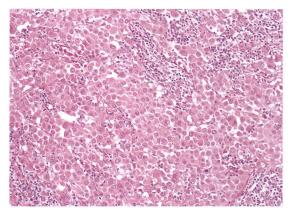

図42 浸潤性小葉癌（多形型）
異型が強い癌細胞が浸潤増殖を示す．アポクリン分化があり，細胞質は好酸性を示す．

管状癌

- 核異型が軽度の癌細胞が，明瞭な腺管を形成して浸潤増殖する．
- 異型腺管は不規則に分布し，間質の線維増生とともに不整な腫瘤を形成する．
- 篩状型や低乳頭型など，非面疱型の乳管内癌成分を伴う．
- 平坦型異型や小葉内腫瘍を併存する症例がある．

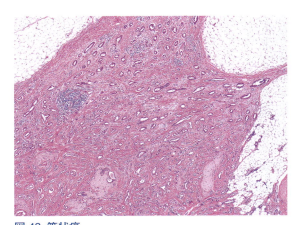

図43 管状癌
豊富な間質内に，管状構造を示す癌の浸潤増殖を認める．

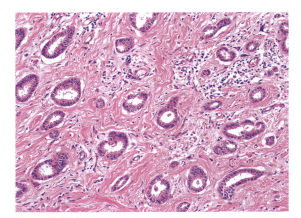

図44 管状癌
管状，コンマ状の構造や，管腔面に細胞突起（snouts）を伴う．核は単層で異型は軽い．

● 篩状癌

- 複数の管腔を含む篩状や癒合腺管状の構造を示す浸潤癌である．
- 以前の分類では乳頭腺管癌の一つのタイプととらえられていた．
- 境界が不明瞭な腫瘤を形成し，しばしば分泌型石灰化を付随する．
- 一部の症例は多巣性を示す．

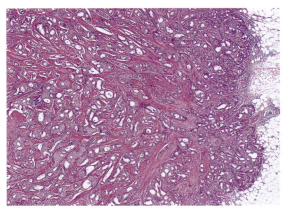

図 45 篩状癌
線維増生とともに，腺管形成傾向が目立つ浸潤癌を認める．

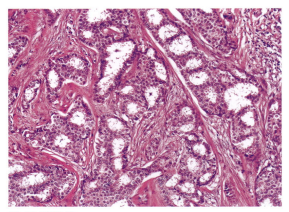

図 46 篩状癌
癌胞巣は，いずれも複数の管腔を有していることを特徴としている．

● 粘液癌

- 間質に漏出した粘液塊内に癌胞巣が浮遊している浸潤癌である．
- 粘液が豊富で癌胞巣が少ない例と，充実性癌巣が優勢で粘液が少ない例がある．後者はしばしば神経内分泌分化を示す．
- 境界明瞭な分葉状の腫瘤を形成し，割面はゼラチン様を呈する．

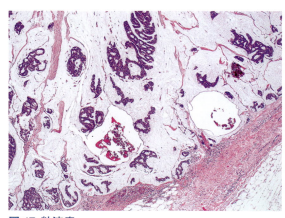

図 47 粘液癌
豊富な粘液性基質の中に，癌胞巣が浮遊して認められる．腫瘍境界は比較的明瞭である．

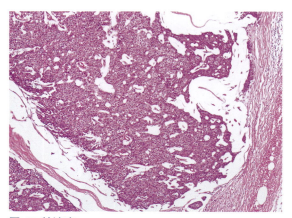

図 48 粘液癌
粘液に比して癌胞巣（充実性を呈している）の面積が多いタイプの粘液癌である．

● mucocele-like lesion（取扱い規約未収載）

- 乳管内に粘液が貯留し，間質に漏出を伴う病変である．
- 薄い粘液内に石灰化を伴うことがある．
- 上皮成分は良性のものから，異型上皮を伴うもの，低悪性度の癌を合併するものまでさまざまである．

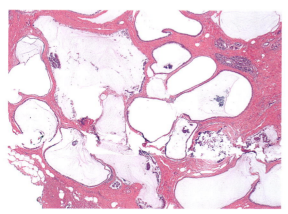

図 49 mucocele-like lesion
乳管の一部が破綻し，内腔から周囲間質に粘液が漏出している．粘液内には石灰化も認められる．

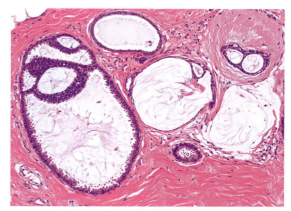

図 50 mucocele-like lesion
病変部の乳管には，しばしば異型上皮や癌を付随する．異型乳管過形成相当の例．

● 髄様癌

- 充実性（シート状），合胞体様の癌胞巣がみられ，腺管形成を認めない．
- 背景には慢性炎症細胞浸潤が目立つ．
- 腫瘍境界は明瞭で，圧排性の増殖を示す．
- 定型例では乳管内癌成分を伴わない．
- 所見が完全に揃わない腫瘍を atypical medullary carcinoma と呼ぶ立場がある．

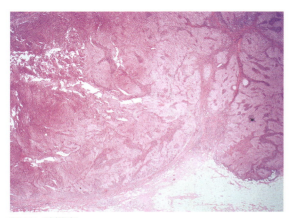

図 51 髄様癌
分葉状で境界明瞭な充実性腫瘍を形成している．淡明な領域が癌胞巣である．

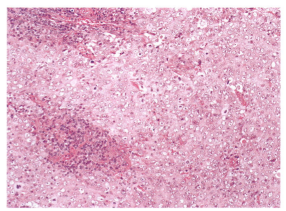

図 52 髄様癌
大型異型上皮が合胞状の集塊を形成し増殖しており，背景に慢性炎症を伴う．

アポクリン癌

- 癌細胞がアポクリン化生性（好酸性・顆粒状の細胞質）の形態を示す浸潤癌である．
- 癌胞巣の形態は腺管形成性，充実性，硬性などさまざまである．
- 定型的な細胞所見を有する症例のみをこの組織型として分類するべきである．
- 非浸潤性乳管癌の一部や，多形型小葉癌もアポクリン分化を伴うことがある．

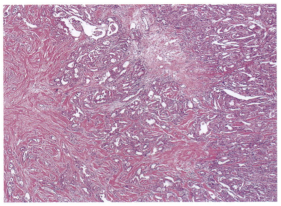

図53 アポクリン癌
増殖の形態は通常の浸潤性乳管癌と同様（症例によりさまざま）である．

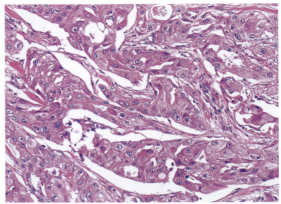

図54 アポクリン癌
好酸性（エオジン好性）・顆粒状の豊富な細胞質を特徴としている．

化生癌

- 扁平上皮に化生を示す癌と，間葉系分化を示す癌を含む．
- 間葉系分化には紡錘細胞癌，骨・軟骨化生を伴う癌，基質産生癌がある．
- 嚢胞状変化を伴う症例もある．

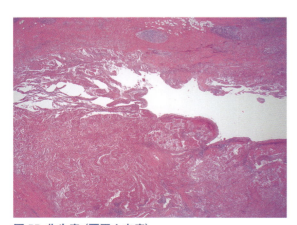

図55 化生癌（扁平上皮癌）
中心部は嚢胞状を示しており，その周囲に浸潤癌成分が目立つ．

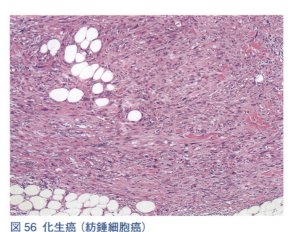

図56 化生癌（紡錘細胞癌）
紡錘形の腫瘍細胞が増殖しており，肉腫様である．上皮成分からの移行や，上皮分化を証明する必要がある．

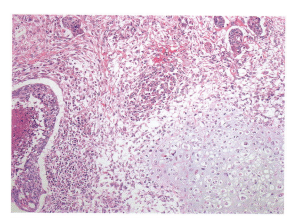

図57 化生癌（骨・軟骨化生を伴う癌）
この症例では，肉腫様部分に軟骨への分化を認める．

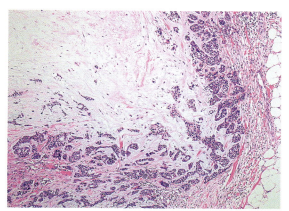

図58 化生癌（基質産生癌）
腫瘍の最外側に癌胞巣が目立ち，その内側にHE染色で灰青色を呈する基質を伴う．

● 浸潤性微小乳頭癌

- 間質に組織間隙が多数形成され，その中に癌胞巣が浮遊している．
- 胞巣の細胞極性は逆転し，細胞表面（分泌縁）が外側を向く（inside-out growth pattern）．
- リンパ管侵襲やリンパ節転移が目立つ傾向が強い．
- 病巣内に微細な石灰化を伴うものがある．
- 粘液が介在している場合は粘液癌に分類される．

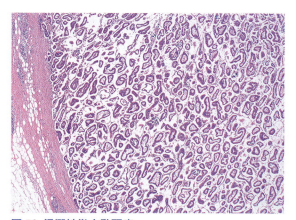

図59 浸潤性微小乳頭癌
多数の組織間隙が形成されており，その中に癌胞巣が浮遊している．

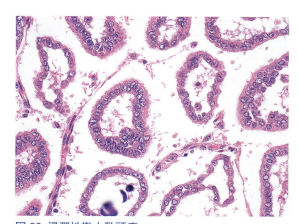

図60 浸潤性微小乳頭癌
細胞極性が逆転し，inside-out growth patternを示している．

分泌癌

- 当初は若年性癌といわれていたが，成人例もある．
- 管腔内に多数の好酸性分泌物を伴うことを特徴とする癌である．
- 境界明瞭な腫瘤を形成することが多いが，浸潤性増殖も認められる．
- 微小囊胞状，充実性，管状，乳頭状などのパターンをとり増殖する．
- 癌細胞は顆粒状，好酸性〜淡明な胞体を有し，核異型は比較的軽く，核分裂像は目立たない．

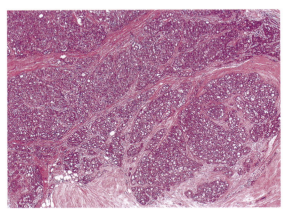

図 61 分泌癌
癌胞巣内に多数の分泌物が認められ，蜂窩状を呈する．

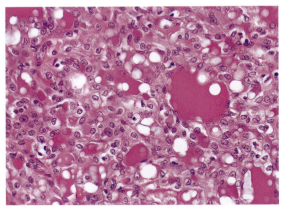

図 62 分泌癌
HE 染色で好酸性を呈する分泌物が目立つ．

腺様囊胞癌

- 唾液腺の同名腫瘍に類似した癌である．
- 乳輪近くに発生する例が多い．
- 腺上皮と筋上皮の両者に分化を示す癌である．
- 癌胞巣内に，真の腺腔と，偽腺腔（基底膜物質が介在）が混在する．
- 神経周囲侵襲が特徴の一つとされる．

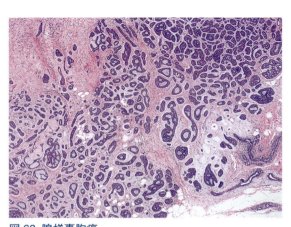

図 63 腺様囊胞癌
腫瘍胞巣は篩状，索状，管状など多彩な形態を示す．

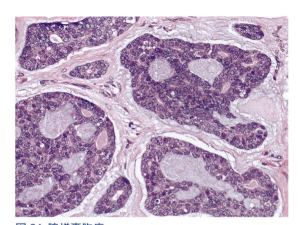

図 64 腺様囊胞癌
真の腺腔（好酸性）と偽腺腔（青灰色）の両者がみられる．

神経内分泌癌

- 高分化神経内分泌腫瘍，小細胞癌，神経内分泌マーカーが陽性の通常型乳癌などがある．
- 充実-乳頭型の非浸潤性乳管癌，癌胞巣の面積が優勢な粘液癌も神経内分泌分化を示す．
- 診断確定のためには免疫組織化学の実施が必要である．

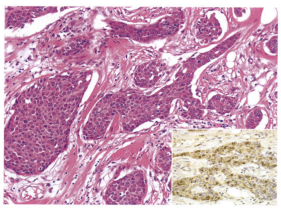

図65 神経内分泌癌
通常型の浸潤性乳管癌で，神経内分泌マーカー（挿入図は chromogranin A）が陽性となるもの．

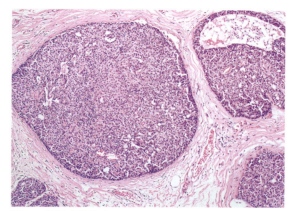

図66 神経内分泌癌
いわゆる充実-乳頭型の癌で，非浸潤癌成分を主体としている（写真には浸潤癌成分はみられない）．

混合型の乳癌

- 通常型と特殊型の乳癌が混在している腫瘍では，特殊型が癌胞巣の90％以上であれば，純型として特殊型に分類する．
- 特殊型成分が50％以上，90％未満であれば混合型とする．
- 特殊型成分が50％未満であれば通常型に分類し，特殊型成分の存在を付記する．
- 複数の特殊型乳癌が混在する場合は優位な成分をもって組織型とする．

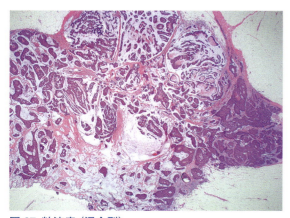

図67 粘液癌（混合型）
80％程度が粘液癌成分，20％程度が充実型の浸潤性乳管癌成分からなる．

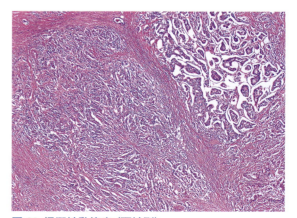

図68 浸潤性乳管癌（硬性型）
20％程度の領域に浸潤性微小乳頭癌成分を混じている．

Paget 病

- 乳頭（あるいは周囲）の表皮内に腺癌（通常は乳管癌）成分を認める腫瘍である．
- 乳腺実質に癌を認める場合が多い．
- 日本の取扱い規約では，背景の乳癌は非浸潤癌または微小浸潤癌のみを本型に分類している．
- 1mm を超える癌が存在する例（pagetoid 癌との呼び方もある）では浸潤癌として組織分類する．

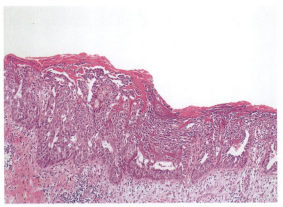

図69 Paget 病
乳頭の表皮内に，大型の腺癌細胞が集塊をなし増殖している．

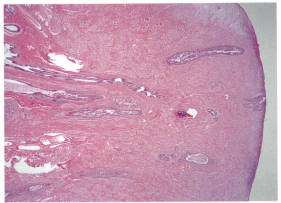

図70 Paget 病
病巣部下床の主乳管内に，非浸潤性乳管癌を伴う．

線維腺腫（管内型）

- 乳管成分と，線維性間質成分の両者が混在して増殖する混合腫瘍である．
- 上皮成分，間質成分ともに良性である．
- 境界明瞭な，硬い腫瘤を形成する．
- 形態により管内型，管周囲型，類臓器型，乳腺症型に分類される．
- 管内型では，間質増生によって乳管が圧排され，分岐状の形態を示す．

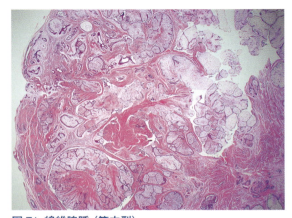

図71 線維腺腫（管内型）
分岐状の乳管成分と，粘液腫状の間質が混在し，境界明瞭な腫瘤を形成している．

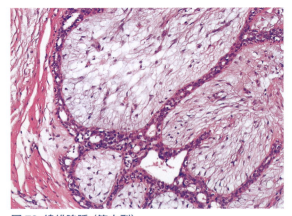

図72 線維腺腫（管内型）
乳管は圧排され，分岐しているが，上皮に異型はなく二相性は保持される．

線維腺腫（その他の亜型）

- 管状腺管が目立つ場合は管周囲型，上皮が小葉構造を示す場合は類臓器型，乳腺症に類似しているものを乳腺症型と呼ぶ．
- 乳腺症型線維腺腫では，過剰な上皮増生がみられると，癌と鑑別を要する．しかし，線維腺腫自体は，癌との直接的関係は乏しい．
- 陳旧化すると，間質の硬化や石灰化をきたす．

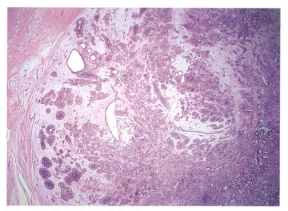

図73 線維腺腫（乳腺症型）
腺症，乳管過形成が目立つ例．特徴的な間質成分の存在が診断の鍵となる．

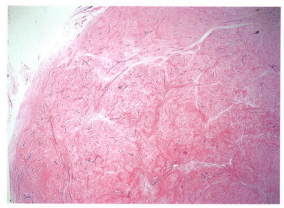

図74 線維腺腫
陳旧化して，間質に硝子様変化が目立つ例．石灰化を伴うこともある．

良性葉状腫瘍

- 乳管と間質の両者が増殖する線維上皮性腫瘍である．
- 間質の増殖が優位で，しばしば葉状構造を示す．
- 上皮は異型を示さない．
- 間質は良性〜境界悪性〜悪性まで種々の程度に異型を示す．
- 悪性度が増すほど間質が優勢となり，葉状構造の不明瞭化，浸潤性境界を認める．

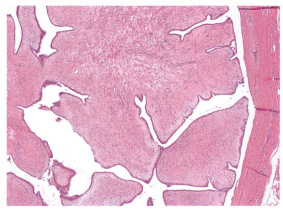

図75 良性葉状腫瘍
乳管と間質がともに増殖するが，後者が優勢である．乳管は拡張傾向である．

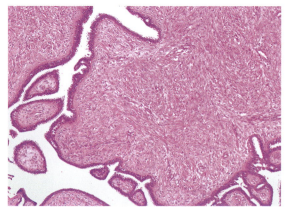

図76 良性葉状腫瘍
間質の増生によって葉状構造を示しており，その表面を上皮が覆っている．

悪性葉状腫瘍

- 境界悪性や悪性の葉状腫瘍がある．
- 悪性度が上がるほど，間質の増殖が優勢となり，一方的増殖の状態となる．
- 間質細胞の密度，核異型，核分裂像の頻度，腫瘍辺縁の増殖態度などにより悪性度を判定する．
- 悪性葉状腫瘍では，ときに異所性成分を伴う．
- 乳管上皮には異型を認めない．

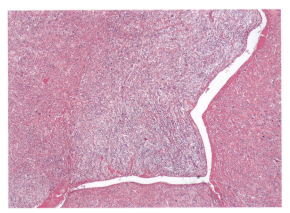

図77 悪性葉状腫瘍
乳管は少量で，上皮に異型を認めない．間質成分が一方的に増殖している．

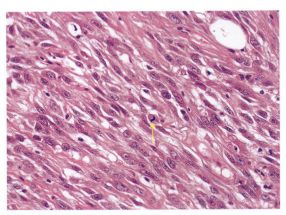

図78 悪性葉状腫瘍
間質成分の細胞密度が高く，核異型，核分裂像（→）を伴う．

顆粒細胞腫

- シュワン（Schwann）細胞腫（神経鞘腫）の一型である．
- 好酸性，顆粒状の豊富な胞体を有する腫瘍細胞の増殖からなる．
- 線維化を伴い，境界が不明瞭な腫瘤を形成する（癌との鑑別を要する）．
- 基本的に良性である．

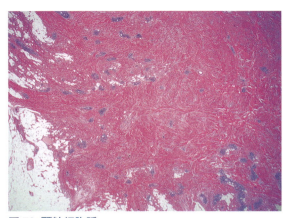

図79 顆粒細胞腫
辺縁不整な，境界不明瞭の腫瘤を形成している．リンパ球集簇巣が散見される．

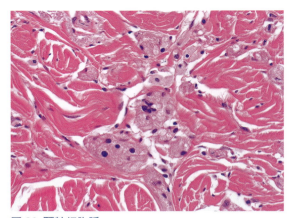

図80 顆粒細胞腫
豊富な，好酸性・顆粒状の細胞質を持つ腫瘍細胞からなる．

●（いわゆる）乳腺症（硬化性腺症）

- 線維化とともに乳管の増殖がみられ，比較的境界が明瞭な腫瘤状を示す．
- 顕微鏡レベルの変化が多いが，ときに臨床的にも認識可能な結節状となる．
- 増殖している腺管は筋上皮を有し，二相性が保たれている．
- 腺症には他に，閉塞性腺症や開花期腺症がある．

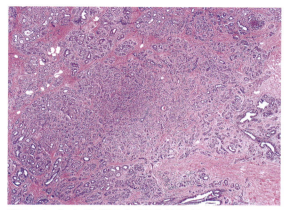

図81 （いわゆる）乳腺症（硬化性腺症）
線維増生とともに，多数の上皮島（腺管）が増殖している．

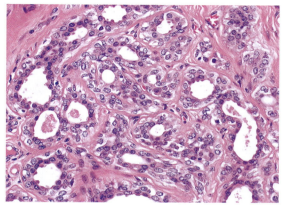

図82 （いわゆる）乳腺症（硬化性腺症）
管腔形成がみられる部．上皮に二相性を認める．

●（いわゆる）乳腺症（乳管過形成）

- （いわゆる）乳腺症の部分像である．
- 乳管内に，良性の上皮細胞が多層化して増殖した状態である．
- 通常は顕微鏡レベルの病変である．
- 乳頭腫や線維腺腫などの内部に認められることがある．
- 小葉内の上皮に増殖を伴うこと（小葉過形成）もある．

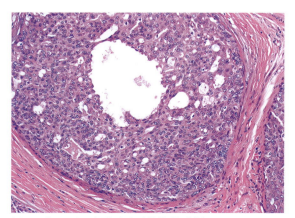

図83 （いわゆる）乳腺症（乳管過形成）
乳管内に，上皮の核が重積性に増殖を示している．

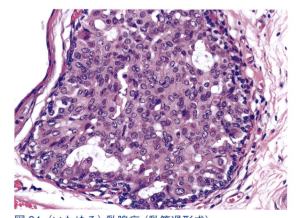

図84 （いわゆる）乳腺症（乳管過形成）
辺縁には筋上皮を認める．内部に増殖する上皮の核形態は多彩である．

● （いわゆる）乳腺症（嚢胞，アポクリン化生）

- 乳腺症では，腺症，上皮（乳管・小葉）過形成，嚢胞，アポクリン化生，間質の線維症などを認める．
- 部分像は種々の程度に混在するが，単一成分が目立つ例もある．
- 嚢胞は，顕微鏡レベルから大きなものまでさまざまである．
- アポクリン化生は，しばしば嚢胞性病変や硬化性腺症などに合併してみられる．

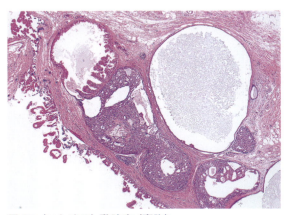

図85 （いわゆる）乳腺症（嚢胞）
内腔が拡張した乳管を認め，内部に液体成分が存在している．

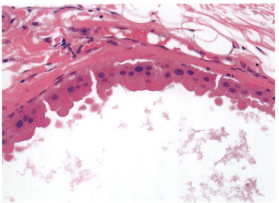

図86 （いわゆる）乳腺症（アポクリン化生）
豊富な，好酸性の細胞質を有する上皮が被覆している．細胞表面に断頭分泌様の突起を認める．

● 乳管拡張症（取扱い規約未収載）

- 乳輪下の太い乳管が拡張する病変である．
- 拡張した乳管内にタンパク様物質の貯留や，泡沫状組織球集簇を認める．
- ときに病巣内に石灰化を認める．
- 周囲に炎症を生じ，乳管周囲性乳腺炎，形質細胞性乳腺炎とも同義である．

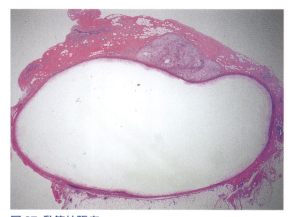

図87 乳管拡張症
乳輪下の乳管が嚢胞状に拡張している．

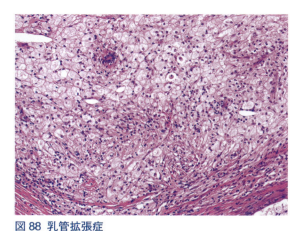

図88 乳管拡張症
嚢胞の周囲に，泡沫状組織球の集簇とコレステリン結晶の介在を認める．

● 放射状硬化性病変（取扱い規約未収載）
- 放射状瘢痕もほぼ同義である．
- 中心部に膠原線維や弾性線維の増生があり，その周囲に放射状に乳管が介在する．
- 乳管成分は硬化性腺症に類似するものや，種々の程度に乳管過形成を伴う．
- 病巣のシルエットは癌と鑑別を要するが，本病変は良性である．

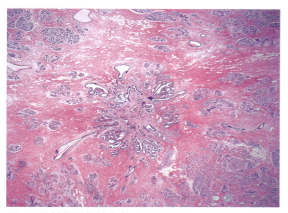

図89 放射状硬化性病変
病巣中心の間質がねじれ，周囲に放射状に乳管が配列している．

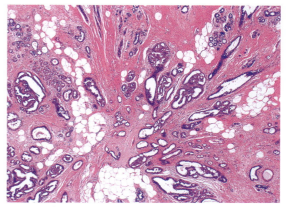

図90 放射状硬化性病変
増殖する乳管には，乳管過形成や硬化性腺症様の変化がみられる．

● 過誤腫
- 乳房内の組織成分が過剰に増殖し結節状を呈する良性病変である．
- 定型例は「腺脂肪腫」の像を示す．
- 脂肪腫様の境界明瞭な組織の中に，乳腺組織（乳管，膠原線維）が介在する．
- 実質成分が多い例では，正常乳腺との鑑別を要する．

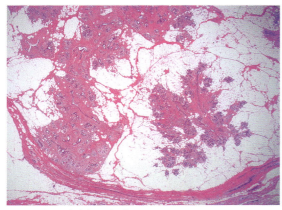

図91 過誤腫（腺脂肪腫）
脂肪織と乳腺実質が混在し，境界明瞭な腫瘤を形成している．

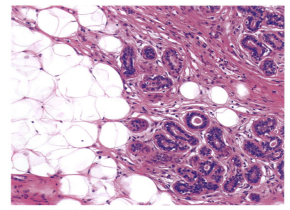

図92 過誤腫（腺脂肪腫）
脂肪，乳管，膠原線維性間質が混在して認められる．

🟠 肉芽腫性乳腺炎（取扱い規約未収載）

- 小葉に一致して組織球を混じる肉芽腫様病変を形成し，それらが癒合する．
- 組織球以外にも，好中球を含む多彩な炎症反応を示す．
- 臨床的に乳房に強い炎症性徴候を示すが，病原体を認めない．
- 授乳歴を有する例が多く，ときに病変が再発する．

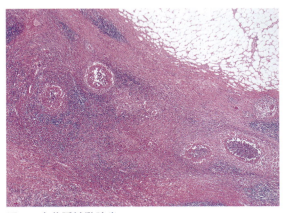

図 93 肉芽腫性乳腺炎
小葉に一致するように炎症病巣が出現し，ときに癒合する．

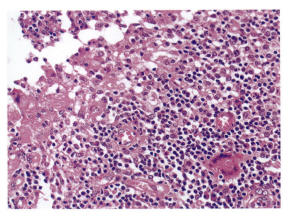

図 94 肉芽腫性乳腺炎
組織球（多核巨細胞を含む）とともに，好中球やリンパ球など多彩な炎症性変化を伴う．

🟠 乳腺線維症

- 豊富な膠原線維性基質内に，萎縮傾向が強い乳管が散在性に介在する．
- しばしば間質に慢性炎症反応を伴う．
- 境界不明瞭な腫瘤を形成したり，乳房全体に板状硬結を生じる例がある．
- 糖尿病性乳腺症を含む．

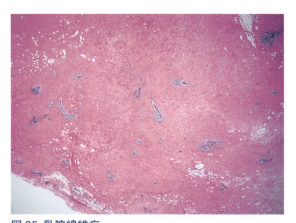

図 95 乳腺線維症
膠原線維性基質が非常によく目立つ．小葉は萎縮している．

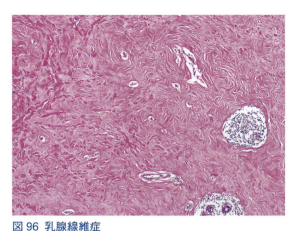

図 96 乳腺線維症
ケロイド様とも称される間質．この例では小葉部にリンパ球浸潤を伴う．

女性化乳房

- 男性乳腺の非腫瘍性肥大で，乳管と線維性間質が増殖する．
- 不規則に分岐する乳管とそれを取り囲む線維性間質がみられる．
- 間質成分は乳管を取り巻くように出現し，しばしば浮腫状を呈する．
- 上皮は重層化と軽度の核腫大を示すが，二相性を有し，癌との直接的関係はない．

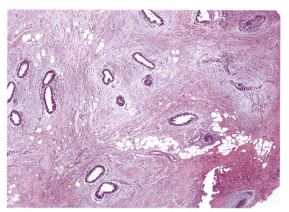

図97 女性化乳房
乳管の増生と間質の介在により結節状を示す．乳管周囲は浮腫状である．

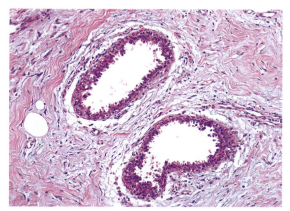

図98 女性化乳房
上皮は核の偽重積を示し，過形成傾向であるが，二相性は保持されている．

副乳

- 腋窩から鼠径部にかけて存在する乳腺堤に沿って生じる．腋窩が多い．
- 乳管，乳腺小葉などがさまざまな割合で認められる．
- 二次的に，乳癌を含むさまざまな乳腺疾患を生じることがある．

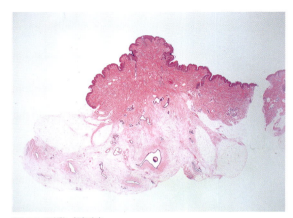

図99 副乳（腋窩）
乳頭に相当するとみられる皮膚成分とともに，乳管を主体としている．

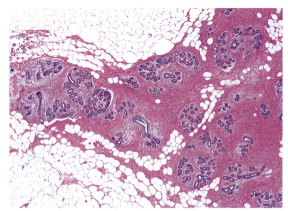

図100 副乳（腋窩）
この例では，小葉構造を伴う．局所の組織は，乳房の乳腺実質と同等である．

Ⅲ章　用語解説

1. 病理用語解説

森谷卓也

　本項では，日常の乳癌診療において使用頻度が高い病理用語を50項目選び，それぞれについて簡単に解説を行った．組織型については，「Ⅱ章　病理総論」の項でも，顕微鏡像を含めた解説をしているので，合わせて参照していただきたい．

● アポクリン化生　apocrine metaplasia
- 乳管上皮が，アポクリン汗腺相当の細胞に変化することを指す．
- 乳腺の発生は，（アポクリン）汗腺と共通性があるため，化生を起こしやすいものと理解されている．
- 乳腺上皮に生じる化生の中で最も頻度が高い．
- 好酸性，顆粒状の豊富な細胞質が特徴である．
- アポクリン"snouts"（断頭分泌像）を認めるが，それのみでアポクリン分化とはしない．
- 良性から癌まで，さまざまな病巣に出現しうる（アポクリン嚢胞，乳管内乳頭腫，アポクリン型非浸潤性乳管癌，アポクリン癌，一部の小葉癌，など）．
- アポクリン化生が病巣の部分像を占める場合には良性のことが多い．
- 良性病変であっても，ときに核腫大を認めるため，注意が必要である．

● E-カドヘリン　E-cadherin
- 上皮細胞の接着分子で，乳管上皮および乳管癌の細胞膜に発現する．
- 小葉性腫瘍（小葉癌）では陰性となり，鑑別診断に用いられる．
- 上皮間葉転換（epithelial-mesenchymal transition：EMT）において，上皮性分化のマーカーとして利用されることがある．

● 異型過形成　atypical hyperplasia
- 上皮に異型を認めるが，癌の基準を満たさないものを指している．
- 異型乳管過形成（atypical ductal hyperplasia：ADH）と異型小葉過形成（atypical lobular hyperplasia：ALH）がある．
- 従来，両側乳房における浸潤性乳癌発生のリスク因子として注目されてきた．
- ADHは定義上2mm未満の小さな病変を指す．偶発的に発見されることも多く，それ自体の前癌病変としての意義は十分に解明されていない．
- 針生検でADHを認める場合，低悪性度乳癌の一部を見ている可能性も念頭に置く．
- ALHは非浸潤性小葉癌と同等の細胞が存在するが広がりに乏しい病変を指す．この両者を合わせて小葉性腫瘍 lobular neoplasia と呼ぶ．

● エストロゲン受容体　estrogen receptor（ER）
- ERは細胞核に発現し，免疫組織学的に検索される．
- 正常乳腺の乳管上皮は，ER陽性細胞と陰性細胞の混在からなる．
- 乳癌におけるER発現は，ホルモン療法に対する治療感受性を知るうえで重要である．
- 同一腫瘍における発現に不均一性を生じる例があり，評価のためのスコア（J-Score, Allred score など）が提唱されている．

● 炎症性乳癌　inflammatory carcinoma
- 臨床的に，乳房の発赤や腫脹などの炎症徴候を示す癌である．

- 乳房皮膚の状態は，橙皮様とも呼ばれる．
- 真皮内のリンパ管に腫瘍塞栓が生じた結果，皮膚に浮腫を生じることによる．
- 乳房腫脹が強く，原発巣が不明瞭なことがある．腋窩リンパ節腫大を高頻度に伴う．
- 原発巣は高悪性度の浸潤性乳管癌が多く，ホルモン受容体は陰性で，半数近くがHER2陽性である．
- 進行癌を意味し，TNM分類ではT4dである．

化生癌　metaplastic carcinoma
- 化生とは，いったん分化成熟した組織や細胞が，異なる機能を持つ他の組織や細胞に変化することをいう．
- 化生を伴う細胞が優勢な癌は，化生癌として特殊型に分類している．
- ここでいう化生の中には，アポクリン化生は含めない．
- 化生の種類には，扁平上皮化生と，間葉系細胞への化生がある．
- 間葉系分化を伴う癌には紡錘細胞癌（いわゆる癌肉腫を含む），骨・軟骨化生を伴う癌，基質産生癌がある．
- 多くはトリプルネガティブ乳癌で，間葉系分化は上皮間葉転換（epithelial-mesenchymal transition）としても注目されている．

鑑別困難　indeterminate
- 細胞診，および針生検において，病変は確実に採取されているが，良・悪性の鑑別がむずかしい場合に用いられる判定区分である．
- 鑑別困難と判断した理由の記載，鑑別すべき（良性および悪性の）組織型，臨床的対応の方策（経過観察，再検を含めたさらなる細胞・組織採取の推奨）が示される．

Ki67
- 細胞増殖にかかわるマーカーで，免疫組織学的に検索する．
- 判定には浸潤癌成分を用い，陽性に染まる核の割合を計測する．
- 染色結果は，ホルモン受容体陽性乳癌における化学療法上乗せの適否判定に用いられる．
- カットオフ値，および計測の作法については標準化がなされておらず，各施設の努力に委ねられている．

偽血管腫様間質過形成　pseudoangiomatous stromal hyperplasia (PASH)
- 膠原線維性間質内に，小血管にも類似したスリット状の組織間隙を生じる．
- 組織間隙には内皮細胞の裏打ちを認めない．
- 偶発的に見出される場合と，それ自体が（多くは境界明瞭な）腫瘤を形成することがある．

偽浸潤　pseudoinvasion
- 良性の病変が，浸潤癌のような増殖形態を示すものである．
- 硬化性腺症，乳管腺腫（硬化性乳管内乳頭腫），放射状硬化性病変，乳頭部腺腫などで認められる．
- 介在する間質は，硝子化（硬化性変化）を示すことが多い．
- 筋上皮細胞の介在（二相性の証明）が，過剰診断を防ぐ鍵となる．

筋上皮　myoepithelium（筋上皮細胞　myoepithelial cell）
- 乳管～末梢細乳管において，管腔の外側に介在する上皮である．

- 管腔側の乳管上皮と併存することを二相性と称する．
- 筋上皮は常に間質（基底膜）に接して存在する．したがって管腔内に重積し認められる上皮内には筋上皮は存在しない．
- したがって，筋上皮の存在は浸潤癌を否定する根拠になるが，良悪性の判断には必ずしも役立たない．
- 筋上皮同定のために，免疫染色を行うことがある．それらは基底細胞様乳癌で陽性となることがある．

● グレード　grade
- 癌の生物学的悪性度を示す．異型度ともいう．
- 浸潤性乳管癌は，グレード分類が必須である．
- 核異型度（核の多形性，nuclear atypia）と核分裂像数によって判定する核グレード分類と，腺管形成性を加えた3つを評価する組織学的グレード分類がある．
- 核分裂像の計測は，顕微鏡の視野数（接眼レンズの特性）による補正を行う．
- 核グレード，組織学的グレードとも3段階に分類される．
- 特殊型乳癌においても，上記に準じて分類することが可能である．
- 非浸潤性乳管癌では，核異型度とコメド（面疱型）壊死の有無によって3段階に分ける方法（van Nuys分類）などが用いられている．

● Claudin-low 型乳癌　Claudin-low type breast carcinoma
- 細胞接着に関する遺伝子（claudin-1, 3, 4, 7 および E-cadherin）の発現が低いとともに，間葉系や細胞外マトリクスに関する遺伝子発現が高い細胞からなる乳癌である．
- トリプルネガティブ乳癌に属し，基底細胞様乳癌より幹細胞に近い性質を示すとともに，上皮間質移行（epithelial-mesenchymal transition：EMT）の性質も併せ持つ．
- 現在の標準的な診断法では同定がむずかしいが，本型に対する治療戦略の研究が進められている．

● 検体不適正　inadequate
- 細胞診，針生検において，判定（診断）に適さない検体である場合に用いられる区分である．
- 十分な細胞や組織が採取されていない場合，変性その他の理由で検体が診断に適さない場合に用いられる．
- 不適正とした理由が明記されるので，状況に応じて次の臨床的対応を講じる必要がある．

● コメド（面疱型）壊死　comedo necrosis
- 非浸潤性乳管癌，または浸潤癌の乳管内病巣にみられる現象である．
- 乳管内癌巣の中心部に凝固壊死を生じる．
- 二次的に石灰化を生じる（壊死型石灰化）と，乳管に沿った線状・分岐状の広がりを画像で確認することができる．
- 核異型高度，増殖能の高い病巣に起こりやすい．
- 多形型の小葉癌や，きわめて稀に良性病変（乳管過形成）にも出現する．

● 硬化性病変　sclerosing lesion
- 間質成分，特に膠原線維の増生が目立つ病変である．
- 浸潤癌（特に硬化型浸潤性乳管癌）にみられるが，非浸潤癌や良性病変にも出現しうる．
- 良性病変（硬化性腺症，乳管腺腫（硬化性乳管内乳頭腫），放射状硬化性病変，乳頭部腺腫など）では，

病巣の境界が不規則，あるいは不明瞭となり，画像上や病理学的にも，浸潤癌との鑑別を要する．

● 神経内分泌癌　neuroendocrine carcinoma
- 乳癌取扱い規約第18版では特殊型のその他に分類されている．
- WHO分類では，高分化神経内分泌腫瘍（カルチノイドに相当），低分化神経内分泌癌（小細胞癌），神経内分泌分化を伴う浸潤性乳癌，の3つがあげられている．
- 免疫染色のマーカーとして synaptophysin，chromogranin A などがある．
- 通常型の乳癌に染色を施すと陽性を示すことがあるが，その意義については明確ではない．
- 充実-乳頭型の構造を示す乳管内乳頭状癌や，癌巣の量が豊富な粘液癌は，しばしば神経内分泌分化を示す．

● 浸潤性乳管癌　invasive ductal carcinoma
- 最も頻度が高い乳癌の組織型である（乳癌の約70％を占める）．
- WHO分類では invasive carcinoma of no special type の用語を用いている（同義である）．
- 乳癌取扱い規約では，組織構築によりさらに分類（腺管形成型，充実型，硬性型，その他）する．
- グレードやバイオマーカーの探索により，予後や治療効果の推定を行う．

● 終末乳管小葉単位　terminal duct-lobular unit (TDLU)
- 最も末梢の乳管を終末乳管と呼ぶ．終末乳管は小葉外から小葉内に広がっている．
- 小葉は，細乳管（終末細乳管，腺房）が間質を伴い集簇し，構成されている．
- 終末乳管と細乳管からなる小葉単位を TDLU と呼ぶ．
- すべての乳癌（乳管癌，小葉癌を含む）が TDLU を発生母地とすると考えられている．

● 腫瘍径（の計測）　tumor diameter
- 腫瘍径の意味は2つあり，浸潤径を表す場合と，乳管内進展巣を含めた広がりを示す場合がある．
- 浸潤径は，組織標本上で浸潤癌巣の径を計測し，最大径を採用する．
- 複数の浸潤病巣を認める場合は，それぞれを別に計測し，最も大きな浸潤径を pT として採用する．

● 腫瘍浸潤リンパ球　tumor infiltrating lymphocyte (TIL)
- 浸潤癌の間質に浸潤しているリンパ球である．
- 高異型度，エストロゲン受容体陰性，高増殖能の乳癌に多く認められる．
- トリプルネガティブ乳癌では TIL が豊富な乳癌ほど予後良好である．
- HER2陽性乳癌では TIL が豊富であるほど術前化学療法の効果が期待できる．
- TIL の多寡を計測する標準手法，免疫組織染色の有用性，腫瘍胞巣内へのリンパ球浸潤の意義，非浸潤癌における計測の重要性などについて検討が進められている．

● 小葉癌の亜型　variant of lobular carcinoma
- 定型的な小葉癌は古典型 classic type と呼ばれている．
- 構築からは，充実型 solid type や髄様型 medullary type の浸潤性小葉癌がある．
- 細胞の特徴からは，印環細胞型 signet-ring cell type や多形型 pleomorphic type がある．両者は浸潤性小葉癌，非浸潤性小葉癌ともに出現しうる．

- 多形型の癌細胞は核異型高度である．また，アポクリン分化を伴うことがある．

● 小葉性腫瘍　lobular neoplasia
- 終末乳管小葉単位（TDLU）に発生し，均質な腫瘍細胞の増殖を基本とする．
- 細胞相互の接着性が低下しており，E-cadherin が陰性となる．
- 小葉内，および乳管内を進展し，後者は時に Paget 様の形態を示す．
- 病変の広がりの程度により，異型小葉過形成（atypical lobular hyperplasia）と非浸潤性小葉癌（lobular carcinoma in situ）に分類するが，個々の細胞形態には差がない．
- 偶発的に発見されることも少なくない．
- 両側乳房に浸潤癌が発生するリスク因子としての意味合いが強い．

● 石灰化　calcification
- 正常では存在しない部位に，カルシウム塩の沈着をみる病的状態である．
- 放射線画像（X 線写真）でとらえることが可能である．
- 乳腺の石灰化は原則的に異栄養性石灰化で，変性壊死組織に生じ，血清カルシウム値は正常である．
- 石灰化のパターンには以下のものがある．
  1) 分泌型石灰化（乳管内，小葉の細乳管内の分泌物質に石灰沈着を生じる．良性病変と悪性病変のいずれにも出現しうる）
  2) 粘液内石灰化（分泌型のものと，間質に漏出した粘液内の薄い石灰化がある）
  3) 壊死型石灰化（高異型度乳管内癌の中心部の，コメド壊死部にみられる）
  4) 間質型石灰化（陳旧化した線維腺腫や，乳頭腫の硬化性間質などに生じる）
  5) 血管壁石灰化（加齢などにより生じる，動脈中膜の石灰化）

● 切除断端　surgical margin
- 乳房温存手術においては，癌が十分に採取されたかを判定しなければならない．
- 切除標本を 5mm ごとにスライスし，すべての割面を組織標本に供し，広がりを検索する．
- 切離縁への露出が断端陽性であるが，検索法の限界もあり，切離縁から 5mm 以内に癌が広がっている場合にはその部位と距離，癌の性状を記載することが望ましい．
- 断端近くの癌巣は，多くの場合乳管内進展成分である．
- 非浸潤性乳管癌では断端まで 2mm 以内を陽性ととらえる立場がある．
- 術中迅速診断を行う場合は，その標本における癌の有無で陽性・陰性と判断する．

● 線維腺腫の亜分類　fibroadenoma (subclassification)
- 線維腺腫は，上皮成分と線維成分の両者が増殖する良性腫瘍である．
- 両者の分布バランスなどによって，管内型，管周囲型，類臓器型，乳腺症型に分ける．
- 特に乳腺症型は画像診断や病理組織学的に，過剰判定に注意すべき亜型である．
- 時間が経過し陳旧化した線維腺腫には，上皮の萎縮，間質の硝子様線維化や石灰化を認める．

● 前癌病変　precancerous lesion
- 異型を伴う，癌の前駆病変のことである．
- 臓器により，異形成，腺腫，異型過形成などさまざまな用語が用いられている．

- 健常組織から直接発生する癌を *de novo* 癌という．
- 乳癌においては，異型乳管過形成などが前癌の候補としてあげられているが，確実な証明には至っていない．また，luminal タイプ以外の癌に対する前癌はほとんど知られていない．

● センチネルリンパ節生検　sentinel lymph node (SLN) biopsy
- センチネルリンパ節は，原発巣からのリンパ流が最初に到達するリンパ節である．
- センチネルリンパ節に対する病理学的検索は，その後の腋窩リンパ節郭清の適否を決定するうえで重要である．
- 診断においては，2 mm を超える転移病巣を確実に診断するため，2 mm ごとにスライスし検索を行う．
- 術中は凍結切片を作製するが，捺印細胞診を併用しても良い．
- 微小な転移はサイズにより isolated tumor cells (ITC)，micrometastasis と表現され，前者は pN0 として扱われる．
- ITC は転移巣の最大径 0.2 mm 以下，または 200 個未満を，micrometastasis は最大径 0.2 mm 以下である．複数の転移箇所を認める場合は各胞巣の最大径を採用する．
- 術後に HE 染色標本の再作製，サイトケラチンに対する免疫染色を追加することが望ましい．
- 術中病理検査の実施がむずかしい場合，OSNA (one-step nucleic acid amplification) 法を選択することも可能である．

● 特殊型乳癌
- 浸潤性乳癌のうち，通常型の浸潤性乳管癌とは異なる形態学的特徴を示すもの．
- 特徴的形態には，構築（例：浸潤性微小乳頭癌），背景（例：粘液癌），細胞（例：アポクリン癌），機能的側面（例：神経内分泌癌），およびそれらの組み合わせが含まれる．
- 特徴的形態自体が予後を含む生物学的特性に関連している組織型がある（例：髄様癌）．
- 特殊型乳癌の成分が癌面積の 50～89％ を占める症例は「混合型」と呼ぶ．
- 2 つ以上の特殊型が混在する場合は優勢な方に分類する．

● トリプルネガティブ乳癌　triple negative breast carcinoma (TNBC)
- エストロゲン受容体発現，プロゲステロン受容体発現，HER2 過剰発現が 3 つとも認められない乳癌である．
- 一部は基底細胞様乳癌（basal-like carcinoma）と呼ばれる．CK5/6 や EGFR の発現を基準としている．
- 基底細胞様乳癌は，定型的には圧排性増殖，組織学的グレード 3，リンパ球反応，間質の壊死や無細胞性の線維化などを特徴としている．
- TNBC は基底細胞様以外にも複数の亜型が存在すると考えられており，さらなる個別化治療への試みがなされている．

● 内因性サブタイプ　intrinsic subtype
- 本タイピングはマイクロアレイ法による遺伝子発現解析を基盤としたクラスター分類として開始された．
- その後，より簡便に実施できる免疫組織化学による代用法が提唱され，現在に至っている．
- ER，PgR，HER2，Ki67 などにより，luminal 型（luminal A 型，luminal B 型），HER2 型（erb-B 型），トリプルネガティブ型に分類される．
- 分類により，薬物治療の適用・効果予測を行うことができ，予後推定にも役立つ．

- 各マーカーのカットオフ値や，組み合わせの詳細は時代とともに変化しうる．
- 多遺伝子アッセイによる検索法も開始されている

肉芽腫性乳腺炎　granulomatous mastitis
- 組織球（多核組織球，類上皮細胞）を伴う肉芽腫性の炎症性病変である．
- 小葉に一致した炎症がみられ，それらが広がり，癒合することもある．
- 症例により好中球を含む多彩な炎症細胞浸潤を認める．
- 培養や特殊染色でも，病原体は証明されない．
- 授乳歴を有する症例が多い．

二相性　biphasic
- 組織学的に，乳管〜小葉の上皮が，内腔側の乳管上皮と，外側の筋上皮の2種類から構成される現象である．
- 二層性，二細胞性とも同義である．
- 特殊な癌（腺様嚢胞癌など）を除くと，浸潤癌は二相性を欠く．
- 非浸潤癌（成分）では，癌巣の辺縁（間質に沿った部位）には種々の程度に筋上皮が残存する．
- 二相性証明のために，筋上皮に対する免疫染色を要する場合がある．

乳管腺腫　ductal adenoma
- 硬化性乳管内乳頭腫 sclerosing intraductal papilloma と同義である．
- 乳管内乳頭腫であるが，瘢痕様線維化，偽浸潤像を高頻度に合併する．
- 上皮はアポクリン化生が目立ち，しばしば核腫大傾向を示す．

乳管内進展（乳管内癌巣）　intraductal spread
- 乳癌は，しばしば間質浸潤をきたさずに，乳管に沿って広がり，小葉内の終末乳管にも広がる．
- 浸潤癌において，乳管内癌巣が主病変の大部分を示す場合には，「乳管内成分優位の」浸潤癌と記載する．
- 乳管内癌巣を介して，多発性（多巣性）に間質浸潤をきたす症例がある．
- EIC (extensive intraductal component) は，主腫瘍の25％以上が乳管内癌成分で占められることと，主腫瘍外に乳管内癌成分が広がっていることをともに満たす．
- 両側乳癌において，乳管内癌成分が存在していれば，その側の乳房に発生したものと考えてよい．

乳管内上皮増殖性病変　intraductal proliferative lesion
- 乳管内に，上皮細胞が重層化し，増殖を示している病変である．
- 内腔への増殖形態は，充実性，篩状，乳頭状，低（微小）乳頭状などさまざまである．
- 乳管過形成（乳管乳頭腫症），円柱上皮性の病変，異型乳管過形成，非浸潤性乳管癌までを含む．
- 良悪性の鑑別は，二相性の有無よりも，内部に増殖している上皮成分の細胞構成が重要である．
- 乳頭状を示す病変は，「乳管内乳頭状病変」として別のグループとしてまとめる考え方がある．

乳腺症　mastopathy
- 臨床的診断名と，病理学的に認められる病変が必ずしも一致しない場合があり，"いわゆる so called" と形容される．

- 線維嚢胞変化 fibrocystic change（fibrocystic disease）も同義である．
- 上皮と間質の両成分に病的変化を生じうる．
- 乳管過形成，腺症，嚢胞，アポクリン化生，線維症などが種々の程度に混在して認められる．
- 異型過形成を伴わない場合は，癌発生のリスクは乏しい．

乳腺線維症　fibrous disease
- 豊富な膠原線維性間質と，萎縮傾向にある乳管〜小葉が介在し，結節状を示す．
- 乳管や小葉に一致して慢性炎症を伴うことがある．
- 臨床的に癌との鑑別がむずかしい症例がある．
- 糖尿病性乳腺症もこの中に含まれる．

（乳管内）乳頭状病変　（intraductal）papillary lesion
- 乳頭状 papillary 構造は，線維血管性間質と，上皮による取り囲みを示す．
- 乳腺では，乳管内に乳頭状増殖を示す病変がある．乳管はときに嚢胞状に拡張する．
- 間質は樹枝状を示す．上皮はしばしば内腔に向かって重積性に増生する．
- 良性病変は乳管内乳頭腫，悪性は乳管内乳頭癌（または嚢胞内乳頭癌）である．
- 嚢胞内癌，被包型乳頭癌は，間質浸潤がなければ非浸潤型乳管癌の一型として取り扱う．
- 充実-乳頭型の構造を示す癌は，しばしば神経内分泌分化を示す．

粘液瘤様腫瘍（病変）　mucocele-like tumor (lesion)
- 上皮性の粘液が，乳管内から間質内に漏出した状態である．
- 粘液内に，薄い石灰沈着を伴うことがある．
- 病巣部を構成する上皮は，良性（粘液嚢胞を含む），異型上皮，悪性（乳管癌）までさまざまである．
- 癌を合併する場合，低異型度の症例が多い．
- 漏出粘液内に上皮を認める場合は，乳管から偶発的にちぎれたものか，初期浸潤癌か，慎重な判断を要する．

HER2　human epidermal growth factor receptor type 2 (HER2/neu)
- HER2 遺伝子は，一部の乳癌において過剰発現を示す．
- HER2 陽性乳癌は予後不良である一方で，分子標的療法の適応ともなる．
- HER2 過剰発現の検索は，浸潤癌成分で行う．
- 免疫染色または in situ hybridization（ISH）法による方法がある．
- 免疫染色では浸潤癌の 10% 以上がスコア 3+ を示す場合陽性と判定する．
- スコア 2+ の場合は再検（別のブロックなどで）または ISH 法の追加が推奨される．

Paget 病　Paget's disease
- 乳頭および周囲の表皮内に，腺癌細胞が進展する．
- 通常は，乳管内癌を付随している．
- 微小浸潤を超える乳癌に付随する場合は Paget 病に含めない（WHO 分類ではそれらも包含している）．
- ER, PgR 陰性，HER2 陽性例が多い．

1. 病理用語解説

● 葉状腫瘍の悪性度　phyllodes tumor（grading）
- 葉状腫瘍は良性～境界悪性～悪性に分類される．
- 悪性度の判定は，間質成分の所見による．
- 腫瘍境界の性状，間質の細胞密度，間質細胞の異型，核分裂像，間質の一方的増殖，悪性の異所性成分の有無，を総合的に判断する．
- 針生検では線維腺腫との鑑別が困難な例，悪性度の判定に苦慮する例がある．
- 前者の場合は，上皮結合織増殖病変 fibroepithelial lesion として観察された所見の記載に留める．

● 非浸潤癌　noninvasive carcinoma
- 癌が乳管～小葉内にとどまり，間質浸潤を示さないものである．
- ほとんどは非浸潤性乳管癌であるが，非浸潤性小葉癌もある．
- いずれも乳管内・小葉内両者に進展を示しうる．
- 針生検で非浸潤癌と診断した場合，摘出標本に浸潤癌成分を伴うことがある．

● プロゲステロン受容体　progesterone receptor（PgR）
- エストロゲンと ER の複合体が形成されることにより誘導される ER 標的遺伝子の一つである．
- 乳癌の大半は ER，PgR の発現が一致しているが，ときに両者に乖離を生じる．
- ER 陽性，PgR が低発現（陽性率 20％ 未満）ないし陰性の浸潤性乳癌では，両者とも陽性の症例に比して内分泌療法に対する反応性が必ずしも良好とはいえない．

● 平坦型異型　flat epithelial atypia（FEA）
- 終末乳管小葉単位（TDLU）に出現する異型病巣である．閉塞性腺症様の形態をとる．
- 非触知性で，管腔内に分泌型の微細石灰化を伴うことが多い．
- リスク因子としての意義，病理診断の再現性など，検討課題を残している．

● 微小浸潤癌　microinvasive carcinoma
- 浸潤径 1mm 以下の浸潤癌を指す．
- 浸潤癌成分の形状は問わない（乳管癌と小葉癌がありうる）．
- 多発性に浸潤病巣を認めることがある．
- リンパ節転移を生じることは稀である（非浸潤癌と差は乏しい）．

● 病理学的完全奏効　pathological complete remission（pCR）
- 薬物療法をはじめ，手術療法以外の治療法を検索した場合，治療効果の病理学的判定が行われる．
- 主腫瘍については，治療前後における腫瘍径の変化と，癌細胞の変性程度を組み合わせたグレード判定が行われている．
- すべての浸潤癌細胞が消失した場合，病理学的完全奏効 pathological complete remission（pCR）と呼ぶ．
- 原則的には主腫瘍，かつ浸潤癌成分に対する効果を判定するが，乳管内癌巣や腋窩病巣についても同様の検討を行うことが望ましい．

● 放射状硬化性病変　radial sclerosing lesion
- 間質増生により小葉構造が改変され，線維性間質を芯として放射状に乳管が配列する良性病変である．

- 放射状瘢痕 radial scar も同義語である．
- マンモグラフィでは，構築の乱れや局所的非対称性陰影 focal abnormal density（FAD）として見出され，癌との鑑別を要する．

● リンパ管侵襲　lymphovascular invasion
- 浸潤性乳癌においては，リンパ管侵襲の有無と程度を観察する．
- リンパ管侵襲が目立つ症例は，リンパ節転移陰性であっても温存乳房内の術後再発率が高い．
- HE 染色で観察可能であるが，D2-40（リンパ管内皮に発現）に対する免疫染色も有用である．
- ただし，D2-40 は筋上皮に発色することがあり，乳管内進展と混同しないよう注意を要する．
- 静脈侵襲の観察には弾性線維染色を用いるが，乳腺の場合観察が容易ではない．

2. 画像用語解説

❶ マンモグラフィ用語解説・読影解説

藤吉健児

1. マンモグラフィ mammography（MG）の概要

　マンモグラフィはその読影において，所見を読む前に，どのように撮影されたものなのかを考えることが重要である．所見の用語の解説の前に，ここではまずマンモグラフィの画像の成り立ちに関する用語についてまとめてみたい．

　組織にX線を照射し，その透過の度合いを画像に表現するのがX線撮影であるが，その透過の度合いは，X線が，組織を1cm通過した場合にどの程度組織に吸収されるか，という線吸収係数（cm^{-1}で表される）で変わってくる．乳癌組織は0.85，正常乳腺は0.80とされている．脂肪組織は0.45（乳腺組織と半々に混じった一般的な正常乳腺は0.65とされる），石灰化は12.50とされている[1]．つまり，同じ厚さの正常乳腺組織内に乳癌病巣がある場合，通常ではほぼ見えない，ということになる．これを見えるようにするためには，乳腺組織を人為的に薄くして，硬くて形の変わらない腫瘍との厚さの差をもって見やすくする方法と，わずか0.05の差を画像処理によって強調する方法と，が考えられる．

1. 圧迫

　まず，乳腺組織を薄くする方法であるが，これは乳房を圧迫することで可能である．撮影条件をみると，圧迫圧（単位N＝ニュートン；1Nは10cm四方の面積の上に約0.1kgの重りを載せたときに加わる力）と圧迫されたことによって乳房の厚みが何cmになった状態で撮影されたか，が記載されている（図1）．

　圧迫することにより，軟らかい正常乳腺は薄くなり，硬い腫瘍組織は厚みが変わらないため，X線の吸収量が変わり，フィルム上の濃度に差がついて見やすくなる（図2）．もちろん，乳房内は乳腺組織だけでなく脂肪組織もあり，乳腺と脂肪が均一になるように上手に乳房組織を伸展させることも重要で，ここには技師の技量が求められる．

2. X線の線量

　上述のように，乳房内には脂肪組織と乳腺組織が混在しているが，もともと脂肪組織の少ない乳房では，圧迫しても乳腺そのものの厚みがさほど薄くならず，腫瘍との差がつきにくい．乳腺の量が多ければ透過するX線の量が減るため，自動露出装置 automatic exposure control（AEC）により，より多くのX線を撮影時に使用することになる．これは撮影条件の電流量（mAs）と電圧（kV）を確認することによって，判断可能である．なおデジタル撮影の場合，得られた画像の明るさやコントラストを自動調整するた

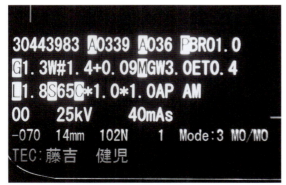

図1　画像に記載されている撮影条件と画像処理条件の1例

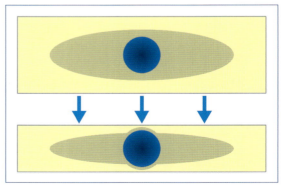

図2　圧迫による厚みの変化
硬い腫瘍は厚みが変化しない．

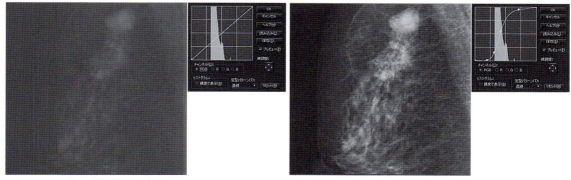

図3 トーンカーブ調整の1例
実際には撮影時に全く同じ処理が行われているわけではなく一般的な画像処理ソフトを用いたイメージである．しかし以前よく使用されていた Kodak 社の MinR2000®フィルムの感度曲線はこれに近い．

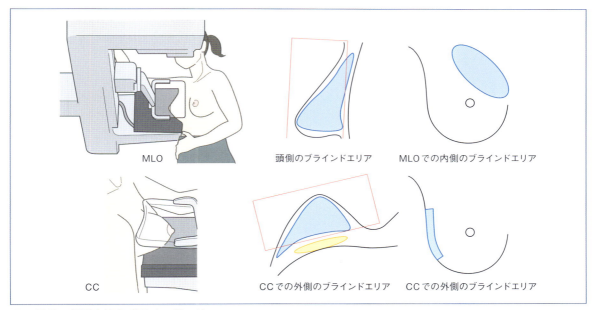

図4 乳腺の撮影方法とブラインドエリア

め，そのパラメーターである **S 値**なども含めて判断する必要がある．

3．トーンカーブ

　わずかな線量の差を画像上の明るさの差として表現するため，フィルムにしても，デジタルにしても，その**コントラスト**をつける工夫がなされている．特にデジタルの場合，その透過した X 線の量と画像上に表示される明るさを対比させる量の調整（トーンカーブ）（図3）はかなり自由度が高いため，厚い乳腺組織を透かして見ることができる半面，腫瘍の内部も透けてしまう可能性があり，読影には注意が必要である．

4．2方向撮影とブラインドエリア

　圧迫して撮影するため，圧迫できず撮影範囲に入れることができない部分が出てくる．これをブラインドエリア，と呼ぶ．そのブラインドエリアが最も少なくなるのが **MLO 撮影**（**内外斜位方向撮影**；内側から外側に向けて撮影するが，圧迫する向きが真横からではなくやや斜め上から圧迫する方法，図4 上段）

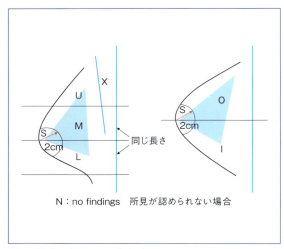

図5 乳腺の部位の記載方法
ガイドラインでは上記の表記を行うよう定められている．
(日本放射線学会・日本放射線技術学会編：マンモグラフィガイドライン，第3版増補版．p63，医学書院，2014より一部改変)

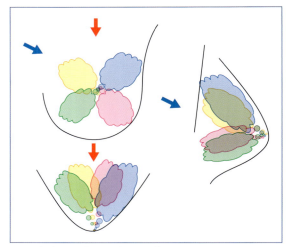

図6 乳腺の分布と画像上の重なり

である．ただしこの場合，内側頭側の乳腺はブラインドエリアとなりやすく，そのためその補完として**CC撮影**（頭尾方向撮影；頭側から尾側に向かって圧迫する，図4下段）を追加した2方向撮影を行うことも多い．いずれの撮影方向においてもブラインドエリアがあることを念頭において読影する必要がある．

この撮影方法における乳腺の部位の記載の分類は，わが国でのガイドラインでは図5のように定められている．

2方向撮影のメリットは，ブラインドエリアの減少だけではない．立体構造の乳腺を平面に表現するマンモグラフィでは，MLOでは内側と外側の乳腺が，CCでは頭側と尾側の乳腺が重なることによってフィルム上の濃度が上がって病変のように見えてしまうことがある．撮影方向が変わることによってこの重なりが解消される場合も多く，これによって病変ではないと判断できることも多くなる（この重なりによる濃度上昇は，ACR（American College of Radiology）のBI-RADS®（breast imaging-reporting and data system）ではsummation artifactと表現されている）．一方，重なりではなく病変である場合は，2方向どちらでも同じ病変を見ていると判断できる形を呈したり，正常乳腺の重なりによって見えにくかった構築の乱れが，他方向の撮影で見やすくなったり，石灰化についても，その立体的な分布の判断の一助となる．図6に乳腺の重なりのイメージを示す．

2. 読影上の注意点

石灰化や，小さな構築の乱れによって起きる細い線状構造は，「フィルムに近づく」ないしは「モニター上の画像を拡大」しなければ見えない場合があるが，腫瘤や局所的非対称性陰影focal asymmetric density (FAD) などの濃度の変化，大きな構築の乱れは，「フィルムから離れる」ないしは「モニター上全体像を見る（表示方法としてライフサイズと表現される大きさ，またはさらにそれから縮小表示をする）」必要がある．また，乳腺の少ない部位である，大胸筋と乳腺の間（MLOではmilky way，CCではno man's landと表現することもある）やMLOでの乳頭の高さよりも尾側の領域（これをno man's landと表現することもある），CCでの内側領域，撮影方向によらず乳頭直下などはわずかな濃度の変化に注意が必要である（図7）．

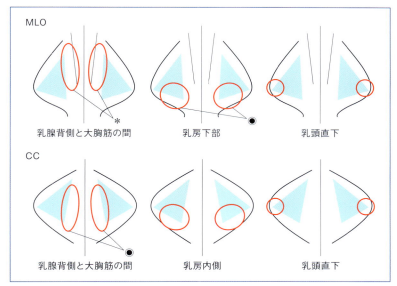
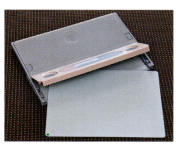

図7 読影時に特に注意を払うべき部位
＊：milky way，●：no man's land

図8 マンモグラフィ撮影（CRシステム）に使用するカセットとIPシート

1. フィルムとデジタルの違い・注意点

　撮影方法の異なる画像を読影する場合も注意が必要である．フィルムでの撮影はカセットに装填したフィルムに直接X線で感光させるが，CR（computed radiography）は，カセットを使用する点は同じであるが，X線を感知して発光した光をデータとして記録したIPシート（図8）を，デジタルデータとして読み込む．フラットパネルによるデジタル撮影は，組織を通過したX線を，センサーで直接デジタルデータとして読み込む．

　フィルムの空間分解能は，感光する銀コロイドの粒子の大きさとなるので，写真フィルムメーカーのカタログ値で筆者が試算を行ったところ，8μmとなった（マンモグラフィのフィルムとは異なるかもしれない）．デジタル画像は，そのデータを読み取るサンプリングピッチが，現在は25〜100μmの機種があるが，フィルムでの撮影に比べ分解能が大きく落ちることがわかる（25μmのサンプリングピッチの画像は，135万画素のデジタルカメラと同等，50μmなら35万画素と同等，とも考えることができる）．これは石灰化の形態の判断などにおいて，フィルムに比してかなり情報が少ない，ということである．例えば，多形性石灰化の尖った形が丸みを帯びて見えてくることがあるということである（図9）．

　モニターでの診断では，フィルムに比べ濃度分解能が低い（フィルムのようには黒を黒として表現できず，濃度の表現の幅が狭くなる）ことと，モニターに表現できるピクセル数（ピクセルとは色や明るさの情報を持つ最小単位のこと）が，もともとの画像の持つピクセル数よりも少ないこと（図10），の2点に注意が必要である．つまり何も操作をしない状態でモニター上の画像を読影すれば，**階調**（黒から白までの表現の段階数）が少なく画素数が少ない，画質の落ちた画像を見ていることになる．モニターでの読影はこのデメリットを補完するために「拡大操作」（モニターのピクセル数と元の画像のピクセル数を同じ数で表現することをピクセル等倍と呼び，この拡大が最も画質がよい）や「ウィンドウレベルの操作」（濃淡やコントラストを変える操作）が必要となる．ただしこれにより石灰化はより小さく淡いものまで見えることもあり，過去のフィルムやCRで撮影された画像と比較する場合，一見石灰化が増加した印象を受けることがあり，注意が必要である．

2. コンピュータ支援診断（CAD）

　最近ではデジタルデータを用いて，データの解析を行えるようになりつつあり，コンピュータ支援診断

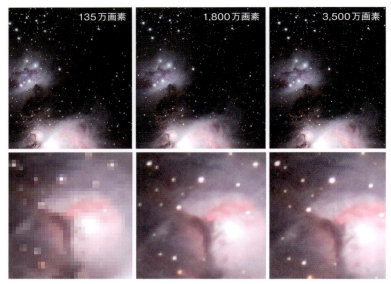

図9 カメラの画素数による解像度の違い

マンモグラフィ画像は元の画素数のまま取り込めないため，筆者の撮影した写真のピクセル数を画像処理により変更したイメージ画像を提示する．フィルムの写真はデジタルに換算すると3,000万〜5,000万画素に相当するといわれており，135万画素画像（25μmピッチのイメージ）はそれに比べ，拡大しない画像ではやや尖鋭度が落ちる程度にしか感じないが，拡大してみると，持っている情報が少ないのだ，ということを理解する一助としてほしい．

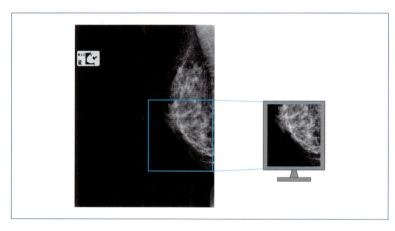

図10 モニターのピクセル数と表示可能サイズ

元画像の一部しか表示できないため，このモニターに全体を投影する場合には，元の画像のピクセル情報を減らして（画質を落として）表示する必要がある．

computer-aided diagnosis（CAD）も開発されている．CADは，読影における見落としの低減を図り，読影手順の短縮化が期待できるが，現時点では石灰化に関しては感度が高いものの，FADに対してはやや弱い．

また，乳腺密度を定量的に評価するソフトウェアも開発されている．乳房を構成する乳腺組織の量によっては病変が正常乳腺に隠されて見えにくくなるため，その危険性の程度を示す目的で，脂肪性，乳腺散在，不均一高濃度，極めて高濃度に分類し（図11），不均一高濃度以上のいわゆるdense breastの場合は超音波を追加する必要性も論じられる．しかし乳房の構成の判定は判定者間の個人差が大きいため，評価ソフトウェアによって個人差をなくすことが期待されている．

3. トモシンセンス

また，正常乳腺に隠された腫瘤やFADの境界の微細な構造を見やすくするため，断層撮影の原理を用いたトモシンセシスと呼ばれる撮影方法も開発されている．病変の正常組織への浸潤を表現する構造が見やすくなるが，撮影に時間がかかり被曝線量が増える，データ量が多い，読影に時間がかかるなどの問題がある．低線量撮影や，各断層画像の再構築などの改良を重ねており，いずれの問題も徐々に改善されてきている．

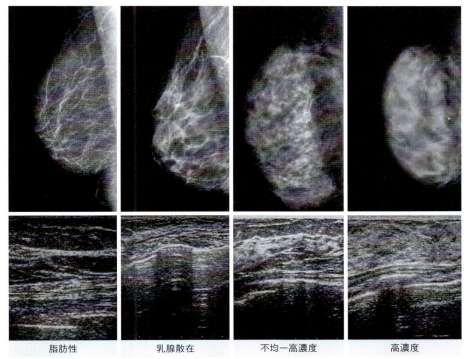

図11 乳房の構成

表1 カテゴリー分類

カテゴリーN：読影不能
カテゴリー1：異常なし
カテゴリー2：良性（明らかに良性と診断できる）
　　　　　　明らかな良性石灰化，脂肪を含む境界明瞭平滑な腫瘤，乳房内リンパ節
カテゴリー3：良性，しかし悪性を否定できず
　　　　　　境界明瞭平滑な腫瘤，淡い良・悪性の判定不能な石灰化
カテゴリー4：悪性の疑い
カテゴリー5：悪性
　　　　　　スピキュラを有する高濃度腫瘤や区域性分布を示す微細線状や微細分枝状石灰化など

4. カテゴリー

　以上のような情報を踏まえて，マンモグラフィを読影する．その所見は，腫瘤・石灰化・その他の病変に大きく分類され，その他の所見については，その中に，構築の乱れやFADなどが含まれる．それぞれの所見用語については各項に譲る．

　それぞれの所見を踏まえ，悪性を疑う度合いを分類するが，これがカテゴリーである．カテゴリーは1は正常，2は良性，である．3は良性を考えるが悪性の可能性もありうる，4は悪性を疑う，5は悪性と判断できる，であり，3以上はさらなる精密検査の対象となる（表1）．

● 参考文献
　1）公益社団法人日本放射線技術学会．乳房撮影精度管理マニュアル，第4版，4，2013
　2）日本放射線学会他編．マンモグラフィガイドライン，第3版増補版，63，医学書院，2014

❷ 超音波用語解説・読影解説

尾羽根範員

1. 超音波 ultrasonography (US echo, US) 用語

　日本乳腺甲状腺超音波医学会による乳房超音波診断ガイドラインを参考に，まずは腫瘤の所見を表現する用語について記述する．

1. 形状

　全体から受ける形の印象で，「円形・楕円形」「分葉形」「多角形」「不整形」に分類されており，それぞれ「角」と「くびれ」の有無で説明されている．すなわち，角もくびれもないのが円形・楕円形，くびれがあって角のないのが分葉形，その逆に角があるがくびれのないのが多角形，角もくびれも両方あるのが不整形である．あまり細かな点にこだわるのではなく，あくまでも全体のイメージを重視する．

2. 境界と辺縁

　境界とは腫瘤と腫瘤でない部分が接する面のことで，「明瞭」「不明瞭」で表現する．辺縁とは腫瘤のなかの境界付近の部分を指す．つまり腫瘤の側に属し，「平滑」「粗ぞう」と表現する．ガイドラインではこれらをまとめて境界部としてとらえ，「明瞭平滑」「明瞭粗ぞう」「不明瞭」と表現することを提唱している．さらに，不明瞭な場合には境界部高エコーの有無を併記するとしている．一見，境界明瞭な低エコーの腫瘤でも，その周囲に境界部高エコーがみられる場合，不明瞭とするのは感覚的に違和感があるが，病変部と非病変部の境界は境界部高エコーの外縁なので，その部分は不明瞭だから境界不明瞭となるとの解釈による．

3. 内部エコー

　エコーパターン（均質性）とエコーレベル（エコー輝度）によって評価する．

1）内部エコーパターン

　内部エコー（テクスチャ）が一様な場合は「均質」または「均一」と表現し，そうでない場合は「不均質」または「不均一」と表現する．嚢胞のように単一の内容物が貯留するような場合ではなく，充実性であっても全体が同じような構造で構成されている場合を考えると，均質という表現の方がより合致するかもしれない．

2）内部エコーレベル

　皮下脂肪と比較して評価することが提唱されている．内部エコーがみられないものは「無エコー」，皮下脂肪より低いものが「低エコー」，同じ程度のものが「等エコー」，高いものが「高エコー」と表現する．成因については次項で述べる．

4. 後方エコー

　腫瘤などの後方のエコーレベルが，同じ深さの周囲組織のエコーレベルと比較して，低いものを「減弱」，同じものを「不変」，高いものを「増強」と評価する．この成因についても次項で述べる．粗大石灰化の後方でみられるような音響陰影では「消失（欠損）」と表現する．

2. 超音波画像の成り立ち

　前項で述べた各種の所見を解釈するためには，超音波画像の成り立ちを理解する必要がある．どの組織

図1 反射と後方散乱
超音波は音響インピーダンスが異なり，波長より大きな物体の境界面で反射を起こし，波長より小さなものでは散乱をきたす．散乱波が探触子へ戻るのを後方散乱という．

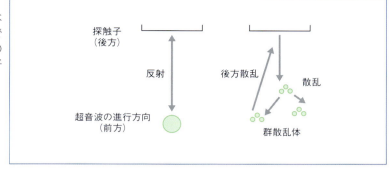

型がこの所見というようなパターンだけを認識していると，組織型が混在していたり，非典型的な像を呈していたりしたときに応用が利かない．

1. Bモード

探触子（プローブ）の先端にある振動子から生体に超音波が入射され，生体内で反射や後方散乱などという現象をきたして振動子で受信される．それに要した時間と生体内での音速（実際は組織によって音速は異なるが，装置で一定の速度に設定されている）から反射などが起こった距離が計算され，その部分に輝点（brightness）を表示する．この輝点の集合体が断層像として表現されるのが，われわれが日常目にするBモード画像である．

2. 反射と散乱

超音波の伝わる性質を表現する数値として，物質の音速と密度の積で表される音響インピーダンスがある．音響インピーダンスの異なる物質の境界面では超音波は「反射」するが，反射するにはその物体が超音波の波長より大きいという条件が必要である．波長よりも小さな物体の場合が密に存在している場合には，反射は起こらないまでも超音波の進む方向に変化が生じ，これを「散乱」という．散乱を起こす物体が群れをなして存在していることを「群散乱体」といい，このような構造は生体内の組織で無数に存在する．超音波所見でいう後方エコーとは，画面でいうと腫瘤などの下，つまり後方にみられるエコーレベルの変化などの所見のことを指すが，超音波の進む方向を前方とした場合には，超音波が来た方向，つまり探触子の方向が後方ということになる．したがって前述の散乱をきたした音波が探触子の方向へ向かうことを「後方散乱」といい（図1），この後方散乱波が干渉し合って生じたパターンが「スペックルパターン」である．このスペックルパターンは乳腺に限らず，われわれが目にする超音波画像の至るところでみられる．

3. 内部エコーレベル

前述のように反射や後方散乱が多く生じた場合にはそれぞれ輝点として表示されるため，エコーレベル（輝度）が高くなる．例えば粘液癌のように，粘液中に小さな島状の癌巣や線維性結合織が密に存在しているような構造では，反射体や群散乱体が多い状態となり内部エコーレベルが高くなる（図2）．その反対に，充実型浸潤性乳管癌のように大きな癌巣が一様に存在するような構造の場合には，反射や散乱が少なくエコーレベルが低くなる（図3）．

このようにエコーレベルは，異なる組成の組織が混在しているのか，同じような組織が一様な構造で存在しているのかに影響され，病変ではない通常の乳腺が腺房の構造によって高エコーに描出されたり，間質がその存在形態によって高エコーや低エコーに描出されたりすることも，これらの現象に起因する．ただ単に脂肪だから高エコーになるとか水だから無エコーになるというわけではないことを理解されたい．

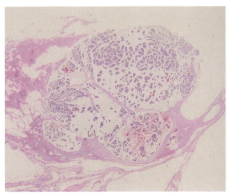 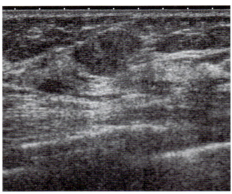

図2 粘液癌
粘液を背景として,島状の癌巣が適当な間隔で存在し,超音波の反射や散乱が多く発生するため腫瘤の内部エコーレベルが高くなる.

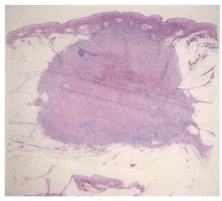 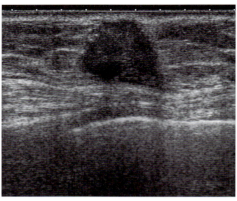

図3 充実型浸潤性乳管癌
充実性の大きな癌巣が密に存在しているため,超音波の反射や散乱が少なく,腫瘤の内部エコーレベルは低くなる.

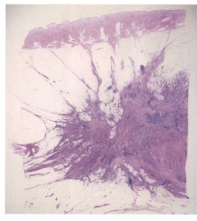 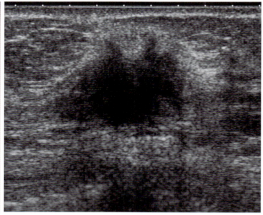

図4 硬性型浸潤性乳管癌
線維成分による吸収減衰をきたし,内部エコーレベルは低くなる.小さな癌巣が周囲へ浸潤することで,脂肪織などと混在し,超音波の反射や散乱が多く発生するため,境界部高エコーが生じる.

なお,硬性型浸潤性乳管癌のように腫瘤内に線維成分が多く含まれている場合には,超音波のエネルギーが熱に変換されて吸収減衰をきたしてエコーレベルは低くなるので,内部エコーが同じ低エコーだとしても,反射や後方散乱が少ない組織の場合とではその機序は異なる(図4).

4. 境界部高エコー像(halo)

パラパラと小さな癌巣が周囲の脂肪織に浸潤する場合,それらが混在することで群散乱体を形成し,後方散乱が多く生じることでエコーレベルが高くなり,境界部高エコー像として認められる(図4).

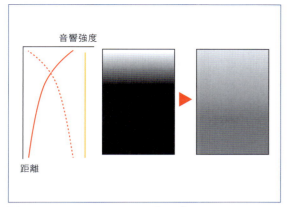

図5 sensitivity time control (STC)
超音波が生体内を進むうちに対数的に減衰するため，画面全体が一定の明るさになるよう，装置が自動的に信号を増幅する．

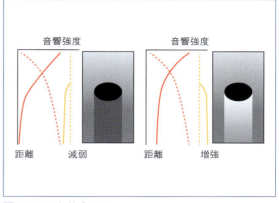

図6 STC と後方エコー
装置に設定されている以上に減衰が強いと，増幅が不足して後方エコーが減弱する．その反対に減衰が弱いと増幅が過剰になって後方エコーが増強する．

5. 後方エコー

　超音波は生体内を進む過程で自然に減衰する．それをそのまま一様にBモード画像に変換すると深部からの受信信号が少ないため診断できない．そのため深部からの受信信号には浅部に比べて強く増幅して，浅い部分から深部までなるべく一定の明るさになるようにしている．これを「sensitivity time control (STC)」という（図5）．

　超音波が囊胞や粘液癌，粘液浮腫状の線維腺腫など水分を多く含む組織など，周囲組織より減衰の少ない部分を通った場合，増幅が過剰となって同じ深さの周囲組織よりもエコーレベルが高くなり「後方エコーが増強」する．その反面，硬性型浸潤性乳管癌や浸潤性小葉癌など線維成分が多く，周囲組織より減衰の多い部分を通った場合には，増幅が過小となって同じ深さの周囲組織よりもエコーレベルが低くなって「後方エコーが減弱」する（図6）．

6. 外側陰影

　辺縁が平滑で円形をした腫瘤の側面で超音波が屈折したとき，それより後方には超音波が届かないため無エコーの音響陰影を生じる．この腫瘤側面で生じる無エコーを「外側陰影」という．画像処理との関連性については後述する．

7. 超音波像への組織像の反映

　超音波検査は組織像の特徴がよく反映されるモダリティである．形状や辺縁の性状も，浸潤性や圧排性，また乳管内に限局して広がるような状態などの発育形態がよく読み取れ，ルーペ像の印象が伝わってくるような画像が描出される（図7～9）．また，すでに述べた内部エコーや後方エコーなどは内部の組織性状を反映した変化であり，これらを総合的に加味して組織型を推定することが可能である．それに加えて探触子の走査による変形や可動性などの情報も得ることができ，リアルタイム性は超音波の最大の武器といってもよい．

　ガイドラインでは，乳腺疾患を「腫瘤」と「非腫瘤性病変」とに分けて述べられている．「腫瘤」は複数断面で周囲と異なる性状の塊として認識できるものをいい，そのような認識が難しいものを「非腫瘤性病変」としている．個々の症例についてはⅤ章以降で詳述されるので，ここでは比較的とらえにくい非腫瘤性病変について簡単に記述する．

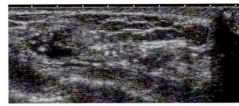

図7 乳管内成分優位の浸潤性乳管癌
腫瘤を形成している部分と，乳管内成分の広がっている部分が混在してみられる．超音波像にそれぞれの形態が反映されている．

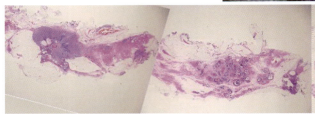

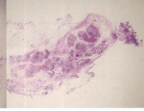

図8 囊胞内癌
囊胞内に充実性成分が認められ，超音波像には腫瘤内部の組織性状がよく反映されている．

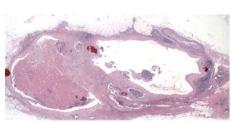

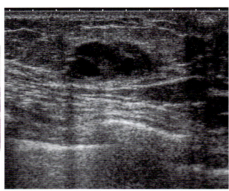

図9 線維腺腫
境界明瞭で平滑な辺縁をもつ腫瘤の形態が，超音波像によく反映されている．

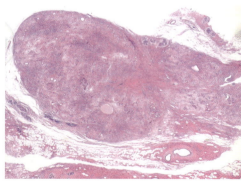

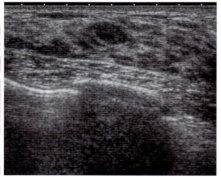

1）乳管の異常
- 乳管の拡張：「両側性・多発性」か「局所性・区域性」かなどを評価する．
- 乳管内エコー：充実性エコーの有無に注意し，あれば立ち上がりの形態を評価する．

「単発で立ち上がりが急峻」なものが良性，「多発性または連続性」のものが悪性の傾向があるとされているが，逆の所見を示すものも少なくはなく鑑別は容易ではない．

2）乳腺内の低エコー域
周囲乳腺あるいは対側乳腺と性状を異にする低エコーで，腫瘤としては認識しがたいものを指し，非腫

瘤性病変とされる所見では最も多い．対側同部位や同側他部位との比較がポイントとなるため，検査の際にも比較できるよう記録しておく．「6．走査」で後述するが，病変の検出には正常の構造を意識して，それが乱れるところに注意する．

3）その他

- **構築の乱れ**：正常の構築が乱れているという意味で，マンモグラフィでは極性を乱してある一点に放射状に集まるスピキュラ（spiculation），乳腺実質の局所的な引き込み（retraction），乳腺実質の歪み（distortion）などが規定されているが，超音波検査では腫瘤そのものが描出されることが多いため認識には差がある．超音波検査では，腫瘤自体は認識しにくいがひきつれだけが認められることを指すことがほとんどである．
- **多発小囊胞**：乳腺内に数mm大の小さな囊胞が多発しているもの．両側性・散在性なら良性の変化と考え，区域性・集簇性でも大部分は良性とされる．
- **点状高エコーを主体とする病変**：乳腺内に微細石灰化と考えられる複数の点状高エコーが「局所性」または「区域性」に存在する病変で，周囲に明らかな低エコー域や乳管の異常を伴わないもの．原則としてマンモグラフィで石灰化が確認できることが前提で，マンモグラフィの所見とあわせて総合的に判断することが重要とされる．実際，石灰化以外でも点状高エコーにみえるものは多く，ガイドラインでは引っかけすぎを考慮して，マンモグラフィでの指摘が前提としている．高エコーの乳腺を背景に点状高エコーを検索することは至難であるし，現状では，点状高エコーを目標に検索するよりは，まず背景となる低エコー域を探す方が現実的であろう．

3．超音波診断装置と探触子

　乳房超音波検査の装置としてはリアルタイム超音波診断装置に高周波の電子リニア型探触子を装着して使用するのが一般的で，現在ではフルデジタル装置が標準となっている．

　電子リニア型探触子とは超音波の送受信を行う振動子が直線的に一列で配列されている探触子で，このほかにリニア型探触子でいうレンズ厚方向にも振動子を複数列に配置し電子フォーカスを可能としたマトリックスアレイ型探触子も用いられている．

　日本乳癌検診学会による超音波による乳がん検診の手引きでは，使用装置について体表用探触子の性能を十分に発揮できるもの，乳腺に適したプリセットや画像調整を使用可能な装置であることとし，フルデジタル装置を推奨している．探触子については，メーカーが乳腺または体表用と標榜する探触子を使用すること，周波数帯域に12MHzが含まれていることを推奨するとしている．また，探触子の視野幅は35mm以上であることとしている．

　近年，周波数コンパウンドなどの機能によって周波数による定義がむずかしくなっている．しかし，それ以外の具体的な数値基準を設けることはそれ以上に困難な状況であり，上記の12MHzという基準はあくまでも現時点での製品ラインナップを考慮したものと理解されたい．いずれにしてもメーカーが体表臓器用と標榜されている探触子を使用することが絶対であり，単に周波数が高いからといって血管用探触子と兼用すべきではない．高い分解能を発揮して詳細な観察を行うために走査線密度を高めた体表臓器用探触子と，ドプラ感度やリアルタイム性を優先した仕様の血管用探触子とは，そもそも使用対象の前提が異なっており，基となる設計思想とは違う目的の検査に使用すべきではない．

4．画質設定

1．ゲイン

　ゲインは画像の明るさを調整する機能である．受信した信号の増幅の増減を変化させるものであり，超音波の出力を変化させているわけではない．

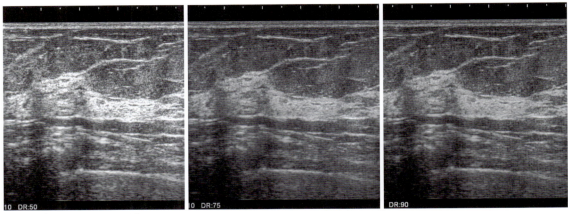

図10 ダイナミックレンジ
50 dB（左），75 dB（中），90 dB（右）の比較．数字が小さいほど硬い画像となる．硬すぎる像では組織性状を読み取りにくいが，軟らかすぎる像でも病変がわかりにくい．

2．ダイナミックレンジ

　ダイナミックレンジは画像のコントラストを調節する機能である．デシベル（dB）で表され数値の大きな方が階調幅が広く軟らかな画像に，小さな方が階調幅が狭く硬い画像となる（図10）．

　これらのほかにも調節できる項目があり，乳房の構造が大胸筋まで明瞭に判読できるように調節する．

5．画像処理

1．ティッシュハーモニックイメージ

　疎密波である超音波が生体内を進む際，疎で音圧が低い部分では音速が遅くなり，密で音圧が高い部分では音速が速くなる．これによって波形が歪み高調波という元の周波数の整数倍の信号が生じる．その高調波を受信して画像化したものが**ティッシュハーモニックイメージ** tissue harmonic image（THI）である．乳腺などの体表臓器は体表近くの浅い部位にあるため，超音波の到達距離が短くて波形に歪みを生じにくいので，ハーモニックイメージの応用が他領域に比べて遅れていたが，高調波成分の抽出技術の進歩もあって一般化したといえる．

　高調波成分は基本波成分（ファンダメンタルイメージ）に比べてビーム幅が狭いため方位分解能が向上し，信号強度が低い分，ノイズ成分の強度がさらに低くなってコントラスト分解能の改善が期待できる．また，周波数が高くなった分だけ散乱が増加するため皮下脂肪のエコーレベルが高くなる（図11）．

2．ビームコンパウンド

　断面を描出する際に多方向へ送信して得られた信号を重ね合わせて表示する機能である．送信する方向によって，境界での反射信号が明瞭に得られる部分が異なるため，それを重ねることで全体的に境界の連続性が向上する．また，スペックルノイズはそれぞれの送信時にランダムに生じるため，これも重ね合わせることで相殺されて画像の粒子感が軽減して充実感が増す（図12〜14）．ただし，後方エコーの変化や外側陰影など診断に有用なアーチファクトも，送信する方向によって生じる部分が異なるため，それらも相殺されてしまって不明瞭になることがあることに注意する（図13）．

3．フィルタ処理

　反射信号の大小によって画像上での輝度差を強調したり逆に平準化したりと様々な手法でスペックルノ

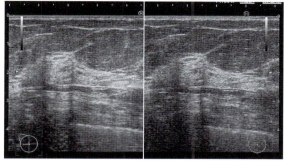

図11 ティッシュハーモニックイメージ（THI）
THI（左）とファンダメンタルイメージ（右）の比較．THIの方がコントラストのついた画像で，皮下脂肪のエコーレベルが高いことがわかる．

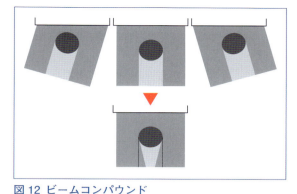

図12 ビームコンパウンド
多方向へ送信して得られた受信信号を合成して断層像を描画する．

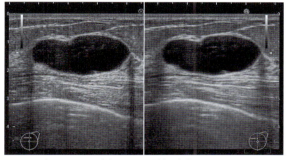

図13 ビームコンパウンドの影響（1）
ビームコンパウンド：OFF（左），ON（右）の比較．囊胞壁の連続性の向上とスペックルノイズの軽減とともに，外側陰影が淡く合成され不明瞭となっているのがわかる．

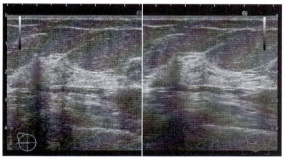

図14 ビームコンパウンドの影響（2）
ビームコンパウンド：OFF（左），ON（右）の比較．Cooper靱帯の連続性が向上し，スペックルノイズがやや軽減しているのがわかる．

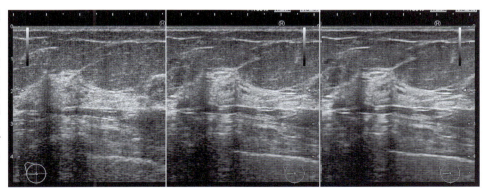

図15 フィルタ処理の影響
フィルタ処理：OFF（左），弱（中），強（右）の比較．フィルタ処理が強いほどCooper靱帯の連続性が向上し，スペックルノイズが軽減されているのがわかる．

イズを軽減して構造物の連続性を向上させる手法である（図15）．

　装置のフルデジタル化以降，さまざまな画像処理が可能となった．当初は乳腺など体表臓器領域では応用がむずかしかったティッシュハーモニックイメージも一般化した．最近の画像処理の主流は前述のスペックルノイズを軽減して（スペックルリダクション），境界の連続性を強調し，視認性を向上させる方向にある（図16）．画像処理については手法だけでなく名称も各社各様で，なかなか理解しがたい点があ

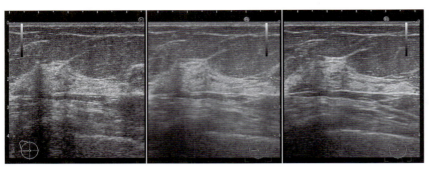

図16 ビームコンパウンドとフィルタ処理
ともにOFF（左），ビームコンパウンドON・フィルタOFF（中），ともにON（右）の比較．ビームコンパウンドのみ入れた画像よりもスペックルノイズ軽減の効果が強い．

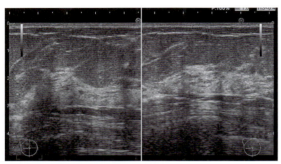

図17 探触子による圧迫の差
探触子による圧迫が不足している例（左）と適切な例（右）の比較．強く圧迫してはいけないが，密着する程度の適度な圧迫で超音波の透過性が向上し，明瞭な画像が得られる．

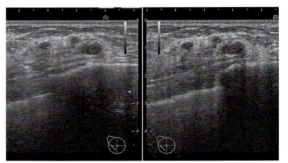

図18 フォーカスの調節
フォーカスが適切な例（右）と不適切な例（左）の比較．フォーカスの位置が不適切だと画像が不明瞭で，平滑であるはずの腫瘤の辺縁が正しく評価できない．

るのは否めない．また，画像処理が強すぎると，辺縁の性状など微細な所見の判読や，描出条件のよくない状態ではかえって判読しづらくなるなどの影響があるので注意したい．

6. 走査

「縦断走査」や「横断走査」，「放射状走査」や「回転走査」，またそれらの組み合わせなど，各走査法については，"超音波検査"の解説書に譲ることとし，ここでは簡単に記すにとどめるが，重要なことはくまなく全体を，しかも効率的に検査を行うことである．

探触子は乳房に対して垂直に当て，十分な超音波が入射できるようにする．探触子が明らかに浮いているほどでなくても，角度が傾いているだけで描出能が低下することに注意する．探触子は密着する程度に乳房を圧迫し，深部の描出能をみて適宜力の加減を調節する．痛みを感じるほどの圧迫は押さえ過ぎであるが，外側や尾側で乳腺がたわんでいるようなところは，ある程度押さえ気味にする必要がある（図17）．ただし，たいていは知らず知らずのうちに押さえ気味になっているので，良好な描画性能を得られる力加減を意識してみるとよいであろう．やみくもに圧迫すればよいというものではないので注意する．

フォーカスは乳腺の深めの位置に設定して走査を行うのが基本で，ただ単に低エコーを探すというような意識ではなく，なるべく広い視野で動画像での構造の流れを読み，違和感があるところを探すようなイメージで検索する．病変を検出した場合には，病変にフォーカスを合わせて分解能の高い画像で性状を判読する（図18）．

走査はどの方法でも，直前に走査した部分を少しずつ重ねながら，隙間なく観察を行う．走査範囲の上縁は鎖骨までで下縁は乳房下溝を含み少し越える程度とする．外側は中腋窩線までとし，内側は胸骨を目安とするが，左右乳房の走査がオーバーラップしていると確実である．乳頭直下は乳頭による減衰や探触

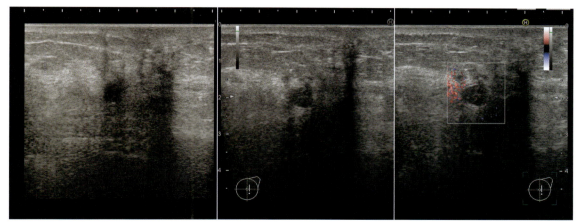

図19 乳頭直下の観察
乳頭部分は良好な画像が得られず，腫瘤の認識が困難（左）である．性状の観察や血流の評価は，圧迫せずに良好な画像が得られる部位を探す工夫が必要（中：性状・右：血流）である．

子が密着しにくいので見えにくいため，ゼリーを多めにしたり，乳頭のすぐ横から走査したりするなどの工夫が必要である（図19）．見えにくかったところを認識して，その部分を観察しなおすという意識が重要である．

7. フローイメージング

　救急車のサイレンが近づいてくるときには高く聞こえる，つまり本来の音よりも周波数が高くなる．そして遠ざかるときには本来の音より周波数が低くなり低い音で聞こえるという，ドプラ効果を利用して，移動する反射体に超音波を照射し，反射波の周波数の偏位から，反射体の移動速度を計測するのが超音波ドプラ法で，これを視覚的に断層像として表示したものが「カラードプラ法」である．カラードプラ法は簡便な血流評価の手法として定着しており，移動する方向や速度を色分けして表示する速度モードとパワーモードがある．速度モード法では近づく血流を赤く，遠ざかる血流を青く表示し，「パワーモード」では方向はわからないが，血流の多寡を単色の明るさの差で表現するのが一般的である．また，パワーモードを基本に血流表示の分解能を向上させたものや血流の方向を色分けした表示も使えるようになってきた（図20）．

　カラードプラはボタンひとつで血流の情報が得られる便利な機能であるが，正しく使わないと結果の解釈を誤ることになるので注意が必要である．

　装置の設定については，速度レンジが高すぎたり，カラーゲインが不足したりしている場合には血流信号が検出されず過小評価となりうる．流速レンジはパルス繰り返し周波数 pulse repetition frequency（PRF）で調節するが，5cm/秒以下，できれば3cm/秒台に設定して血流の有無を観察するとよい（図21）．また，カラーゲインはノイズが出るくらいまで上げて，そのノイズが出なくなる最大限とするのが一般的である．明確な数値基準を設けるのはむずかしいが，最近の装置では病変のない背景乳腺でもCooper靱帯部分などに血流信号がみられるので，それも目安となる．速度レンジもカラーゲインも，まずは過剰な条件でみて，それでノイズが多く血流の評価がむずかしいようであれば，徐々に絞るようにした方が間違いも少ないであろう．

　もちろん，ノイズと実際の血流信号をしっかり見分けることも重要で，点状高エコーや流動する堆積物などによるクラッターノイズに注意する．また，目標の病変のすぐ横を走る血管を，病変内部に分布していると早合点しないよう，断面を変えて観察することも必要である（図22）．また，大きな乳房の深部や大きな病変でエコーの減衰が強い場合には，ドプラ送信周波数を下げることも一案である．乳腺のプリ

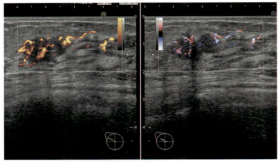

図20 パワーモードの比較
パワーモードでは血流の方向はわからないが，検出感度がすぐれ折り返し現象も生じない（左）．パワーモードでも分解能を高めたり血流の方向がわかるものもある（右）．

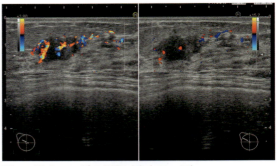

図21 流速レンジの影響（速度モード）
カラーゲインを同じとして，流速レンジが3.8cm/s（左）と15.2cm/s（右）での比較．検出される血流信号の量に差が大きい．低流速レンジでは折り返し現象が生じている．

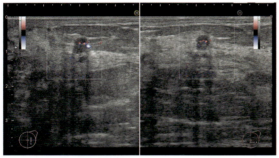

図22 異なる断面での血流の確認
小さな腫瘤では血流信号がみられても，腫瘤の近傍を走行しているだけなのか，腫瘤内に分布しているのか，断面を変えて確認することも必要である．

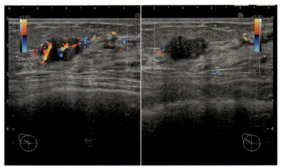

図23 圧迫の影響（速度モード）
豊富な血流信号が認められる腫瘤（左）．同じ適切な設定であっても，圧迫で血流信号は容易に消失してしまう（右）．

セットでは低流速の血流を検出しやすいようにドプラ送信周波数が高めに設定されていることが多いが，ドプラ信号も同じ超音波なので周波数に依存して減衰の影響を受けるため，深部の感度は周波数が低い方が有利である．

　走査の注意点としては圧迫しすぎないことにつきる．体表に近い病変の血流は探触子による圧迫で容易に消失するので（図23），探触子が浮かず明瞭に描出できる最小限の力とする．乳頭直下のようにエコーの減衰が強い部分の血流評価はむずかしい場合が多い．それでも，なるべく評価したい対象が明瞭に観察でき，かつ圧迫せず明瞭に描出できる断面を選択して血流を評価する．背景のBモードが明瞭でない状態では，ドプラ感度も十分ではないため，血流を正しく評価できない．

　パルスドプラ法により血流速波形の解析を行う場合もあるが，その詳細は成書を参照していただきたい．

● 参考文献
 1）角田博子他．新乳房画像診断の勘ドコロ．メジカルビュー社，16-27，2016
 2）日本乳癌検診学会超音波検診精度管理委員会編．超音波による乳がん検診の手引き．南江堂，15-20，2016
 3）日本乳腺甲状腺超音波医学会編．乳房超音波診断ガイドライン，改訂第3版，南江堂，2014

❸ MRI 用語解説・読影解説

國分優美・五味直哉

1. MRI の概要

機器の進歩に伴い，磁気共鳴画像 magnetic resonance imaging（MRI）の果たす役割は広がりつつある．現在は主に以下のような目的で使用されている．
- 病変の広がり診断
- 病変の質的診断
- 術前薬物療法の効果判定
- ハイリスクグループのスクリーニング
- インプラントの評価

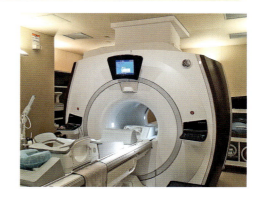

精査機関で MRI が最も多く使用されるのは，乳癌の広がり診断である．本項では乳房 MRI を初めて読む方々や苦手とする方々に向けて，広がり診断の際に最低限押さえておきたい読影ポイントを簡潔に記載する．

1. どのシリーズを開くか

MRI の画像を開くと，撮像プロトコルに従い撮像された複数のシリーズ（図 1）が並んでいる．すべてのシリーズをじっくり読むのが理想的であるが，限られた時間で素早く読み取る必要に迫られる場面は多い．

複数のシリーズの中から短い時間で病変を把握するための手助けとなるポイントを以下にまとめた．

MRI は横断（axial）・冠状断（coronal）・矢状断（sagittal）（図 2）とさまざまな方向から撮像可能で，撮像方向は施設によりさまざまである．どの施設の MRI も不自由なく読み解くには撮像の流れである撮像プロトコル（図 3）をおおまかに把握する必要がある．

通常造影前に T2 強調（画）像，T1 強調（画）像，拡散強調（画）像を撮像する．ダイナミックスタディは，造影前 T1 強調像に続いて造影後 T1 強調像（いわゆるダイナミック MRI）を何相か撮像する．造影後の撮像回数は施設により違いがあり，造影前，造影早期，後期を含めた最低 3 相，多いところでは 5 相ほどの撮像が行われている[1]．

乳癌の造影ピークは造影剤注入開始後 2 分以内であることが多いため，造影早期相は通常 2 分以内に設定される．造影早期相は重要なキー画像となることが多い．

また詳細な広がり診断のために非常に有用なのが高分解能画像である．1〜2 mm 前後の細かいスライス厚で撮像され，病変の広がりやその他の小さな病変の存在など詳細な情報が得られる．通常横断像または矢状断像で撮像を行う．撮像のタイミングはダイナミックスタディの早期相と後期（遅延）相の間に挟むような形で行うことが多い．

2. 造影後の画像を見る際の注意点

1）サブトラクション

最初に注意すべき点はその画像がサブトラクション画像かどうかの確認である．サブトラクション画像とは造影 T1 強調像から非造影 T1 強調像を差し引いた画像であり，造影されたもののみが描出される（図 4）．選んだ画像がサブトラクション画像であれば，高信号の部位は確実に造影された部位と考えられる．サブトラクション画像を重ね合わせた 3 次元的な立体像である最大値投影法 maximum intensity projection（MIP）画像が作成されていれば，乳房全体における造影域の広がりや位置関係を素早く把握することができる（図 5）．

2. 画像用語解説

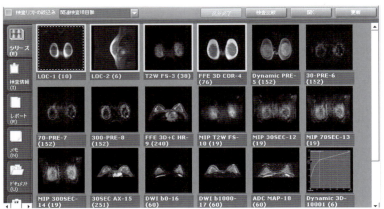

図1 撮像シリーズ

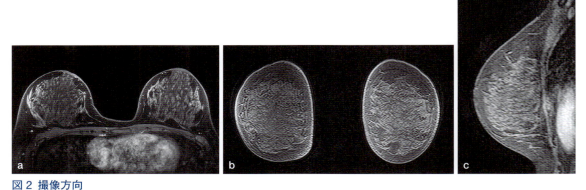

図2 撮像方向
a：横断（axial）像，b：冠状断（coronal）像，c：矢状断（sagittal）像

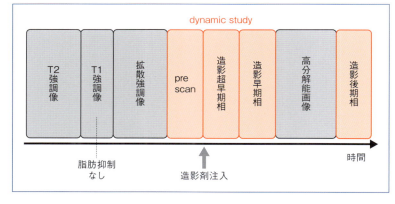

図3 撮像プロトコル

自施設の撮像プロトコル例．造影前にT2強調像，T1強調像を冠状断で，拡散強調像を横断像で撮像する．その後ダイナミックスタディを冠状断で撮像する．ダイナミックスタディでは造影前のpre scanを撮像した後，造影剤を注入する．造影後は超早期・早期・後期の3相の撮像を行う．早期と後期の間に高分解能の横断像を撮像している．

　一方，サブトラクション画像でない場合，実際には造影されていない部位を造影域と誤認する可能性がある．造影後の画像はT1強調像で撮像されるが，造影前のT1強調像で高信号を示す部位がある場合，その部位が造影後の画像でも高信号を示すため，実際には造影されていなくても造影されているように見えてしまうことがある．造影後の画像で高信号を示している部位が造影されたものかどうかを確認するには，造影前の画像参照が欠かせない．造影前のT1強調像で高信号の部位があれば，造影後の画像ではその信号を差し引いて考えなければならない（図6）．

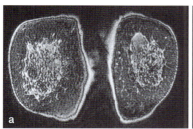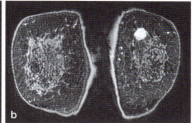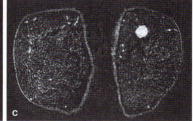

図4 サブトラクション画像（冠状断像）
a：非造影T1強調像　両側乳房の乳腺組織が描出されている．
b：造影T1強調像　左頭側に造影腫瘤を認め，その背景には乳腺組織を認める．
c：サブトラクション画像　背景の乳腺組織はサブトラクションにより消去され，造影された左頭側の腫瘤のみが描出されている．

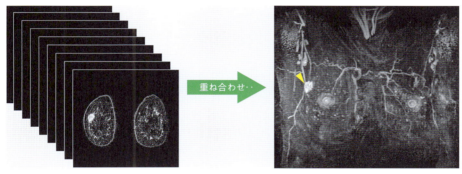

図5 MIP画像
サブトラクション画像1枚1枚を重ね合わせて作られた3次元的な立体画像で，乳房全体の病変把握に有用である．右乳房C区域に造影効果を伴う腫瘤を認める（▲）．

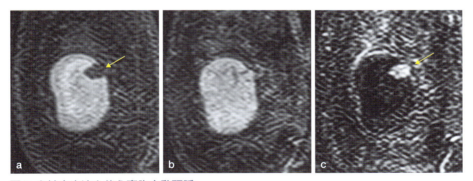

図6 血性内容液を伴う嚢胞内乳頭腫
a：非造影T1強調像　嚢胞内の血性内容液が高信号に描出され，嚢胞壁から急峻な立ち上がりを示す乳頭腫が低信号に描出される（→）．
b：造影T1強調像　乳頭腫本体の造影により腫瘤全体が高信号に描出される．
c：サブトラクション画像　血性内容液による高信号部分がサブトラクションにより消去され，造影された乳頭腫本体のみが高信号に描出される（→）．

2）BPE

　次に注意すべき点は造影された部位に病的意義があるかどうかである．ここで知っておきたいのが背景乳腺の造影効果である．BI-RADS®（Breast Imaging Reporting and Data System）第5版では background parenchymal enhancement（BPE）として記載されている[2]．背景乳腺の造影効果を

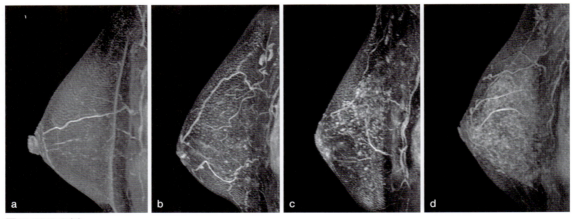

図7 BPEの例
a:minimal, b:mild, c:moderate, d:marked

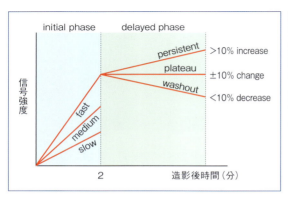

図8 ダイナミックカーブ
initial phaseでは造影前の信号強度に対し100％より増加した場合をfast，50％以上100％以下はmedium，50％より低い場合をslowとしている．delayed phaseでは信号強度が10％を超える増加はpersistent，10％以内の増減はplateau，10％を超える減少はwashoutとしている．
（文献4より引用改変）

minimal, mild, moderate, markedの4段階に分けて評価を行うことを推奨している（図7）．BPEには個人差があり，さらにホルモン環境による影響を受けるため，同一症例でも月経周期の時期によりBPEは変化する．欧州のガイドラインでは月経開始後5〜12日目，米国のガイドラインでは月経周期第2週目の撮像が望ましいとしている[3,4]．また同一症例でも閉経前と閉経後で違いがあり，さらに薬物療法により無月経となった場合もBPEは変化する．BPEが強い症例の場合に有用なのが造影超早期相である．造影60秒以内の非常に早いタイミングで撮像することにより，背景乳腺より早期に造影されることが多い乳癌の評価が可能となる．造影超早期相は粘液癌など緩徐に造影されるタイプの病変評価には適さない．

3）ダイナミックカーブ

造影後の撮像法がダイナミック撮像であれば，ダイナミックカーブ（dynamic curve）を利用する（図8）．ダイナミックカーブは時間を横軸に，信号強度を縦軸に描いたグラフで，造影前，造影早期，造影後期における関心領域の信号強度の変化を評価するのに使用する．造影前から造影後2分以内または造影ピークまで（initial phase）の信号強度変化をfast, medium, slow，それ以降から造影4〜5分前後まで（delayed phase）の信号強度変化をpersistent, plateau, washoutに分けて評価する．initial phaseでは造影前の信号強度に対し100％より増加した場合をfast，50％以上100％以下はmedium，50％より低い場合をslowとしており，delayed phaseでは信号強度が10％を超える増加はpersistent，10％以内の増減はplateau，10％を超える減少はwashoutとしている．典型的な乳癌の造影パターンはfast-washoutパターンであるが，粘液癌や非浸潤性乳管癌など組織型によっては乳癌でもpersistentパターンを示す．

表1 T1強調像，T2強調像で高信号を示すもの

T1強調像	T2強調像
・脂肪 ・血性の液体 　血性乳汁 　血腫（メトヘモグロビン） ・高濃度蛋白など	・脂肪 ・嚢胞 ・嚢胞内腫瘍 ・粘液癌 ・出血や壊死を伴う腫瘍 ・骨・軟骨化生を伴う乳癌 ・線維腺腫，（葉状腫瘍） ・乳房浮腫など

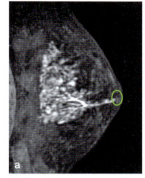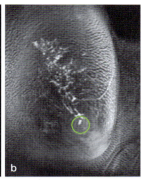

図9 血性分泌を溜めた拡張乳管（2症例）
a：乳頭から背側に伸びる血性内容を溜めた拡張乳管が末梢で分枝し，区域性の広がりを示している．
b：乳頭から頭側に伸びる口径不同の拡張乳管が複数本認められる．やや狭い区域性の分布を示している．

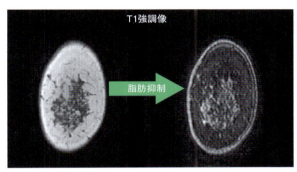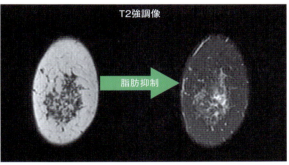

図10 脂肪抑制
T1強調像，T2強調像いずれも皮下脂肪織や乳腺内の脂肪の信号が脂肪抑制により低下している．

3．造影前の画像から情報を得る

　造影画像を参照するだけでは，MRIから得られる情報を十分に引き出せたとはいえない．病変の性状をより理解するためには造影前の画像を参照する必要がある．特に有用なのがT2強調像である．水成分，粘液成分，浮腫などで高信号を示し，乳腺病変としては嚢胞，嚢胞内腫瘍，粘液癌，線維腺腫，葉状腫瘍，乳癌周囲の浮腫などで高信号に描出される．また変性を伴う腫瘍ではT2強調像で高信号域を含んでいることがある．一方，T1強調像で高信号となるものはメトヘモグロビンを含む血性の液体や高濃度蛋白であり（表1），血性乳頭分泌が乳管内に溜まっている場合は乳管が高信号に描出される（図9）．血腫も時期によりT1強調像で高信号に描出される．

　また脂肪はT1強調像，T2強調像いずれにおいても高信号として描出されるため，病変の評価に脂肪抑制（図10）は欠かせない．乳房MRIのほぼすべてのシリーズが脂肪抑制を使用した撮像法である．その一方で脂肪抑制を行わないT1強調像は過誤腫や脂肪壊死，oil cyst，乳房内リンパ節など脂肪を含む病変の診断に有用である（図11）．そのため造影前のT1強調像で脂肪抑制をしない撮像を通常のプロトコルとして行う施設は多い[1]．

4．画像の見分け方

　シリーズにT1強調像，T2強調像，造影などの表示がついていれば画像を開く際に迷うことはないが，そのような表示がない場合の見分け方を補足する．T1強調像とT2強調像の見分け方については，画像

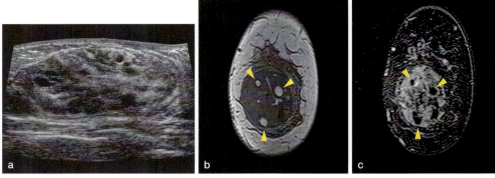

図11 過誤腫
a：超音波：境界明瞭平滑な楕円形腫瘤で内部は高〜低エコーが混在している．
b：非造影T1強調像（脂肪抑制なし）　腫瘤内に皮下脂肪と同等の高信号を示す部位が複数あり（▲），脂肪成分を含む腫瘤であることが確認できる．
c：造影T1強調像（脂肪抑制）　腫瘤は脂肪成分の部位（▲）を除き，ほぼ全体に造影効果を認める．

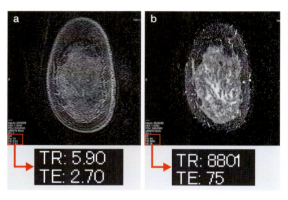

図12 TRとTE
a：T1強調像　TR，TEともに1桁台の数値を示している．
b：T2強調像　TRは4桁，TEは2桁の数値を示している．

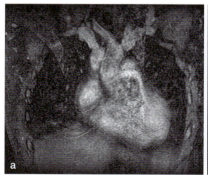
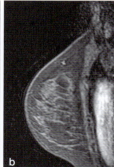
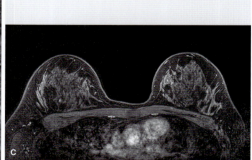

図13 心大血管の造影
a：冠状断，b：矢状断，c：横断

内に記載されている繰り返し時間（time of repetition：TR）とエコー時間（time of echo：TE）の数値を確認する（図12）．乳房MRIにおけるT1強調像はTR，TEともに1桁台の小さな数値に，T2強調像ではTRは4桁，TEは2桁前後の数値に設定されていることが多い．造影後のシリーズか容易に見分けるには，心臓や大血管の造影を確認する．心臓や大血管が高信号であれば造影後の画像である（図13）．

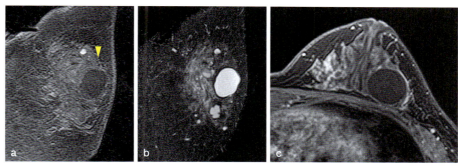

図14 囊胞
a：非造影 T1 強調像（冠状断）　低信号の楕円形腫瘤（▼）を認める．
b：T2 強調像（冠状断）　均一な高信号腫瘤として描出される．
c：高分解能造影 T1 強調像（横断）　造影効果はない．

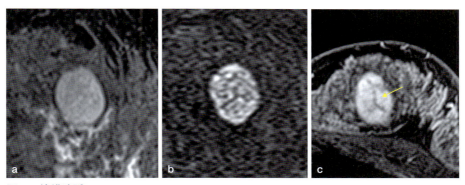

図15 線維腺腫
a：T2 強調像（冠状断）　辺縁が平滑でやや高信号の楕円形腫瘤を認める．
b：造影 T1 強調像（冠状断）　造影早期より腫瘤全体が造影される．
c：高分解能造影 T1 強調像（横断）　内部に dark internal septation（→）を認める．

2. MRI 読影解説

よく遭遇する病変のうち MRI の所見が特徴的なものや，乳癌の随伴所見，リンパ節転移，マーカー留置症例の画像について解説する．

1. 囊胞 cyst（図14）

非造影 T1 強調像で低信号，T2 強調像で高信号を示す（図14）．粘稠な内容を含む濃縮囊胞では T2 強調像の信号がやや低下する．また内部に血性または高蛋白内容を含む場合は T1 強調像で高信号を示す．囊胞は通常造影されないが，炎症を伴う場合や濃縮囊胞で壁の造影を認める場合がある．

2. 線維腺腫 fibroadenoma（図15）

線維腺腫の信号は腫瘤内部の間質内水分量により大きく異なる．間質内水分量が豊富であるほど T2 強調像で高信号を示す（図15a）．造影後は腫瘤全体に比較的均一な造影効果を認め，ダイナミックカーブは多くが persistent パターンを示す．内部に dark internal septation と呼ばれる隔壁様の構造を認めることがある（図15b，c）．粗大な石灰化や硝子化を伴うものは T2 強調像で高信号を示さず，造影効果は低下するか全く造影されない場合がある．

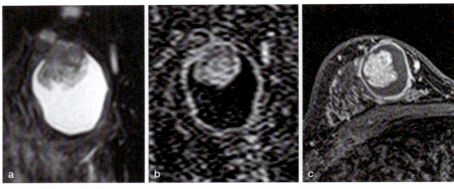

図16 嚢胞内乳頭腫
a：T2強調像（冠状断）　嚢胞性腫瘤内の液状部分は高信号，乳頭腫である充実性部分は低信号を示す．乳頭腫の嚢胞壁からの立ち上がりは急峻である．
b：造影T1強調像（冠状断）　乳頭腫はほぼ均一な造影効果を示す．
c：高分解能造影T1強調像（横断）　造影効果を示す乳頭腫の表面はわずかに分葉している．

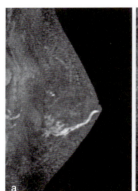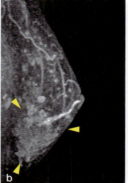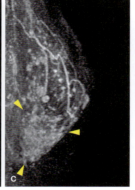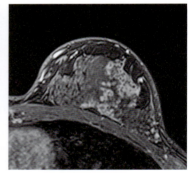

図17 血性乳頭分泌を伴う非浸潤性乳管癌
a：非造影T1強調MIP像　乳頭から背側に伸びる血性拡張乳管が高信号に描出され，末梢で分枝している．
b：造影T1強調MIP像（サブトラクションなし）　拡張乳管の末梢にnon-mass enhancementが広がる（▲）．
c：造影T1強調MIP像（サブトラクション画像）　拡張乳管末梢のnon-mass enhancementのみが描出される（▲）．造影前に高信号を示した乳頭側の拡張乳管に造影効果はないことが確認できる．

図18 非浸潤性乳管癌
高分解能造影T1強調像　病変部はclustered ring enhancementを呈している．

3. 乳管内（嚢胞内）乳頭腫 intraductal papilloma（図6，16）

　乳管内乳頭腫の場合，<u>嚢胞部分はT2強調像で高信号を示す</u>（図16）が，嚢胞部分が血性であればT1強調像で高信号となる（図6）．嚢胞部分が血性の場合，造影後の評価はサブトラクション画像が有用である．

4. 非浸潤性乳管癌 noninvasive ductal carcinoma，乳管内成分優位の浸潤性乳管癌 invasive ductal carcinoma with a predominant intraductal component（図17，18）

　血性乳頭分泌を伴う非浸潤性乳管癌や乳管内成分優位の浸潤性乳管癌では，血性乳頭分泌を溜めた拡張乳管がT1強調像で線状・分枝状の高信号として描出されることがたびたびある．その際，高信号に描出された乳管壁や乳管内の造影効果はサブトラクション画像での評価が有用である（図17）．造影された部位の評価を正確に行うことにより生検すべき部位が明確となり，病変の正確な診断につながる．また非浸

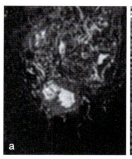 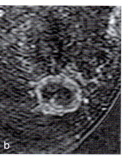 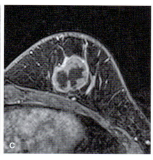 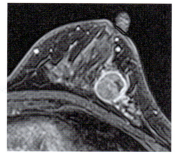

図19 変性を伴う充実型浸潤性乳管癌
a：T2強調像（冠状断）　腫瘍内の変性部分が高信号に描出される．
b：造影T1強調像（冠状断），c：高分解能造影T1強調像（横断）　変性部分を除いた辺縁部に造影効果を認める．

図20 充実型浸潤性乳管癌
境界明瞭な円形の充実性腫瘤．腫瘍辺縁にrim enhancementを認める．

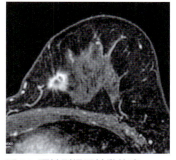 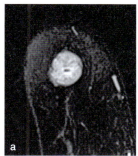 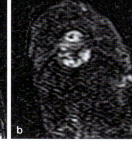 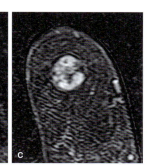

図21 硬性型浸潤性乳管癌
辺縁がスピキュラ状の腫瘤．中心部は造影効果に乏しい．

図22 粘液癌
a：T2強調像（冠状断）　腫瘍全体が著明な高信号を示す．
b：造影T1強調像（早期相）（冠状断）　早期相では辺縁優位の造影効果を認める．
c：造影T1強調像（後期相）（冠状断）　後期相では中心部に造影効果が波及している．

潤性乳管癌，乳管内成分優位の浸潤性乳管癌では<u>clustered ring enhancement</u>と呼ばれる特徴的な蜂巣状の造影効果をしばしば認める（図18）．

5. 充実型浸潤性乳管癌 invasive ductal carcinoma, solid type（図19，20）

　充実型浸潤性乳管癌は圧排性の発育を示す円形腫瘤として認める場合が多く，腫瘍内部に変性を伴うものはT2強調像で高信号域を伴う場合が多い（図19）．充実性部分のダイナミックカーブはfast-washoutパターンを示すものがほとんどである．造影後期において腫瘍辺縁に出現するrim enhancementと呼ばれる薄い被膜様の造影効果は充実型浸潤性乳管癌に特徴的な所見である（図20）．

6. 硬性型浸潤性乳管癌 invasive ductal carcinoma, scirrhous type（図21）

　硬性型浸潤性乳管癌は腫瘍辺縁がスピキュラ状や微細鋸歯状であることが多く，高分解能画像でそのような辺縁の詳細が確認できる．線維成分が多いものでは中心部の造影効果が低下または欠損して観察される（図21）．ダイナミックカーブは線維成分の多いところではpersistentパターン，辺縁部ではfast-washoutパターンを示すことが多い．

7. 粘液癌 mucinous carcinoma（図22）

　粘液癌はT2強調像で著明な高信号を示すのが特徴である（表1）．造影効果は腫瘍内の粘液と癌細胞の

2. 画像用語解説

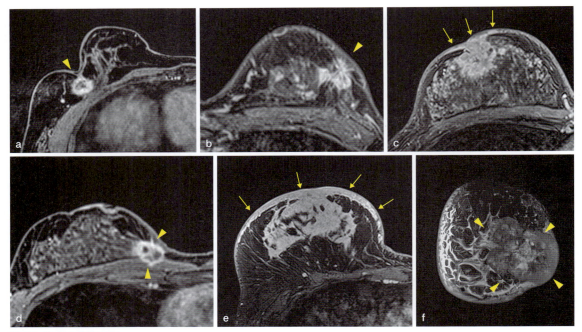

図23 乳癌の随伴所見
a：皮膚牽引　背側の乳癌により皮膚は後方に牽引されている（▲）．
b：皮膚浸潤　スピキュラを伴う乳癌は皮膚に浸潤している（▲）．
c：乳頭浸潤　乳癌は乳頭に浸潤し，乳頭乳輪の肥厚と造影を認める（→）．
d：胸筋浸潤・皮膚浸潤　内側の乳癌は胸筋および皮膚に浸潤している（▲）．
e：皮膚浸潤・肥厚　乳癌は皮膚に浸潤し，皮膚肥厚は広範囲に広がる（→）．
f：皮膚肥厚・浮腫（T2強調冠状断像）　乳癌（▲）の周囲乳腺と皮膚に浮腫状の変化を反映した高信号の広がりがある．

量により違いがあるが，腫瘍辺縁部から中心部に向かって緩徐に造影される場合が多く，ダイナミックカーブはpersistentパターンを示すものが多い．純型では造影効果が低い場合が多く，全く造影が認められないものもある．

8. 乳癌の随伴所見（図23）

　MRIは乳癌における随伴所見の評価に適している．皮膚の肥厚や牽引・浸潤，乳頭牽引・浸潤，胸筋・胸壁への浸潤などの評価が可能である．またT2強調像により皮膚の浮腫や腫瘍周囲の浮腫状の変化を捉えることができる．

9. 乳癌のリンパ節転移（図24）

　撮像範囲の設定により腋窩リンパ節や胸骨傍リンパ節の転移の評価が可能となる．レベルIの腋窩リンパ節は正常のサイズに個人差があるため，転移の評価には注意を要する．明らかな腫大やリンパ節門の消失，偏在した皮質肥厚があれば転移の診断は容易であるが，皮質が厚めでも比較的均一でリンパ節門が保たれている場合や，リンパ節門が消失していてもサイズが5mm前後の小さな場合は判断に迷うことがある．そのような例では対側と比較し，左右差があれば転移の可能性を考える．
　レベルII，IIIの腋窩リンパ節は正常ではほとんど描出されないため，5mm前後の小さな腫大でも認めたら転移の可能性を考える．

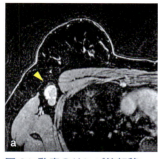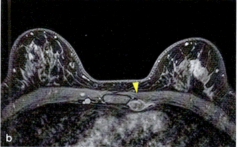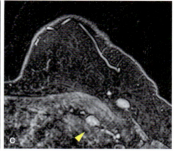

図 24 乳癌のリンパ節転移
a：腋窩リンパ節転移，b：内胸リンパ節転移，c：胸筋間（Rotter）リンパ節転移

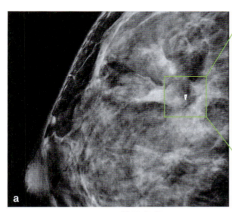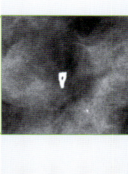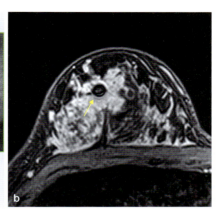

図 25 マーカーによる信号欠損
a：マンモグラフィ　ステレオガイド下 VAB 時に留置されたマーカーを認める．
b：高分解能造影 T1 強調像（横断）　マーカー部分とその周囲が円形の信号欠損として認められる（→）．

10. マーカー留置による信号欠損（図 25）

　生検時などに留置するマーカーは磁性体のため，その部位は信号欠損となる．実際のマーカーの大きさよりひとまわり大きな信号欠損として認められる．

● 参考文献

1) 角田博子監修．新世代 MRI プロトコル集-乳腺領域-New Generation MRI Contrast Enhanced Protocols-MR mammography-．第一三共株式会社，2013
2) American College of Radiology. Breast imaging reporting and data system (BI-RADS), 5th ed, Reston：American College of Radiology, 2013
3) Mann RM et al. Breast MRI：guidelines from the European Society of Breast Imaging. Eur Radiol, 18：1307-1318, 2008
4) American College of Radiology. ACR practice parameter for the performance of contrast enhanced magnetic resonance imaging (MRI) of the breast, 2014

IV章　細胞診と針生検との違い

1. 採取側，臨床側からの視点

何森亜由美

1. 穿刺吸引細胞診（FNAC）

穿刺吸引細胞診 fine needle aspiration cytology（FNAC）は「病理診断しやすい検体をきちんと採取する」ことが前提の検査である．超音波画像などからあらかじめ組織型を推定し，採取されてくる検体の性状などを予測したうえで，より良い検体採取と処理を行うよう心がける．施行にあたっては常に「病変のどこを狙い，針をどう動かしたら良いか」を理論的に考えて臨むことが重要である．

1. FNAC の利点
- 侵襲が少なく簡便．患者負担が少ない．複数箇所からの検体採取も行いやすい．
- 精度の高い採取技術を獲得することにより，小さな病変でも施行可能である．また血管や皮膚に近くても採取できる．

2. FNAC の欠点
- 診断に十分な量の検体の採取には技術が必要．
- 癌細胞の異型性が乏しい組織では診断に苦慮する場合がある．

3. 穿刺吸引細胞診を行いやすい組織型の画像と採取時の注意点（図1～8）

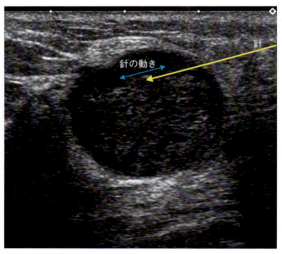

図1 充実型浸潤性乳管癌
簡単に大量の癌細胞を採取できる．針を優しくゆっくり動かすのがコツ．ただし，サイズが2cm以上になると中心に壊死を伴うので，境界部に近いところから採取する．

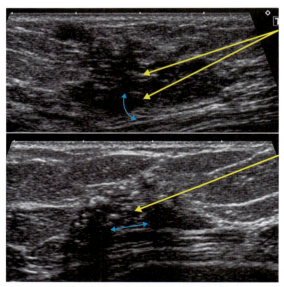

図2 乳管内成分優位の浸潤性乳管癌/非浸潤性乳管癌
細胞は取りやすいが軽く針先を上下させる動きを加えることでさらに多く採取することができる（上）．石灰化を伴うような面疱型（comedo type）は，異型性が強くFNACで診断が容易である．

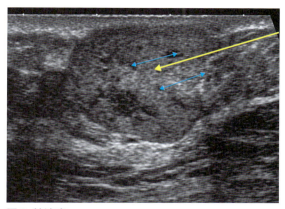

図3 粘液癌
粘液に浮かぶ癌細胞を採取しやすい．特徴的な形態からFNACでも診断しやすい．

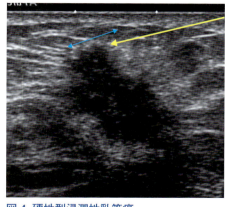

図4 硬性型浸潤性乳管癌
中心の低エコー部は，線維が多く癌細胞が少ないので，境界部から採取することが重要．採取時に少し勢いをつけて操作を行えばよい．採取量は少なくても，硬性型浸潤性乳管癌に特徴的な構造物があれば診断が可能．

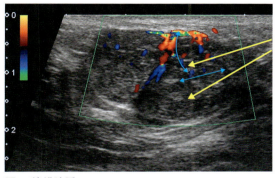

図5 線維腺腫
内部エコーレベルが比較的高く，後方エコー増強，均質，血流信号豊富な線維腺腫は，間質の水分が豊富なので，FNACで間質粘液と共にきれいなシート状の上皮を採取しやすい．針先で線維をカットするように，少し勢いをつけて採取する．細胞診でも診断しやすい．

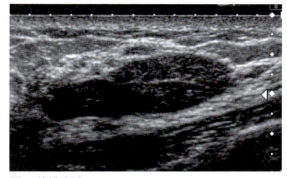

図6 線維腺腫
内部エコーレベルが低いときは間質は硝子化しており，FNACでは採取がむずかしくなる．

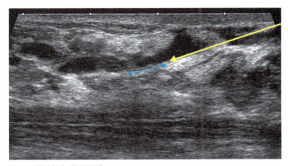

図7 乳管内乳頭腫
乳管拡張病変では，乳管内の隆起部や乳管壁に沿って針を動かして採取するとよい．異型性が乏しく，FNACでは診断がむずかしい場合がある．

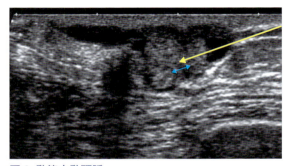

図8 乳管内乳頭腫
乳頭状に隆起している部位から採取する．針先が乳頭状隆起部に到達したら陰圧をかけ針を動かす．採取量は多くても，FNACでは診断がむずかしい場合がある．

表1 FNAC にみる良性/悪性の違い

	良性	悪性
刺入時の境界部	線維腺腫ではわずかに凹む	変化しない
病変内の針の感覚	周囲の乳腺と同じような抵抗感が続く 特に線維腺腫では弾力がある	病変内で抵抗が弱くなる 薄い膜や線維を切るようなサクサク・パリパリという抵抗感がある
針の動きに対して	針にまとわりつくように一緒に動く	病変は動かずに針だけが動く
針の操作で病変が動いた時の周囲・境界部の反応	病変の変形に応じて，周囲の乳腺が自然にゆがむ 線維腺腫では境界部にわずかな横ズレがみられることもある	周囲の乳腺は変形せずに病変と一緒に動く 悪性度の高い非浸潤性乳管癌 ductal carcinoma in situ (DCIS) の時にもみられる

4. FNAC step up!!

　23Gの針で病変に刺入した時の刺入感や，変形・可動性といった病変の様子をエコー下で十分に観察する．穿刺の時にしかわからない情報が得られ，組織型などの臨床診断に役に立てることができる（表1）．

2. コア針生検（CNB），吸引式組織生検（VAB）

　コア針生検 core needle biopsy（CNB）や吸引式組織生検 vacuum-assisted biopsy（VAB）は，FNAC よりも技術的には容易な手技といわれている．
　線維の多い組織型や細胞の異型性に乏しい組織型は CNB や VAB の適応となりやすい．
　FNAC より多量を採取できるが，病理側が診断しやすい場所からの採取を心がける点は，FNAC と同様である．

1. CNB

利点：検体採取は比較的容易．細胞診よりも情報が増え，診断しやすくなる．
欠点：硬い組織型，弾力のある乳腺や組織型だと針が刺入しにくく，検体が十分採取できない．
　　　少量だと挫滅が加わりやすい．FNAC より侵襲性が高く，皮膚や太い血管の近くでは使いにくい．

2. VAB

利点：1回の検体採取量が多い．
　　　針先が鋭利な穿刺針を使用すれば，硬い組織型や弾力のある乳腺や組織型の中でも刺入や採取が容易．
欠点：コストが高い．やや出血しやすい．FNAC より侵襲性が高く，皮膚や太い血管の近くでは使いにくい．

3. CNB・VAB の適応となりやすい組織型の画像と採取の注意点（図9〜14）

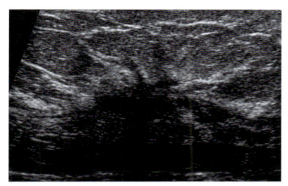

図9 硬化性腺症を伴う DCIS
乳腺内の distortion を伴う中心低エコー域は線維成分が多く含まれる．中心部よりもやや辺縁側から採取するとよい．

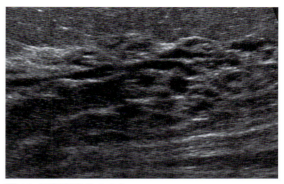

図10 低異型度の DCIS
マンモグラフィで区域性微小円形石灰化．超音波では区域性乳管拡張．乳管内のわずかな隆起部を多く含む場所から採取する．

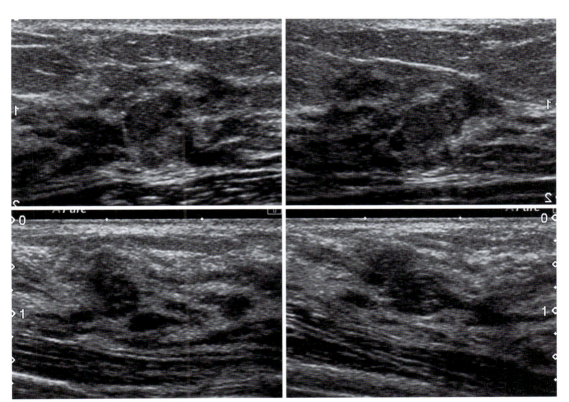

図11 乳管内乳頭腫，DCIS
上：乳管内乳頭腫
下：DCIS
両者は FNAC で適切な部位から採取し，検体量が多くても，診断に苦慮することがあり，CNB・VAB の適応となる．
異型乳管過形成 atypical ductal hyperplasia（ADH）が混在すると，CNB・VAB でも診断が困難な場合がある．

1. 採取側，臨床側からの視点

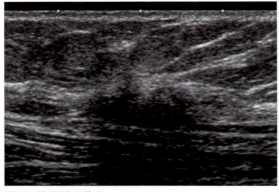

図12 浸潤性小葉癌
FNAC で特徴的な細胞配列が見られれば診断されるが，細胞の結合性が乏しいため特徴的な細胞集塊を取りにくい．CNB・VAB の適応となる．中心部からしっかり採取する．

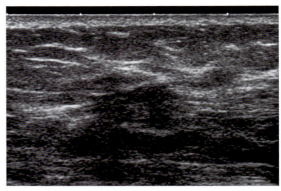

図13 管状癌
線維性間質が多いため，FNAC で採取される細胞量はごく少量となるケースが多い．CNB・VAB により中心部から採取する．

図14 淡い石灰化を伴う乳腺症，DCIS
左：乳腺症　右：DCIS．両方ともマンモグラフィで淡く不明瞭・集簇石灰化．超音波所見でも大差はなく，点状高エコーの背景の乳腺に低エコー域や構造の乱れはない．このような超音波での点状高エコーが，必ずマンモグラフィの石灰化と一致しているとは限らないので，採取した組織検体を組織撮影し，石灰化が含まれていることを確認する（右下）．

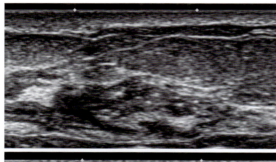

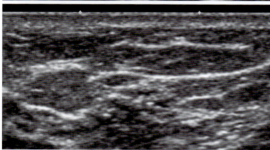

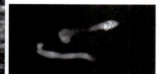

4. 採取時の厳守事項

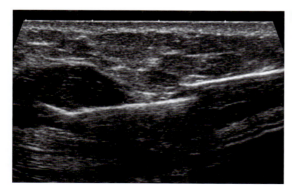

図15 採取時の厳守事項
良性・悪性にかかわらず，必ず1本は病変と周囲正常部との境界部が含まれるように採取する．

2. 病理側，診断側からの視点

鹿股直樹

　乳腺疾患に限らず，細胞診は針生検に比して低侵襲，低コストであり，また検体採取から診断までの時間もより短い．抗凝固薬を服用中の患者など出血傾向にある症例の場合に適している．また，胸壁や大血管に近い病変の場合にも細針による細胞診の方が好ましい．病理側としては，細胞診は針生検に比して簡便・短時間に標本を作製できることはメリットであるし，また囊胞内容液に関する情報は，細胞診の方が有用なことが多い．しかし，より少ない細胞量での診断を求められるため，おのずと感度，特異度ともに低くならざるを得ない．また，細胞診検体では上皮と間質との関係など，構造に関しての情報量が乏しいことも，診断における足かせとなる．本項で述べる細胞診の特徴を針生検と比較したものを表1にまとめた．

　単に採取針の太さに違いがあるだけで，同じ病変から採取されれば，細胞診でも組織診でも同じような所見がみられるはず，と勘違いされることが少なくないが，実際にはかなりの差異がある．例えば図1は，線維腺腫から採取された細胞診検体である．筋上皮を含む上皮細胞集塊が，背景の裸核細胞とともにみられる．これは一見，針生検の組織所見（図2）と同じ構成にみえる．すなわち，上皮構造と背景の間

表1 乳腺疾患診断における細胞診と針生検の比較

	細胞診	針生検
手技の長所・短所		
深部組織の採取	可能	好ましくない
要求される熟練度	高	平均的
成功率	60〜75%	99%
合併症率	非常に低	低
臨床・画像上の特徴による診断精度の違い		
非触知病変	低	高
触知病変	高	高
10mm未満の病変	低	高
組織所見の特徴による診断精度の違い		
浸潤・非浸潤鑑別	不可能	可能
平坦型病変，ADH	低	高
乳頭状病変	低	中等度
線維腺腫・葉状腫瘍の鑑別	中等度	高
バイオマーカー検索		
異型度	低	中等度
ER/PR，HER2	低	高
増殖能	中等度	高
DNA/RNA抽出	低	高
コスト・スピード		
スピード	早	中等度
コスト*	非常に低	低

*コスト　1回の細胞診のコストはとても低いが，初回の細胞診がうまくいかず，追加の針生検や摘出生検を要する事態になると，合計のコストは高くなることに注意が必要である．

（文献2）より引用改変）

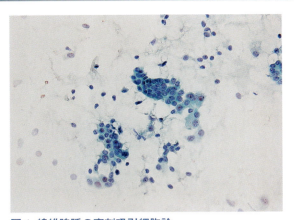

図 1 線維腺腫の穿刺吸引細胞診
上皮細胞集塊と裸核細胞が認められる.

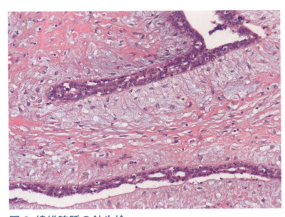

図 2 線維腺腫の針生検
上皮細胞と間質細胞がともに増生する腫瘍である.

質紡錘形細胞という構成は，図 1 の細胞診標本とよく似ているようにみえる．しかし，細胞診検体で p63 の免疫染色（免疫細胞化学）を施行すると，背景の裸核細胞は，（すべてではないが）その多くが p63 陽性である（図 3）．細胞診では一見，間質細胞にみえる裸核細胞は，実はその大半が筋上皮細胞なのである．細胞診検体を用いた p63 免疫染色による解析[1]ができる以前は，線維上皮性腫瘍の細胞診検体でみられる裸核細胞は，すべて間質細胞であると思われており，成書でもそのような記載がなされていたことがある．したがって，筆者自身もそうであるが，一定以上の年齢の病理医・細胞診検査士は，「乳腺細胞診検体にみられる裸核細胞は，間質細胞である」という誤った教育を受けており，注意が必要である．細胞診はさらに，線維腺腫と葉状腫瘍との鑑別，および，葉状腫瘍の場合のグレーディングは困難である．これらは，病変の不均一性などのため針生検でも容易ではないが，細胞診ではより難度が高い．

乳腺疾患においては，細胞診が感度 35〜95％，特異度は 48〜100％であり，針生検は感度 85〜100％，特異度は 86〜100％などと報告されている[2]．細胞診のデータにはばらつきが多いが，英国のガイドラインで推奨されているのは，感度 80％以上，特異度 60％以上，悪性腫瘍陽性的中率 95％以上，偽陰性率 5％未満，偽陽性率 1％未満，検体不適正率 25％未満，疑診率 20％未満である[3]．本邦の乳腺細胞診データとしては，2012 年の Yamaguchi らの報告がある[4]．10,890 例の組織診との対比可能な症例についての解析では，感度 76.7〜96.7％，特異度 84.3％，悪性腫瘍陽性的中率 99.5％，偽陰性率 3.31％，偽陽性率 0.25％，検体不適正率 17.7％と報告されている．これらは，英国のガイドライン[3]に比してかなり優秀であるが，乳腺疾患に対して経験豊富な施設からの集計データであるため，一般の施設では，これほどの数字を達成するのは困難と思われる．

また，乳腺細胞診は，針生検に比して熟練を要する傾向があり，術者による検体の適正率に差があることが多い．すなわち適切な教育を受け，経験が豊富な術者の適正率と，初心者との適正率には差が大きい．このため，大学病院などの教育施設では，どうしても検体不適正率が高くなる傾向がある．時に「検体不適正」を単に，「癌細胞がみられない」から実質的には陰性，などと解釈されてしまう場合があるが，こういった解釈は将来の訴訟リスクを含め，患者，医療サイドともに不幸な結末を招く場合があり，注意を要する．もちろん，比較的少ないだけで，針生検でも目的の検体が採取されない可能性は常に念頭に置く必要がある．

マンモグラフィ検査の普及に伴って，非触知の石灰化病変が指摘されることが増えてきており，こういった病変に対しての細胞診や針生検が行われることはまれではなくなってきた[5]．触知可能な病変の場合，細胞診の的中率は 75〜90％であるが，非触知病変での細胞診の的中率は，わずか 34〜58％に過ぎな

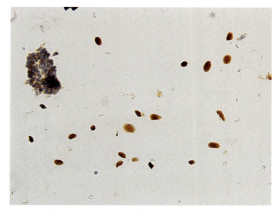

図3 線維腺腫の細胞診検体におけるp63免疫染色
裸核細胞の大半はp63陽性で，筋上皮細胞とみなされる所見である．

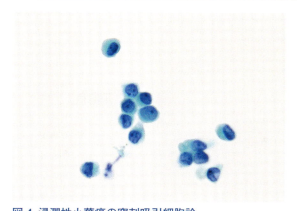

図4 浸潤性小葉癌の穿刺吸引細胞診
小型でやや核偏在性のある細胞がみられる．細胞間結合性が低いことなどから，形質細胞などとの鑑別を要する．

い．これは，針生検では各々97％と94％であることを考えると，細胞診の弱点であることが明らかである[2]．腫瘍のサイズと的中率についても同様で，1cm未満の病変に対する的中率は，針生検では90％以上であるにもかかわらず，細胞診では50％程度に留まる[5]．

限られた場合を除いては，非浸潤癌と浸潤癌の判別が細胞診では困難である．脂肪織浸潤や線維性結合織への浸潤を思わせる所見がみられた場合は，細胞診でも浸潤癌であることが推定可能ではあるが，非腫瘍の乳管・小葉が脂肪の中にみられることは決して珍しくはなく，また，単に癌細胞と脂肪・線維成分が重なってみえる場合もあり，過剰診断に注意が必要である．非浸潤性乳管癌では，細胞診検体でも筋上皮細胞を伴っている場合があり，組織診断と同様に，非浸潤癌であることを推定できる場合もあるが，非浸潤癌であっても，細胞診検体では，筋上皮細胞を伴わない細胞集塊がみられることが少なくないため，この点からも，細胞診での浸潤の有無の判断はむずかしい．さらには，（組織診でも）一般的に筋上皮細胞がないが，非浸潤癌というコンセンサスで認識されている encapsulated papillary carcinoma や，非浸潤癌であっても筋上皮細胞が欠如することが多い solid papillary carcinoma の場合には，細胞診での浸潤の判定はほぼ不可能である．

平坦型非浸潤癌・平坦型上皮異型を含んだ平坦型病変や異型乳管過形成，乳頭状病変の鑑別も細胞診ではよりむずかしい．特に，一定体積あたりの細胞成分が少ない平坦型病変では，ほとんどの場合，細胞診での診断を試みること自体が無謀と思われる．乳頭腫などの乳頭状病変に関しては量的な診断基準が用いられることが多いことも診断困難な要因である．例えば乳頭腫内の非浸潤性乳管癌 ductal carcinoma in situ (DCIS) と診断するには，3mm以上の広がりが必要で，3mm未満の広がりの場合は異型乳管過形成 atypical ductal hyperplasia (ADH) とする，といった基準である．こういった大きさを含んだ診断基準を用いる場合には，針生検でも運用が容易ではないことが多々あるが，細胞診検体でははじめから不可能といわざるを得ない．

浸潤性小葉癌および管状癌は，各々細胞異型が軽度のことが多く，組織構築の推定が困難な細胞診では診断が困難である．図4は浸潤性小葉癌の細胞診である．小型の核を有する脂肪が緩く結合し，あるいは散在性に認められる．これらは，形質細胞などとの鑑別が困難である．丁寧に観察すれば核形不整もみられるため，良性と誤診する危険は少ないと思われるが，悪性と断定するのは容易ではないかもしれない．一方，針生検（図5）では，間質との関係が明瞭であり，浸潤癌の診断は比較的容易である．なお，p120カテニン免疫染色（図6）では腫瘍細胞は強陽性であった．

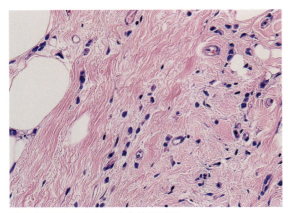 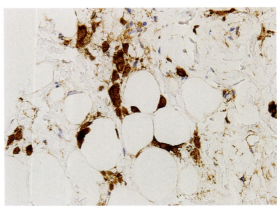

図 5 浸潤性小葉癌の針生検組織像
小型の細胞ながら浸潤癌であることの診断は比較的容易である.

図 6 浸潤性小葉癌の p120 カテニン免疫染色
腫瘍細胞の細胞質に強陽性を示す. なお, E-cadherin は陰性であった.

また, 最近では, 乳腺細胞診検体を用いたホルモン受容体の免疫染色（免疫細胞化学）が可能であることが報告されているが[6], HER2 については, 免疫細胞化学では染色自体がうまくいかないことが多い. また, 手技的なハードルは低いが, Ki67 の免疫細胞化学はカウントが困難なことが多い. セルブロックでの免疫染色を除くと, 検体の量, 細胞のガラスからの剥離, 細胞重積性の問題などからも, 実臨床での細胞診検体での免疫染色には解決すべき問題が多く, 例外的な状況を除いては, ホルモン受容体, HER2 などの検査は針生検や切除検体で施行すべきである.

● 文献
1) Reis-Filho JS et al. Diagn Cytopathol 27：135-138, 2002
2) Willems SM et al. J Clin Pathol 65：287-292, 2012
3) Wells CA et al. Cytopathology 5：316-334, 1994
4) Yamaguchi R et al. Oncol Rep 28：1606-1612, 2012
5) Tse GM et al. Breast Cancer Res Treat 123：1-8, 2010
6) Nishimura R et al. Breast Cancer 14：100-104, 2007

V章　実際の診断思考過程に沿った読み方

1. マンモグラフィで腫瘤をみるケース

1）総論的事項

藤吉健児

　検診においてマンモグラフィの読影はカテゴリー判定を行うが，腫瘤と判断した場合には図1のように境界の所見に注目する．では境界所見の意味することは何か，また，どのような病態でどのような濃度や内部構造を呈するのかについて，この項で理解して頂きたい．

1．腫瘤とは

　腫瘤は，腫瘍病変がひと塊りになって乳腺の一部を占拠している病態である．単純には球体をイメージすると，画像の理解がしやすいかもしれない．

2．腫瘤の濃度

　腫瘍細胞と正常乳腺組織では，同じ厚さであった場合のX線の吸収量には大きな差がないため，腫瘤が，マンモグラフィ上その存在を示す濃度を呈するには，周囲乳腺より厚みがある必要がある（図2）．
　正常乳腺よりも厚みがあればより高濃度に，厚みが少なければ低濃度となり，エコーでも縦横比（D/W）

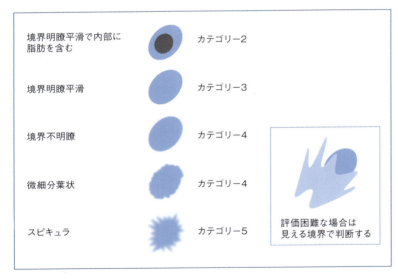

図1 腫瘤のカテゴリー分類

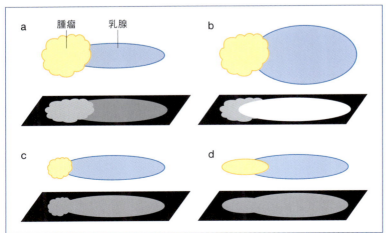

図2 組織の厚みと画像に反映される影の濃度の関係
a：正常乳腺に比べ腫瘤の厚みがある．
b：腫瘤が大きいが乳腺も厚みがある．
c：腫瘤が小さく乳腺との厚みの差が小さい．
d：腫瘤が軟らかく圧迫により平坦になる．

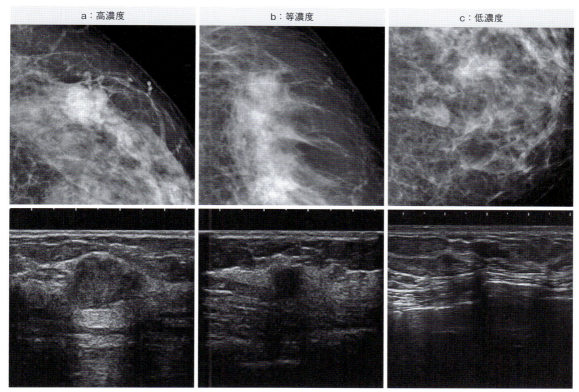

図3 マンモグラフィ上の濃度と，腫瘤の厚み・正常乳腺の厚みの関係
上段がマンモグラフィ，下段がエコーの画像である．
a：正常乳腺に比して腫瘤が厚みがある場合は高濃度．b：正常乳腺と同程度の厚みの場合は等濃度．c：正常乳腺より薄い，あるいは軟らかくて，圧迫により平坦になる場合は低濃度．

が高いほど悪性を疑うように，マンモグラフィでも濃度が高いことはより悪性を疑う所見となりうる．濃度については所見の記載上，正常乳腺組織と比べて，高濃度，等濃度，低濃度，脂肪濃度を含む，と表現し，濃度が高いほど病変の確率が高く低濃度ほど病変の確率が低い．しかし，その濃度は，あくまでも周囲にある正常乳腺の厚みと相対的であるので（図3），低濃度だからといって「病変ではない」ということではない．

3．腫瘤の境界

濃度はあくまでも病変の厚さを表現しているのに対し，腫瘤と正常組織の境界の所見は，病変がどのように成長しているかを示す所見であるため，より悪性を疑う根拠として意味が大きい（図4）．
良性病変は周囲組織と明瞭な境界を持つことが多く，画像上は境界明瞭平滑に見えることが多い．周囲正常組織に浸潤するのが癌の一つの特徴であり，癌細胞が膨張性に増殖し，周囲組織に不整に浸潤することによって，境界が不明瞭，もしくは微細分葉状となる．ただし，良性病変でも境界部分に細かな凹凸が見られることもあるため，この境界が見られたからといって必ずしも癌とは限らない．また，粘液癌や充実型浸潤性乳管癌などは浸潤しているが境界が明瞭平滑に見えることもあり，境界明瞭平滑であるからといって良性と言い切れるわけでもない．なお，正常乳腺が境界明瞭平滑な腫瘤の上に重なって境界が見えづらい時は，評価困難とし，境界不明瞭もしくは微細分葉状と判断しない．癌は，必ずしも膨張性に成長するとは限らず，なかには線維性間質を伴って成長し，周囲組織を引き込みながら増殖するものもある．この場合は病変部の周囲組織が病変に引き込まれ，線維性の線状構造を呈することがある．これがスピキュラ spicula である．細胞の増殖を思わせる濃度の周囲にスピキュラが見られる場合は癌以外には考え

1. マンモグラフィで腫瘤をみるケース

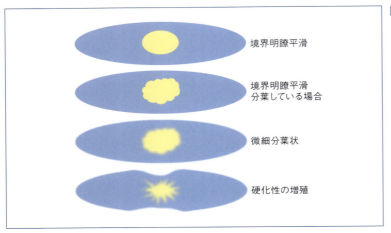

図4 病変の成長様式と境界所見

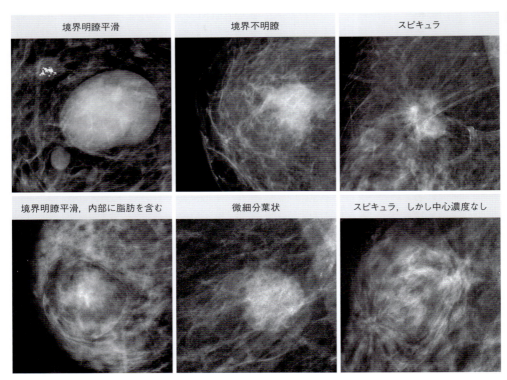

図5 マンモグラフィ上の境界所見の実際

にくい．ただし，良性の硬化性病変でも線状の組織の引き込みが見られるため，中心に濃度の見られないスピキュラは，その他の所見のspiculationに分類し，良性病変もその鑑別にあげる．

境界の所見は，正常乳腺との境界を見ようとしても，そのX線の吸収係数に差がないため見えにくい場合が多い．吸収係数の異なる脂肪織との境界に特徴的な境界所見が現れることが多いので，特徴がよく見える場所を探すことが重要である（図5）．

4. 腫瘤の内部構造

腫瘤は，内部にその病変を構成する細胞が密に充満していることが多く，正常乳腺のように，脂肪と入り混じっていることは少ない．よって腫瘤として認識される濃度の内部は，均一な濃度を呈している場合が多い．乳腺の少ない部分に見られる小さな病変や，厚みがあっても比較的大きな正常乳腺に重なっている場合など，その濃度があまり目立たず腫瘤と断言できない場合に，その内部の濃度の均一さを見ること

図6 病変の厚みと正常乳腺の重なりによる陰影の見え方の違い

乳腺の辺縁に大きな腫瘤がある場合は迷わず腫瘤と判断できるが，小さな腫瘤の場合は濃度が低いので注意が必要である．大きな腫瘤であっても正常乳腺の内部に存在する場合はわかりにくいが，正常乳腺が重なり合った濃度とは内部の見え方が異なる（V-3「マンモグラフィでFADをみるケース」も参照）．病変に厚みがない場合は，境界で判断する．

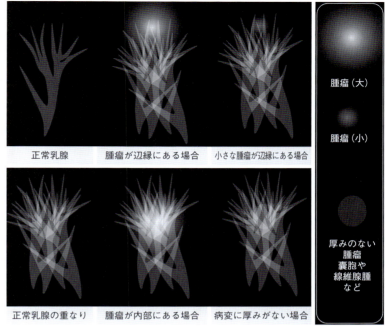

図7 腫瘤の形状
境界所見に関係なく全体から受ける印象を記載する．

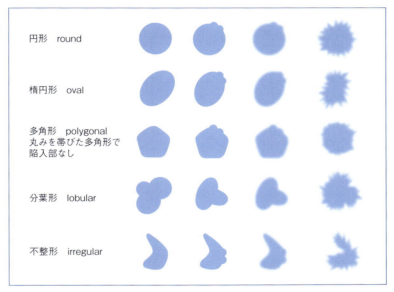

によって，腫瘤と判断できる場合もあるので（V-3「マンモグラフィでFADをみるケース（p160～203）」参照）．腫瘤を見た場合は，その内部構造にも着目しておくとよい（図6）．

5. 腫瘤の形状

　腫瘤の所見の記載においては，形状も記載することとなっており，これは，腫瘤全体のイメージが浮かぶように表現する．円形，楕円形，多角形，分葉形，不整形の用語を用いるが（図7），悪性を疑うかどうかに，形状は関与しない．

　腫瘤の濃度，内部構造，濃度勾配，境界，形状のいずれについても，3次元の立体構造を2次元に投影した白黒反転の影絵であることを考えながら読むことが重要で，それによりエコー画像との対比ができ，また，その内部でどのようなことが起きているかを想定することが可能となる．

1. マンモグラフィで腫瘤をみるケース
2) 境界明瞭のもの（一部境界明瞭なものも含む）

❶ 線維腺腫 fibroadenoma

何森亜由美・森谷卓也

> **画像診断・日常診療のポイント**
> ▶ 日常的によく遭遇する境界明瞭な楕円〜分葉腫瘤．
> ▶ 間質の水分量の違いが，超音波の内部エコーレベル（低〜等エコーレベル）や，MRI の信号（無〜高）の強さに現れる．粗大な石灰化があれば診断の決め手になるが，粘液癌の石灰化と鑑別が必要である．
> （☞ p172）
> ▶ 組織亜型である管内型や管周囲型などを，画像で区別することはむずかしい．

間質水分が豊富な（幼若な）線維腺腫

典型所見

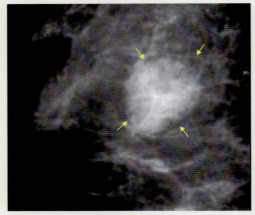

図1 マンモグラフィ
境界明瞭，高濃度，楕円形腫瘤．

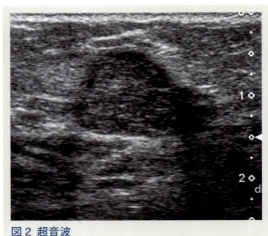

図2 超音波
間質水分量を反映して，エコーレベルが高く，後方エコーが増強する．内部エコーパターンは均質であることが多い．

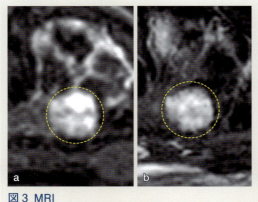

図3 MRI
a：T1 強調画像．高信号を示す．ダイナミックカーブは緩やかとなる．内部に隔壁構造がみられると，粘液癌との鑑別の助けになる．b：T2 強調画像．間質水分を反映して，T2 でも高信号を示す．

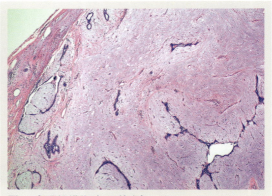

図4 病理組織像（HE 染色）
境界明瞭な充実性腫瘤で，間質は豊富な粘液腫様成分からなり，水分が豊富な画像に一致する所見である．

❶ 線維腺腫 fibroadenoma

> **鑑別診断**
> ① 分葉形→粘液癌：エコーレベルが高い．内部構造が不均質．細胞診で鑑別可能（☞ p100）
> ② 縦横比（D/W）が大きい→充実型浸潤性乳管癌：エコーレベルが低い．内部構造が不均質．細胞診で鑑別可能（☞ p108）
> ③ サイズが 2 cm 以上→葉状腫瘍：内部にスリット構造がみられる．コア針生検（CNB）/吸引式組織生検（VAB）で葉状構造が入っていれば診断可能．臨床的な増大傾向の観察が重要となる．
> ④ 内部に囊胞構造がみられる→乳腺症型線維腺腫：囊胞構造ではなく低エコーであれば腺管形成型浸潤性乳管癌との鑑別も必要である．細胞診で鑑別困難以上となる．針生検でも同様である．

知っておきたい臨床事項① 線維化・硝子化した線維腺腫

間質が線維化・硝子化すると水分が減少し線維成分に変わるため，超音波とMRIの所見もそれぞれ変化する．

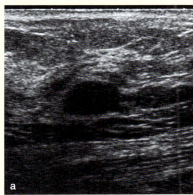
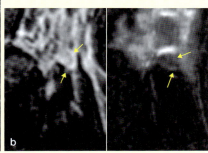
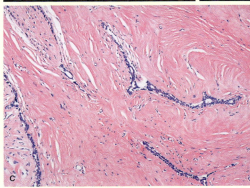

図5 線維腺腫
a：超音波．線維を反映して，エコーレベルが低くなる．後方エコーが減弱するが，最近の超音波装置の画像処理により減弱を示さないこともある．内部エコーパターンは均質であることが多い．
b：MRI．左：T1強調画像．高信号を示さない．右：T2強調画像でも高信号を示さない．
c：病理組織像（HE染色）．腫瘍の間質成分は膠原線維が多く，硬化しているため，水分が少ない画像所見を呈するものと考えられる．

知っておきたい臨床事項② 妊娠・授乳期の変化

妊娠・授乳に伴い，線維腺腫は増大する．授乳が終了すると元の大きさに戻る．

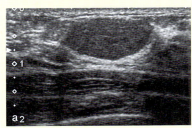
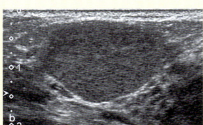
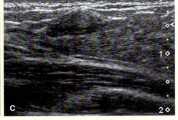

図6 線維腺腫：妊娠・授乳による経時変化
a：妊娠4ヵ月．b：授乳3ヵ月目．c：断乳後1年目．

1. マンモグラフィで腫瘤をみるケース
2) 境界明瞭なもの（一部境界明瞭なものも含む）

❷ 葉状腫瘍 phyllodes tumor

荻谷朗子・堀井理絵

画像診断・日常診療のポイント

- 臨床的に，腫瘤は良性であっても，急速に増大をきたすことがある．
- 境界明瞭な円形，楕円形腫瘤を呈する．内部のスリット状の液体貯留腔が葉状腫瘍の診断の決め手となり，超音波では無または低エコー，MRI では T2 強調画像で高信号を呈する．サイズが小さいときは線維腺腫との鑑別がむずかしい．
- 良悪性の鑑別は画像では困難である．
- 治療は外科的切除である．

良性葉状腫瘍

典型所見

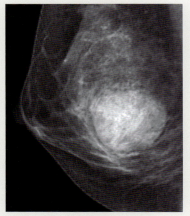

図1 マンモグラフィ
円形，境界明瞭，高濃度腫瘤を呈する．

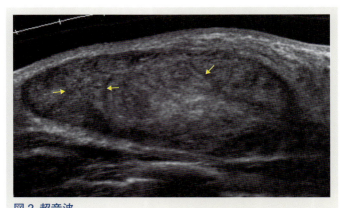

図2 超音波
楕円形，境界明瞭，内部不均一な高～低エコー腫瘤で，内部に葉状構造を反映した隔壁様の液体貯留腔（→）を認める．

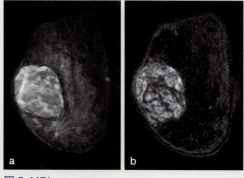

図3 MRI
a：T2 強調画像．液体貯留腔は高信号となる．
b：ダイナミック MRI 早期相．腫瘤は早期相より造影され，液体貯留腔は隔壁様の低信号として認められる．

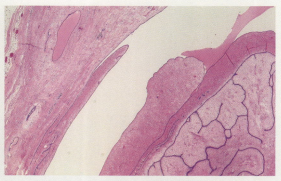

図4 病理組織像（HE 染色，弱拡大像）
境界明瞭な腫瘤で，結合織成分と上皮成分の両方が増生しており，内部に葉状構造が認められる．結合織成分の腫瘍細胞は異型が弱く，細胞密度が低く，核分裂像は目立たない．

> **鑑別診断**
> ① サイズが 2cm 以下→線維腺腫：コア針生検（CNB）/吸引式組織生検（VAB）でも診断がむずかしいことがある．臨床的には増大傾向の有無，組織学的には葉状構造の有無が鑑別に重要である．
> ② サイズが 2cm 以上→充実型浸潤性乳管癌・粘液癌：マンモグラフィで癌に特徴的な石灰化を随伴していると診断可能．穿刺吸引細胞診，CNB/VAB で鑑別可能．

知っておきたい臨床事項① 悪性葉状腫瘍

悪性葉状腫瘍は急速増大を示すためサイズが大きく，内部に変性壊死や，周囲への浸潤発育を示す．

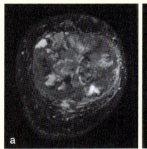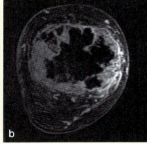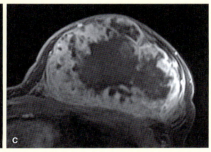

図5 MRI
a：T2 強調画像，b：ダイナミック MRI 後期相．提示症例は 9.0cm 大であった．腫瘍内部は変性や壊死を伴い T2 強調画像で低〜高信号，ダイナミック MRI では変性，壊死部は造影されず，腫瘍辺縁は緩徐に造影された．c：造影 T1 強調画像（横断像）．腫瘍と大胸筋の境界が不明瞭となり胸筋浸潤が疑われたため，手術時は大胸筋の一部を合併切除した．

知っておきたい臨床事項② サイズの小さな葉状腫瘍の臨床経過

サイズが小さいときは線維腺腫と葉状腫瘍の鑑別は，穿刺吸引細胞診や針生検では困難である．

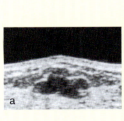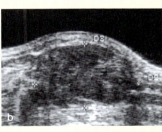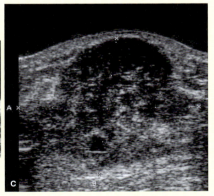

図6 超音波
a：初診時 1.6cm 大．穿刺吸引細胞診は線維腺腫の診断であった．b：5 年後 3.0cm 大に増大．再細胞診も線維腺腫の診断であった．c：b から 2 年後に 5.3cm 大に増大．細胞診は葉状腫瘍の診断となり，摘出病理診断は悪性葉状腫瘍であった．葉状腫瘍の診断には臨床経過が重要である．

1．マンモグラフィで腫瘤をみるケース
2）境界明瞭なもの（一部境界明瞭なものも含む）

❸ 過誤腫，脂肪腫 hamartoma, lipoma

荻谷朗子・堀井理絵

画像診断・日常診療のポイント

- ▶ 過誤腫は，境界明瞭な脂肪腫の中に，乳管や線維性間質がさまざまな割合で混在する良性病変である．
- ▶ マンモグラフィでは脂肪を有する境界明瞭な腫瘤である．
- ▶ 超音波は楕円形，境界明瞭腫瘤で，内部は構成される成分によって均質または不均質となる．
- ▶ MRIでは腫瘤内部の脂肪をT1強調画像や脂肪抑制画像で確認することで診断できる．

過誤腫

典型所見

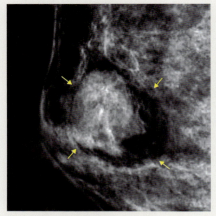

図1 マンモグラフィ
脂肪濃度を含む楕円形，境界明瞭，等濃度腫瘤を認める（→）．

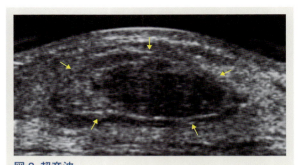

図2 超音波
楕円形で境界明瞭平滑な腫瘤（→）．構成成分の分布や量によりさまざまな内部構造を呈し，高エコーと低エコーが混在する．

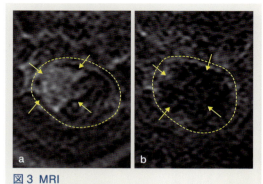

図3 MRI
a：T1強調画像．腫瘤（点線）内に脂肪を反映した高信号部分を認め（→），b：脂肪抑制T1強調画像では脂肪部分（→）は低信号となる．腫瘤（点線）の造影効果は乏しい．

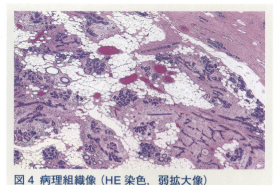

図4 病理組織像（HE染色，弱拡大像）
境界明瞭な腫瘤で，内部に線維腺腫様の上皮と間質組織，脂肪組織が認められる．過誤腫の線維腺脂肪腫（fibroadenolipoma）の組織像である．

> **鑑別診断**
>
> 境界明瞭，楕円形腫瘤→線維腺腫：マンモグラフィあるいは MRI で脂肪を含む境界明瞭腫瘤と診断できれば，過誤腫や脂肪腫の診断は容易である．

知っておきたい臨床事項① さまざまな像を呈する過誤腫

乳腺組織，脂肪組織，間質線維の混在の程度で，画像所見は異なる．

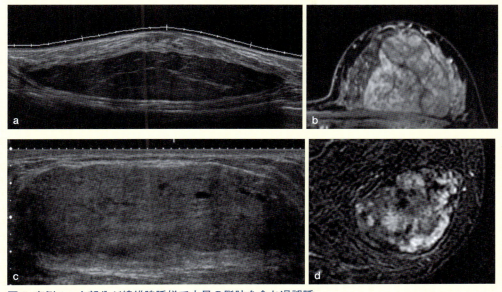

図5 症例1：大部分が線維腺腫様で少量の脂肪を含む過誤腫
a：超音波．内部均一な低エコー腫瘤で脂肪部分はスリット状に高エコーを呈する．b：造影 T1 強調画像（横断像）．線維腺腫様の部分は造影され，脂肪部分は低信号となる．
症例2：乳腺組織と脂肪が混在する過誤腫
c：超音波．乳腺組織と脂肪組織の混在を反映して高エコー腫瘤となる．d：ダイナミック MRI 後期相．腫瘤内部の乳腺組織部分が緩徐に造影される．

知っておきたい臨床事項② 乳癌を合併した過誤腫

乳癌が合併することはまれである．乳腺組織成分の悪性所見に注目する．

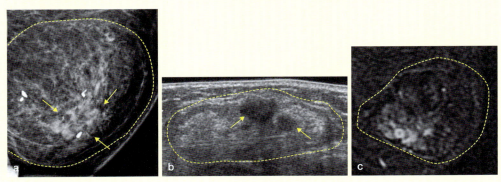

図6 乳癌合併の過誤腫
a：マンモグラフィ．脂肪を含む腫瘤（点線）内部に局所的非対称性陰影（→）を認める．b：超音波．高エコー腫瘤の過誤腫（点線）内部に低エコー（→）の乳癌部分がみられる．c：ダイナミック MRI 早期相．過誤腫（点線）内部の乳癌の部分は早期相から造影される．

1. マンモグラフィで腫瘤をみるケース
2) 境界明瞭なもの（一部境界明瞭なものも含む）

❹ 乳管内乳頭腫 intradictal papilloma

荻谷朗子・堀井理絵

画像診断・日常診療のポイント
- 日常よく遭遇する良性上皮性腫瘍であり，血性乳頭分泌を伴うことがある．
- 超音波では拡張した乳管内に単発で立ち上がりが急峻な充実性エコーを呈する．
- 乳頭状病変の診断は難しく，細胞診や針生検で良性の診断となっても大きさや増大傾向がある場合は摘出生検を考慮する．

典型所見

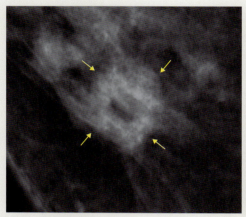

図1 マンモグラフィ
境界明瞭，一部境界不明瞭な円形，高濃度腫瘤を認める（→）．

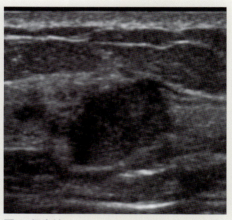

図2 超音波
境界明瞭な分葉形低エコー腫瘤で，内部は比較的均質である．

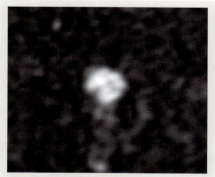

図3 ダイナミックMRI 早期相
早期相から造影される境界明瞭な腫瘤である．

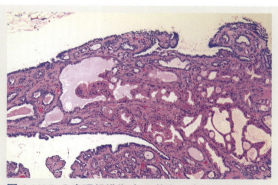

図4 VABの病理組織像（HE染色，中拡大像）
小型で異型の弱い腫瘍細胞が乳頭・管状構造を呈する．局所性のアポクリン化生がみられる．

> **鑑別診断**
>
> ① 単発→非浸潤性乳管癌との鑑別を要する．特に分泌物を貯めず充実性腫瘤を呈する場合は画像的な鑑別がむずかしく，細胞診，時にコア針生検（CNB）/吸引式組織生検（VAB）が必要となる．
> **診断されうる良性疾患→線維腺腫**：細胞診で鑑別可能．MRI 画像があれば，線維腺腫は T2 強調画像で腫瘤全体が高信号，ダイナミックカーブが persistant パターンを呈する．**乳腺症**：小さなサイズの乳管内乳頭腫と非浸潤性乳管癌，乳腺症はどれも境界明瞭な円形腫瘤を示し画像で鑑別することはむずかしい．乳腺症であれば細胞診で鑑別可能．
> ② 区域性→非浸潤性乳管癌：充実性部分の乳管内への立ち上がりがなだらかであり，基部が広基性であると画像で鑑別できることがある．CNB/VAB または摘出生検での鑑別を要する．

知っておきたい臨床事項① 嚢胞内乳頭腫

拡張乳管壁や嚢胞壁からの充実性部分の立ち上がりを注意深く観察する．

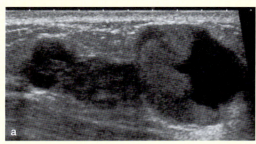 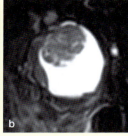 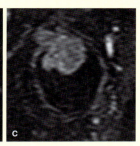

図5 乳管が嚢胞様に拡張した乳頭腫（嚢胞内乳頭腫）
a：超音波．拡張した乳管内に壁からの立ち上がりが急峻な充実性部分を認める．b：T2 強調画像．液体部分は高信号となる．c：ダイナミック MRI 早期相．充実性部分が早期相から造影される．

知っておきたい臨床事項② 区域性の広がり

摘出生検を要した，区域性に広がる乳管内乳頭腫．

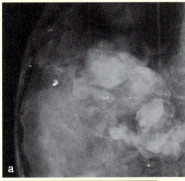 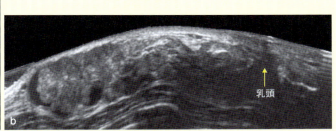

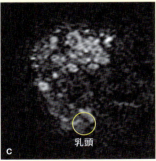

図6 区域性の広がりを呈する乳管内乳頭腫
a：マンモグラフィでは円形，境界明瞭な腫瘤が区域性に多発し，b：超音波では乳頭から末梢に向かって拡張した乳管内部に充実性部分が充満しているのがみられた．c：ダイナミック MRI 早期相．乳頭頭側に広い区域性に多発腫瘤を認める．区域性の広がりを呈していたが，摘出生検で乳管内乳頭腫であった．

1．マンモグラフィで腫瘤をみるケース
2）境界明瞭なもの（一部境界明瞭なものも含む）

❺ 非浸潤性乳管癌 ductal carcinoma in situ（DCIS）

荻谷朗子・堀井理絵

画像診断・日常診療のポイント
- マンモグラフィ検診，血性乳頭分泌，腫瘤自覚で発見される．
- 乳管内病変で小さな腫瘤であっても腫瘤辺縁の不整または境界の不明瞭さが癌を考える一助となる．

典型所見

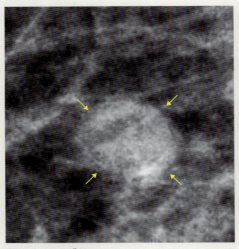

図1 マンモグラフィ
円形，境界明瞭，等濃度腫瘤を認める（→）．

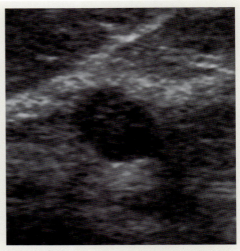

図2 超音波
分葉形，境界明瞭粗ぞう，内部不均一な低エコー腫瘤．縦横比（D/W）は大きい．

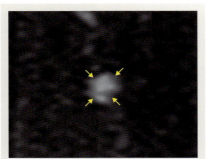

図3 ダイナミックMRI早期相
辺縁不整でダイナミックカーブはrapid-washoutパターンを示す腫瘤である（→）．

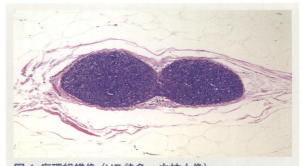

図4 病理組織像（HE染色，中拡大像）
癌細胞が乳管内で充実性に増生している．非浸潤性乳管癌（充実型）の組織像である．

⑤ 非浸潤性乳管癌 ductal carcinoma in situ (DCIS)

> **鑑別診断**
> ① 単発→乳管内乳頭腫：腫瘍の境界が明瞭．乳管拡張を伴っている場合は充実成分の乳管内への立ち上がりが急峻かどうかで判断できることがある．細胞診，ときにコア針生検（CNB）/吸引式組織生検（VAB）が必要となる．
> **診断されうる良性疾患→乳腺症型線維腺腫**：一部境界不明瞭となり，画像や細胞診，針生検で鑑別困難な場合がある（p25 図73参照）．
> ② 年齢→嚢胞内乳頭腫：年齢を考慮する．高齢であれば癌の可能性が高い．

知っておきたい臨床事項① 嚢胞内癌

嚢胞壁からの充実性部分の立ち上がりを注意深く観察する．

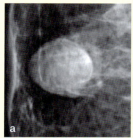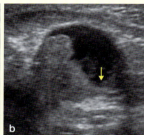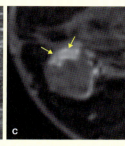

図5 嚢胞内癌
a：マンモグラフィ．乳頭直下に円形，境界明瞭な高濃度腫瘤を認める．b：超音波．充実性部分は嚢胞壁からの立ち上がりがなだらかである（→）．c：ダイナミックMRI早期相．嚢胞内に突出する充実性部分の基部は広く（→），早期相から造影される．

知っておきたい臨床事項② 区域性に腫瘤が多発する非浸潤性乳管癌

マンモグラフィの良性石灰化所見を契機に発見された悪性病変．マンモグラフィの良性所見に合致しない超音波の低エコー域，MRI早期相での淡い造影域を読み取ることが必要である．

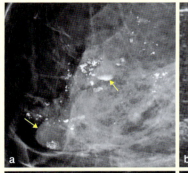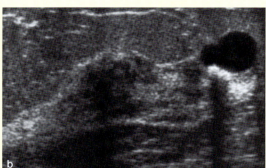
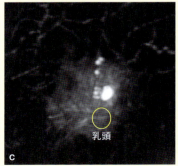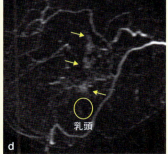

図6 非浸潤性乳管癌（cystic hypersecretory carcinoma）
a：マンモグラフィ．境界明瞭な多発する円形腫瘤（→）と石灰乳石灰化を区域性に認める．b：超音波．嚢胞と一部に厚みのある低エコー域が区域性に広がる．c：MRI T2強調画像．嚢胞成分を区域性に認める．d：ダイナミックMRI早期相．嚢胞成分周囲に淡い造影域を区域性に認める（→）．非浸潤性乳管癌（cystic hypersecretory carcinoma）であった．

1. マンモグラフィで腫瘤をみるケース
2) 境界明瞭なもの（一部境界明瞭なものも含む）

❻ 乳管腺腫 ductal adenoma

荻谷朗子・堀井理絵

画像診断・日常診療のポイント

- まれな病変であるが，触診，画像，細胞診，組織診断のすべてで乳癌と間違えやすく，乳管腺腫という概念を知っておくことが大事である．
- 触診では硝子化した線維組織の増生のため腫瘤は硬い．
- 画像所見は，超音波では円形〜分葉形，偽浸潤像により境界明瞭粗ぞう〜一部不明瞭，内部不均一，MRIでは早期から造影され，充実型浸潤性乳管癌や粘液癌，嚢胞内癌と判断されることがある．
- 細胞診や針生検では異型が強くみえるアポクリン化生細胞が出現し，悪性と診断されることがある．アポクリン化生を伴わず異型の乏しい上皮細胞の存在とその周囲の間質の硝子様変化を認めた場合は，乳管腺腫を考えるポイントになる．

典型所見

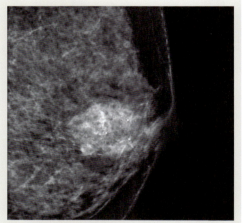

図1 マンモグラフィ
分葉形，境界不明瞭，高濃度腫瘤を認める．内部に淡く不明瞭な石灰化を随伴する．

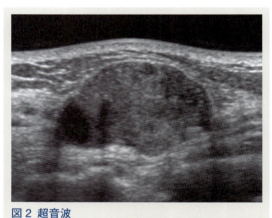

図2 超音波
分葉形，境界明瞭な高濃度腫瘤を認める．内部に嚢胞性成分を含み後方エコーは増強し，石灰化を反映し高輝度エコースポットを随伴する．

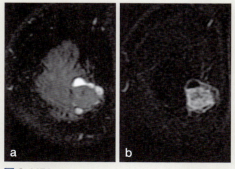

図3 MRI
a：T2強調画像．腫瘤辺縁の液体部分が高信号を示す．b：ダイナミックMRI早期相．早期相から腫瘤は造影される．

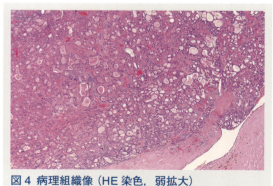

図4 病理組織像（HE染色，弱拡大）
上皮細胞が管状構造を主体に増生する良性腫瘍である．帯状の線維組織に囲まれた嚢胞内腫瘍である．腫瘍細胞の一部はアポクリン化生を伴っている．

> **鑑別診断**
> ① 境界明瞭粗ぞう，一部不明瞭→充実型浸潤性乳管癌，腺管形成型浸潤性乳管癌：細胞診やコア針生検（CNB）/吸引式組織生検（VAB）でアポクリン化生細胞が取れているときは，悪性の診断名であっても，乳管腺腫の可能性があることを覚えておく．
> ② 乳管内病変で囊胞様部分を伴う→扁平上皮癌：わずかに境界明瞭粗ぞう．急速増大を示す．細胞診で鑑別可能．
> 診断されうる良性疾患→（ⅰ）乳管内乳頭腫：CNB/VAB で乳頭状構造が認められると鑑別可能．
> （ⅱ）腺筋上皮腫：CNB/VAB で筋上皮細胞数が乳管上皮細胞数より多く認められると鑑別可能．

知っておきたい臨床事項①　腫瘍辺縁に随伴する囊胞性成分

乳管腺腫には，内部に比較的大きな囊胞性成分がみられることが特徴である．

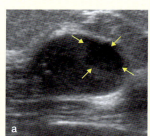 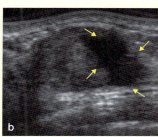 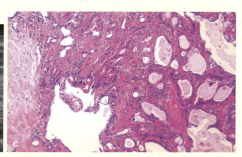

図5　囊胞性成分を腫瘍辺縁に随伴する乳管腺腫
a, b：症例1, 2　超音波．楕円形，境界不明瞭な腫瘍辺縁に囊胞性成分を認める（→）．
c：VAB の病理組織像（HE 染色，中拡大像）．帯状の線維組織に囲まれた腫瘍で，アポクリン化生の目立つ乳管腺腫である．

知っておきたい臨床事項②　やや粗大な石灰化集簇

しばしば石灰化を伴うことが，さらに悪性疾患を考えやすくしている．間質の石灰化であり，淡く不明瞭～粗大石灰化を示す．

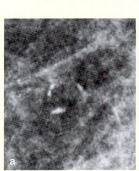 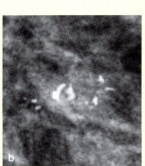 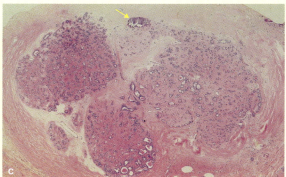

図6　やや粗大な多形性石灰化集簇で発見される乳管腺腫
a, b：症例1, 2　マンモグラフィ．石灰化の範囲は5mm 以下であり，密度は低い．背景に腫瘤は伴わず，超音波でも病変は認められなかった．ステレオガイド下吸引式針生検で診断がついた．
c：VAB の病理組織像（HE 染色，弱拡大像）．小さな乳管腺腫がみられ，その被膜様の線維組織の中に石灰化が認められる（→）．

1. マンモグラフィで腫瘤をみるケース
2) 境界明瞭のもの（一部境界明瞭も含む）

7 粘液癌 mucinous carcinoma

米倉利香・堀井理絵

画像診断・日常診療のポイント
- 乳癌全体の3%程度であるが，特殊型のなかでは遭遇する頻度が高い．
- マンモグラフィでは円形から分葉形の境界明瞭な腫瘤を呈することが多く，良性疾患との鑑別が問題となる．
- 超音波では内部エコーレベルが等〜高エコーレベルとなり認識しづらいことがある．
- 純型では比較的均質な等〜高エコー腫瘤を呈することが多いが，混合型では粘液浸潤巣とは異なる組織像を呈する浸潤巣の影響により，不均質で不整形の低エコー腫瘤を呈することがある．

典型所見

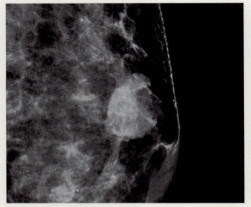

図1 マンモグラフィ
境界明瞭，楕円形，高濃度腫瘤を認める．

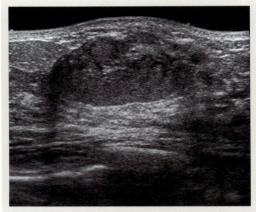

図2 超音波
境界明瞭平滑，楕円形，等〜やや高エコー腫瘤で後方エコーが増強する．

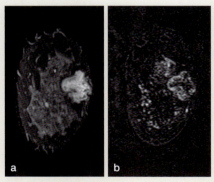

図3 MRI（冠状断）
a：T2強調画像．腫瘤内の粘液成分を反映して高信号となる．b：T1強調画像（造影後期相）．腫瘤辺縁部から内部に向かって緩徐に造影されている．

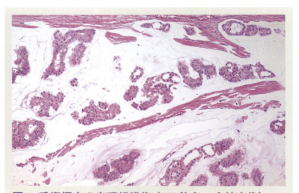

図4 手術標本の病理組織像（HE染色，中拡大像）
浸潤巣が粘液結節のみからなる粘液癌純型の組織像である．圧排性に発育する粘液浸潤巣の中に，癌細胞，血管を含む線維組織がモザイク状に認められる．

> **鑑別診断**
> ① 分葉形→線維腺腫：低エコー．結合織成分が粘液浮腫状の場合は，エコーレベルが高くなるので注意が必要である．細胞診で鑑別可能．
> ② 縦横比（D/W）が大きい・後方エコー増強→充実型浸潤性乳管癌：低エコー．弾力性がなく可動性が不良．MRIでrapid-washout．細胞診で鑑別可能．
> ③ 2cm以上→葉状腫瘍：低エコー．スリット状の液体貯留腔がみられる．細胞診で鑑別可能．

知っておきたい臨床事項① 周囲への広がり

粘液癌でも浸潤性乳管癌同様に乳管内進展がみられることがある．

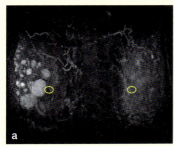
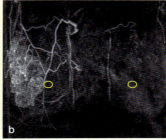
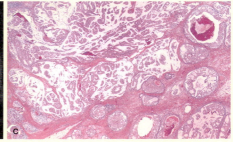

図5 乳管内進展を有する粘液癌
a：MRI T2強調画像（MIP）．高信号結節が多発している．b：ダイナミックMRI（造影早期相MIP）．同部位に区域性の濃染がみられる．MRIでは広範囲区域性に乳管内癌巣の進展がみられ，粘液浸潤巣が多発していることがわかる（○：乳頭）．c：手術標本の病理組織像（HE染色，中拡大像）．純型の症例で，乳管内癌巣（右下）で連続する粘液浸潤巣（左上）が多発していた．

知っておきたい臨床事項② 粘液癌に対する針生検の穿刺経路

穿刺経路に粘液の漏出と癌細胞の播種がみられることがあるため注意を要する．

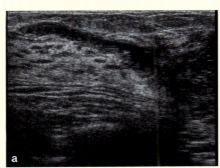
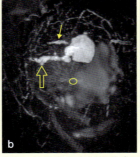
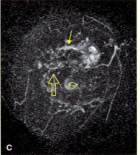

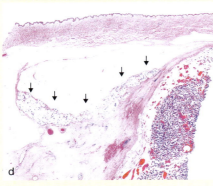

図6 針生検の穿刺経路内に粘液漏出がみられる粘液癌
a：吸引式組織生検（VAB）後の超音波．腫瘍から皮膚穿刺部に索状の低エコー域がみられる．b：MRI T2強調画像（MIP）．コア針生検（CNB）とVABの穿刺経路に沿った高信号，腫瘍から漏出した粘液を反映している．c：ダイナミックMRI（造影早期相MIP）．粘液が漏出している穿刺経路にも造影効果が認められ，播種が疑われる（→：CNB穿刺経路，⇨：VAB穿刺経路，○：乳頭）．d：手術標本の病理組織像（HE染色，ルーペ像）．腫瘍から皮下脂肪織に粘液浸潤がみられる．超音波でみられた穿刺経路の索状低エコー域に相当する．

1. マンモグラフィで腫瘤をみるケース
2) 境界明瞭のもの（一部境界明瞭も含む）

⑧ 神経内分泌癌 neuroendocrine carcinoma

米倉利香・堀井理絵

> 画像診断・日常診療のポイント
> ▶ 消化管や肺の神経内分泌腫瘍と形態が類似し，神経内分泌への分化を示す乳腺原発腫瘍のことを指す．
> ▶ 非浸潤性乳管癌，浸潤性乳管癌，粘液癌で神経内分泌への分化を示す癌の頻度が高い．
> ▶ 好発年齢は50～60歳代で，頻度は乳癌全体の0.5～5％と報告されている．
> ▶ 腫瘤触知で発見され，マンモグラフィで境界明瞭な腫瘤として描出されることが多い．
> ▶ 血性乳頭分泌を契機に発見され，画像上病変の同定がむずかしい症例がある．

典型所見

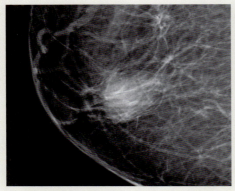

図1 マンモグラフィ
比較的境界明瞭，円形，高濃度腫瘤を認める．

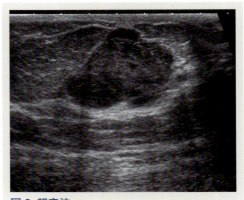

図2 超音波
境界明瞭平滑，分葉形低エコー腫瘤，後方エコーが増強する．腫瘍内部に豊富な血流が確認されることが多い．

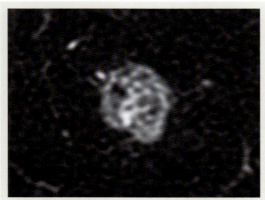

図3 MRI（冠状断）
T1強調画像（造影早期相）．早期より急速に造影され，高信号を示す．

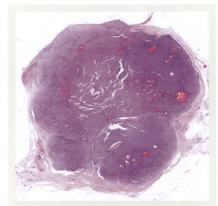

図4 手術標本の病理組織像（HE染色，ルーペ像）
充実・乳頭状構造を呈する浸潤癌で，乳癌取扱い規約の乳腺腫瘍の組織学的分類では，充実型浸潤性乳管癌に分類される．synaptophysin, chromogranin Aの免疫組織化学法はいずれも陽性で，神経内分泌への分化を示す．

鑑別診断

① 充実性腫瘤→充実型浸潤性乳管癌：充実型浸潤性乳管癌の中に神経内分泌への分化を示す癌が存在する．針生検で神経内分泌マーカーを検索すれば診断可能．
② 乳管内病変→乳管内乳頭腫：画像での鑑別がむずかしい．細胞診，針生検で鑑別可能．

知っておきたい臨床事項①　血性乳頭分泌

血性乳頭分泌の精査から，微小な病変が診断されることがある．

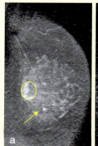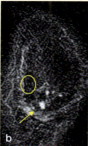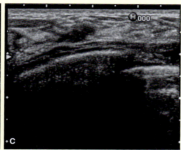

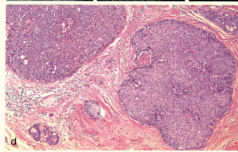

図5　血性乳頭分泌を契機に発見された神経内分泌癌
血性乳頭分泌を主訴に受診された症例で，初診のマンモグラフィと超音波では異常所見がみられなかった．MRIとセカンドルック超音波が施行されて初めて病変が描出された．a：MRI T1強調画像（非造影）．拡張した乳管が高信号を呈している（→）．b：ダイナミックMRI（造影早期相 MIP）．乳管に沿って濃染される結節がみられる（→）（○：乳頭）．c：セカンドルック超音波．MRIで病変が指摘された部位に小さな低エコー域が指摘された．d：手術標本の病理組織像（HE染色，中拡大像）．充実・乳頭状構造を呈する乳管内癌巣が主体の浸潤癌で，synaptophysin，chromogranin Aの免疫組織化学法はいずれも陽性で，神経内分泌への分化を示す．

知っておきたい臨床事項②　粘液癌

神経内分泌分化をきたす癌の組織型は多彩で，粘液癌の一部も含まれる．

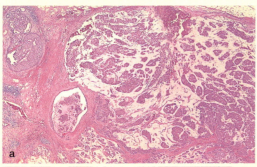

図6　神経内分泌への分化がみられた粘液癌
手術標本の病理組織像．a：HE染色，中拡大像．混合型の粘液癌である．b：HE染色，強拡大像．粘液湖内の癌胞巣は大型で充実性であり，乳管内癌巣は充実乳頭状構造を示す．c：synaptophysin．免疫組織化学法でsynaptophysinが強陽性であり，神経内分泌への分化を示す．

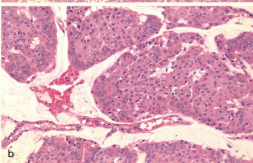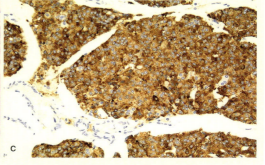

1. マンモグラフィで腫瘤をみるケース
2）境界明瞭のもの（一部境界明瞭も含む）

❾ 乳管過形成/腺症 ductal hyperplasia/adenosis

米倉利香・堀井理絵

画像診断・日常診療のポイント

- 日常的によく遭遇する良性疾患の一つで，乳腺症の部分像としてみられることが多い．
- 単独でみられる場合には腫瘤や石灰化を呈することが多いが，乳腺症の部分像としてみられる場合には，局所的非対称性陰影（FAD），構築の乱れ，低エコー域など画像は多彩である．
- 乳管過形成の細胞増殖が著しい場合や細胞が大型化した場合には，穿刺吸引細胞診や針生検で乳癌との鑑別がむずかしいことがある．

典型所見 乳腺症（乳管過形成）

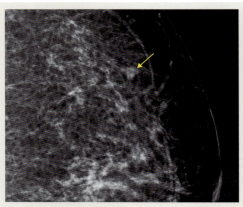

図1 マンモグラフィ
比較的境界明瞭，分葉形，等濃度腫瘤を認める（→）．

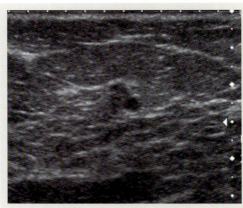

図2 超音波
境界明瞭粗ぞう，分葉形の低エコー腫瘤を認める．後方エコー不変である．

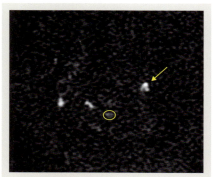

図3 MRI（冠状断）
T1強調画像（造影早期相）．早期より急速に造影され，高信号を示す（→）．非浸潤性乳管癌（DCIS）を疑う像を呈する（○：乳頭）．

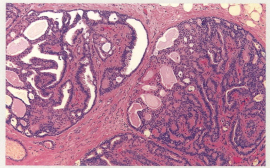

図4 吸引式組織生検（VAB）の病理組織像（HE染色，中拡大）
異型の乏しい乳管上皮細胞が乳頭管状構造を呈して増生している．局所性のアポクリン化生がみられる．良性の乳管過形成の所見である．

鑑別診断

① 分葉形→DCIS：画像での鑑別は困難．基本的に細胞診・針生検で鑑別可能であるが，鑑別がむずかしいこともある．
② 楕円形，後方エコー不変→DCIS：①と同様．診断されうる良性疾患→線維腺腫：内部エコー均質．サイズが小さいと画像での鑑別は困難．細胞診・針生検で鑑別可能．
③ 境界明瞭平滑→DCIS：①と同様．診断されうる良性疾患→乳管内乳頭腫：カラードプラ法で1本の流入血流がみられる．細胞診・針生検で鑑別可能．

知っておきたい臨床事項① 腫瘤を形成した腺症

腺症が集合・融合して，比較的大きな腫瘤を形成することがあり，adenosis tumor（腺症腫瘍）とも呼ばれる．超音波では低エコー腫瘤を呈し，悪性が疑われることもあるため注意が必要である．

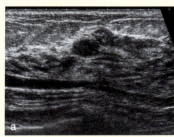 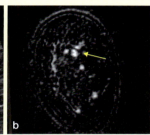 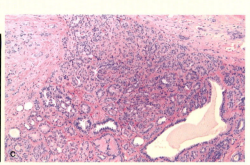

図5 腫瘤を形成した腺症
a：超音波．境界明瞭粗ぞう，分葉形，低エコー腫瘤と周囲に不明瞭な低エコー域がみられるが，両者の連続性は明らかではない．b：ダイナミックMRI（造影早期相）．早期より濃染される結節性病変（→），乳房内に同様の結節が複数みられる．c：VABの病理組織像（HE染色，中拡大）．硬化性腺症が認められる．

知っておきたい臨床事項② 乳腺症の部分像

乳管過形成や腺症は，多彩な乳腺症の部分像としてみられることが多い．画像ではしばしば乳癌との鑑別が問題となる．

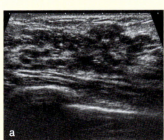 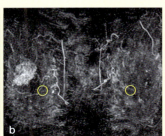 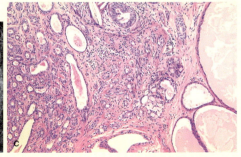

図6 多彩な乳腺症の部分像
a：超音波．地図状低エコー域で内部には点状高エコーがみられる．乳管の拡張も伴う．b：ダイナミックMRI（造影早期相MIP）．病変は早期より濃染され，片側性，単発性であり乳癌を疑う（○：乳頭）．c：VABの病理組織像（HE染色，中拡大）．乳管過形成，硬化性腺症，アポクリン嚢胞がみられ，乳腺症と診断された．

1. マンモグラフィで腫瘤をみるケース
3) 微細分葉・鋸歯状

❶ 腺管形成型浸潤性乳管癌 invasive ductal carcinoma, tubule-forming type

植弘奈津恵・大井恭代

画像診断・日常診療のポイント

- ▶ 乳管内進展型の進展様式を反映し，縦横比（D/W）がやや低めの不整形腫瘤を呈することが多い．
- ▶ 超音波では内部エコーは不均質，後方エコーは不変であることが多い．
- ▶ 内部および周囲に壊死性石灰化を伴うことがある．

典型所見

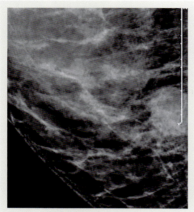

図1 マンモグラフィ
辺縁微細分葉状，等濃度，類円形の腫瘤を認める．

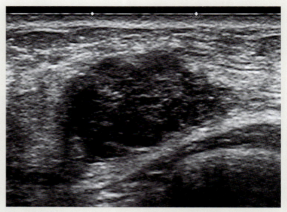

図2 超音波
D/Wが低い楕円形の腫瘤で，境界は明瞭粗ぞう，内部エコーは不均質である．

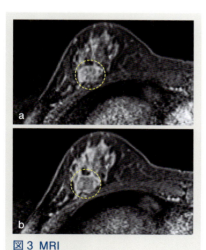

図3 MRI
a：造影MRI 早期相，b：造影MRI 後期相．造影早期より腫瘍内部が不均一に造影され，後期でwashoutされる．腫瘍辺縁のrim enhancementを認める．

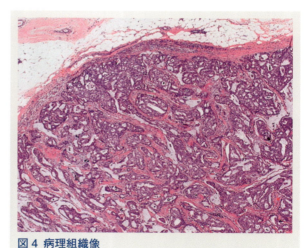

図4 病理組織像
腫瘍細胞が癒合腺管を形成しながら線維性間質を伴って浸潤性に増生する腺管形成型浸潤性乳管癌であり，楕円形の腫瘤を形成している．

❶ 腺管形成型浸潤性乳管癌 invasive ductal carcinoma, tubule-forming type

> **鑑別診断**
>
> ① 粗大な石灰化→線維腺腫：境界明瞭平滑，内部エコーが均質．細胞診で鑑別可能．
> ② 乳頭近傍の腫瘤→乳管内乳頭腫：拡張乳管に相当する腫瘤周辺の線状無エコー域を伴うことが多い．コア針生検（CNB）/吸引式組織生検（VAB）で鑑別可能．
> ③ 乳頭直下の腫瘤→乳頭部腺腫：画像での鑑別は困難．CNB/VAB で鑑別できることもあるが，偽浸潤などにより鑑別が困難な場合は摘出標本での診断が必要．
> ④ 乳管内進展部分が多い→非浸潤性乳管癌：前方境界線の断裂などの浸潤を疑う所見がない．CNB/VAB で鑑別可能であるが，浸潤部分が小さい場合は摘出標本での診断が必要．

> **知っておきたい臨床事項**　D/W の低い境界明瞭な腺管形成型浸潤性乳管癌
>
> D/W が低く境界明瞭な腫瘤を呈する場合，線維腺腫として経過観察されることがある．境界や内部エコーのわずかな違いに気づけば鑑別できる．

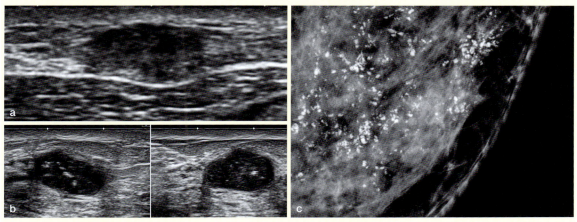

図 5 腺管形成型浸潤性乳管癌
a：超音波．境界明瞭粗ぞうで内部エコーが不均質な低エコー腫瘤を認める．側方の境界はやや不明瞭となっている．小病変の場合でも，内部エコーが不均質な場合や，側方境界の不明瞭な場合は細胞診や組織診を考慮する．b：超音波（a とは別症例）．D/W の低い境界明瞭粗ぞうで，粗大な石灰化を伴う低エコー腫瘤を認める．一見すると線維腺腫のようにみえるが，本症例ではマンモグラフィ（c）で広範囲に壊死性石灰化を認め，悪性であることがわかる．

1. マンモグラフィで腫瘤をみるケース
3) 微細分葉・鋸歯状

❷ 充実型浸潤性乳管癌 invasive ductal carcinoma, solid type

植弘奈津恵・大井恭代

画像診断・日常診療のポイント

▶ 周囲を圧排するように増殖し，間質に浸潤するため，微細分葉状の腫瘤を呈することが多い．
▶ 腫瘤の辺縁が部分的に境界明瞭となることがあり，線維腺腫との鑑別が必要である．
▶ トリプルネガティブ乳癌はこのタイプの画像所見を呈することが多い．

典型所見

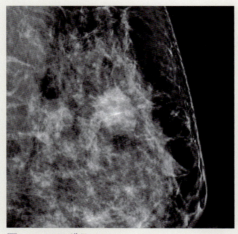

図1 マンモグラフィ
辺縁微細分葉状の分葉形等濃度腫瘤を認める．

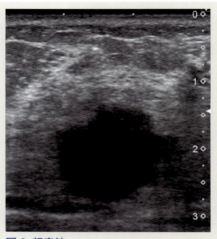

図2 超音波
境界明瞭粗ぞうな分葉形の低エコー腫瘤を認める．内部エコーは低く，後方エコーは不変～一部でやや増強している．

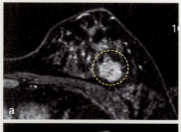
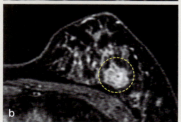

図3 MRI
a：造影 MRI 早期相，b：造影 MRI 後期相．造影早期より濃染し，後期に washout される分葉形の腫瘤を認める．腫瘤内部の造影効果は不均一で，辺縁の rim enhancement を認める．

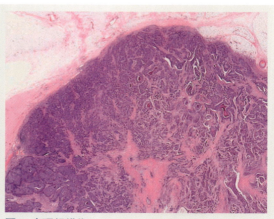

図4 病理組織像
不規則な充実性胞巣が密に増生し，限局した腫瘤を形成している．腫瘤中心部には線維化がみられ，壊死も伴う．個々の細胞には細胞異型が目立ち，増殖活性も高い．

> **鑑別診断**
> ① **縦横比（D/W）が低い→線維腺腫・葉状腫瘍**：内部エコーが均質，エコーレベルは，充実型浸潤性乳管癌よりも高くなる．葉状腫瘍では内部にスリット構造がみられる．細胞診で鑑別可能．
> ② **分葉形→粘液癌**：超音波で内部エコーレベルは，充実型浸潤性乳管癌よりもより高くなり，後方エコーの増強が強い．MRI の T2 強調画像で高信号を呈する．細胞診で鑑別可能．

知っておきたい臨床事項① 中心壊死

腫瘍内部に中心壊死を伴う場合，無エコー像を呈し，嚢胞内腫瘍のようにみえることがあるため，注意が必要である．

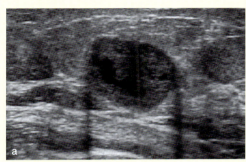 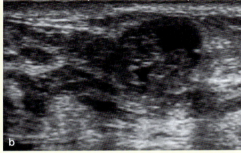

図5 充実型浸潤性乳管癌
充実型浸潤性乳管癌の場合は a のように腫瘍の中央に近い部分に無エコーの嚢胞様構造を呈することが多いが，ときに b のように壊死部分が腫瘍辺縁近くまで認められ，あたかも嚢胞内乳頭腫のような像を呈することがある．嚢胞内腫瘍の場合は嚢胞壁から充実性部分が立ち上がる像を呈し，立ち上がりが急峻か広基性であるかによって良悪性の鑑別を行う．

知っておきたい臨床事項② 腫瘍内部高エコー像

壊死や癌巣の隔壁様線維性構造により内部に高エコー像を伴うことがある．

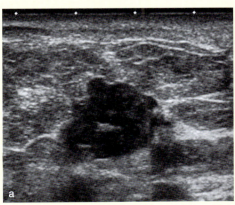 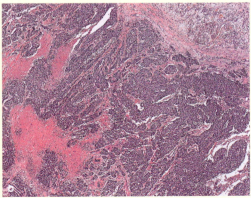

図6 充実型浸潤性乳管癌
a：超音波．超音波での高エコー像は，石灰化と誤認しやすいため acoustic shadow の有無に注意して観察する．石灰化の有無はマンモグラフィで確認する．
b：病理組織像（HE 染色）．腫瘍細胞が不規則な形の充実性癌巣を形成しながら腫瘤を形成している．腫瘍中心部には地図状の壊死を伴っているが，石灰化は確認されない．

1．マンモグラフィで腫瘤をみるケース
3）微細分葉・鋸歯状

❸ 非浸潤性乳管癌 ductal carcinoma in situ（DCIS）

植弘奈津恵・大井恭代

画像診断・日常診療のポイント

▶ 不整形の腫瘤を呈することが多いが，超音波では周囲に浸潤を疑う帯状の境界部高エコー像は認めない．
▶ 造影MRIでは，漸増性に造影される腫瘤非形成性の非浸潤性乳管癌 ductal carcinoma in situ（DCIS）とは異なり，早期に濃染し，後期にwashoutされるパターンを呈することがある．

典型所見

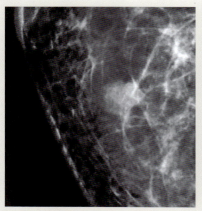

図1 マンモグラフィ
辺縁微細分葉状，等濃度の不整形腫瘤を認める．

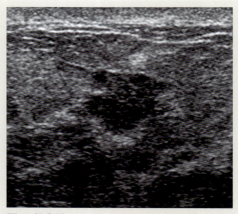

図2 超音波
内部エコーが不均質な不整形の低エコー腫瘤を認める．腫瘤周囲には浸潤を疑う帯状の境界部高エコー像は認めない．

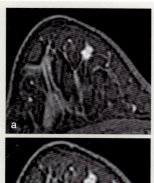

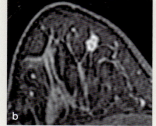

図3 MRI
a：造影MRI 早期相，b：造影MRI 後期相．腫瘤は早期より造影され，後期では内部がwashoutされて隔壁様構造が造影されている．

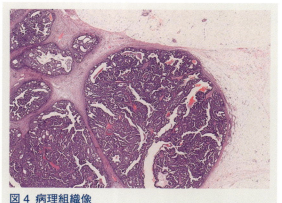

図4 病理組織像
嚢胞状に拡張した乳管内に腫瘍細胞が乳頭状に増生し，集簇している．間質浸潤はみられない．

鑑別診断

① **縦横比（D/W）が小さい→乳腺症**：硬化性腺症などの不整形を示す乳腺症と非浸潤性乳管癌は画像での鑑別診断は困難なことが多い．コア針生検（CNB）/吸引式組織生検（VAB）で鑑別可能．

② **乳頭近傍の腫瘤→乳管内乳頭腫**：偽浸潤を伴うと一部境界不明瞭となり，画像での鑑別診断は困難なことが多い．CNB/VAB で鑑別可能な場合もあるが，異型の弱い DCIS の場合は摘出生検での診断が必要となることがある．

③ **境界明瞭な楕円形腫瘤→線維腺腫**：内部エコーが均一．細胞診で鑑別可能．

④ **不整形，乳管内進展部分が多い→乳管内成分優位の浸潤性乳管癌**：前方境界線の断裂，腫瘤周囲の帯状エコーなど浸潤を疑う所見がある．CNB/VAB で鑑別可能であるが，浸潤部分が小さい場合は摘出標本での診断が必要．

知っておきたい臨床事項　　境界明瞭な腫瘤形成性 DCIS

DCIS は間質への浸潤がないため，腫瘤の境界は基本的には明瞭となることが多い．

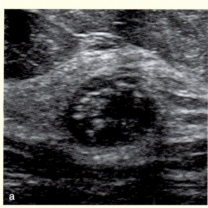 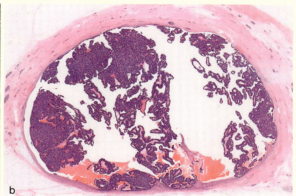

図5 非浸潤性乳管癌
a：超音波．円形や楕円形の腫瘤の場合，線維腺腫や乳管内乳頭腫，嚢胞内乳頭腫などの良性病変との鑑別が困難なことがある．
b：病理組織像．嚢胞内乳頭状パターンをとる非浸潤性乳管癌は，通常，細胞異型が軽度であり，細胞診や針生検のみでは嚢胞内乳頭腫との鑑別がむずかしい場合もある．

1. マンモグラフィで腫瘤をみるケース
3) 微細分葉・鋸歯状

④ 粘液癌 mucinous carcinoma

橋本梨佳子・広田由子

画像診断・日常診療のポイント

- ▶ 粘液産生を特徴とし，ほぼ腫瘍全体が粘液状の癌巣で占められるもの．浸潤性乳管癌を伴わないものが純型，伴うものを混合型と分類する．
- ▶ 純型は比較的境界明瞭な円形から分葉形腫瘤を呈する．超音波では内部エコーレベルが比較的高く，後方エコーレベルは粘液成分を反映して増強する限局性腫瘤を呈する．
- ▶ 純型では比較的限局性で一般の浸潤性乳管癌と比べ予後が良い．

純型粘液癌

典型所見

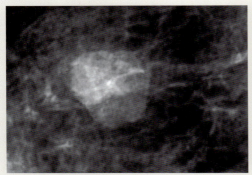

図1 マンモグラフィ
分葉形で比較的境界明瞭な等濃度腫瘤．

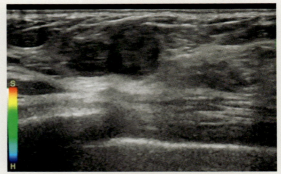

図2 超音波
縦横比 (D/W) が高く，境界粗ぞう，内部エコーが等エコーレベルで後方エコーが増強．

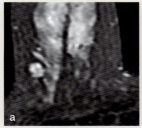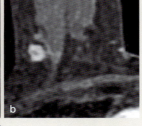

図3 ダイナミック造影 MRI
a：T2 強調画像．T2 で粘液成分を反映し高信号を呈する腫瘤．
b：T1 強調画像．造影後期にかけ造影効果が漸増するパターン．ring-enhancement を呈する境界，やや粗ぞうな限局性腫瘤．

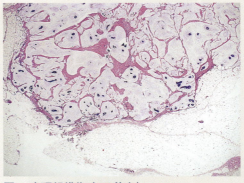

図4 病理組織像（HE 染色）
比較的境界明瞭な腫瘤で，豊富な粘液湖の中に軽度の異型を有する腫瘍細胞が小塊状に浮遊する所見を認める．

鑑別診断

① 楕円形，微細分葉形→線維腺腫，乳管内乳頭腫，囊胞内乳頭癌：内部不均質でエコーレベルが等～高エコーである．細胞診で鑑別可能である．
② 内部に囊胞構造を認める→充実型浸潤性乳管癌，乳管内乳頭腫：細胞診で鑑別可能である．
③ 内部に石灰化を伴う→囊胞内乳頭癌，乳管内乳頭腫：淡く微細な分泌型石灰化を認める．ダイナミックMRIでは造影効果が漸増するパターンを呈する．細胞診で鑑別可能である．
④ MRIでリング状造影効果を呈する腫瘤→充実型浸潤性乳管癌，基質産生癌，囊胞内乳頭癌，扁平上皮癌：充実型浸潤性乳管癌，囊胞内乳頭癌，扁平上皮癌は内部に血性液体成分を伴い，T1強調画像で内部高信号を呈する．細胞診で鑑別可能である．

知っておきたい臨床事項　癌細胞が非常に少ない純型粘液癌

純型粘液癌は，高濃度乳腺の場合，マンモグラフィやMRIで描出困難であり，脂肪性乳腺の場合は超音波で描出困難となる傾向があり，検診の感度低下に注意が必要である．

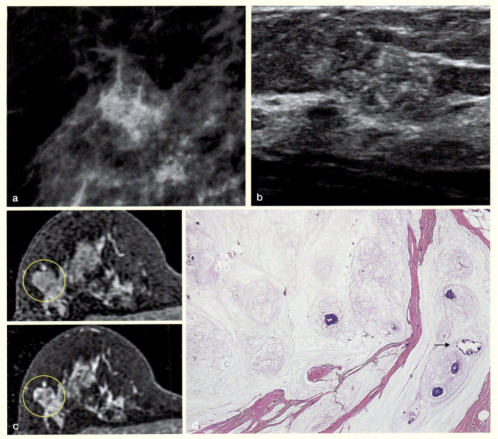

図5 粘液癌
a：マンモグラフィ．分葉形腫瘤と内部に淡い微細石灰化を呈し典型的なカテゴリー4の腫瘤を呈する．b：超音波．内部微細石灰化と粘液を反映しエコーレベルが比較的高く腫瘤の認識が難しい．c：ダイナミックMRI．上の造影早期相では造影効果を認めず，下の造影後期相では背景乳腺の増強効果と非常に微細なリング状造影効果が非常に鑑別困難な状況であった．d：病理組織像（HE染色）．粘液湖内に浮遊する癌細胞が少なく，微細石灰化（→）を認める．

1．マンモグラフィで腫瘤をみるケース
3）微細分葉・鋸歯状

❺ 浸潤性小葉癌 invasive lobular carcinoma

橋本梨佳子・広田由子

画像診断・日常診療のポイント

▶ マンモグラフィでは一般的に濃度を伴わない構築の乱れや，局所的非対称性陰影（FAD）を呈する．しばしば腫瘤を伴うことがあり，境界が微細鋸歯状，スピキュラを伴う不整形腫瘤を呈する．

▶ 浸潤性乳管癌と比較し微小な病変はマンモグラフィの感度が低く，MLOとCCの2方向の慎重な読影が必要である．

典型所見

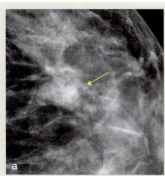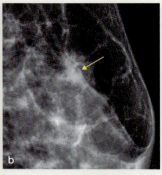

図1 マンモグラフィ
aのCCでは一部スピキュラ様を呈する高濃度不整形腫瘤が認められる．bのMLOでは中心に濃度を伴わないFADを認め，境界が微細鋸歯状である（→）．

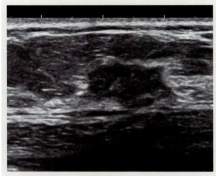

図2 超音波
境界不明瞭，内部エコー不均質な不整形低エコー腫瘤．境界部高エコー像と構築の乱れを伴う．

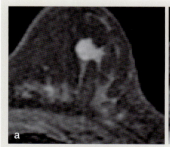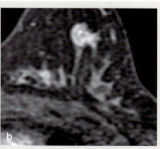

図3 ダイナミック造影MRI
a：T1強調画像1分，b：T1強調画像8分
MRIにて造影後期（8分）が有意に造影される不整形，内部不均一，一部境界不明瞭な腫瘤．

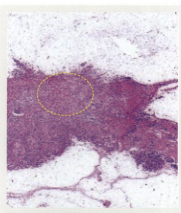

図4 病理組織像（HE染色）
脂肪織浸潤を伴う境界不明瞭な腫瘤．小型で結合性に乏しい，軽度偏在傾向の核を有する腫瘍細胞がびまん性・索状に増生する．

鑑別診断

① 微細鋸歯状，スピキュラを伴う腫瘤→硬性型浸潤性乳管癌，硬化性腺症，術後瘢痕：どの組織も内部不均一，中心濃度は低い傾向であり，画像での鑑別は困難なため組織生検は必須．

② 構築の乱れ→硬化性腺症，radial scar lesion，術後瘢痕，硬性型浸潤性乳管癌，アポクリン癌，非浸潤性乳管癌：MLO，CC いずれか 1 方向のみ描出されることも多く，超音波，MRI で位置の評価，病理組織を含めた総合的診断が重要．組織生検時，線維化の一部のみが採取されることがあり，画像で中心部の評価がむずかしい場合は，吸引式組織生検（VAB）が妥当である．

知っておきたい臨床事項① 構築の乱れを呈した多中心性浸潤性小葉癌の 1 例

浸潤性小葉癌は一般的にダイナミック造影 MRI で癌細胞密度が低く，緩徐に造影され，背景乳腺の増強効果を伴うと広がり診断に苦慮する．しばしば断端陽性が認められる．術前にすべてのモダリティから慎重な広がり診断が必要である．

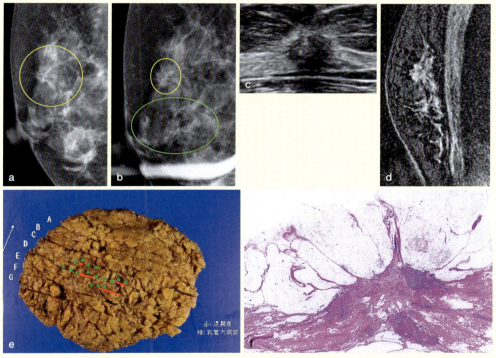

図5 多中心性浸潤性小葉癌；術前画像評価
a：マンモグラフィ MLO，b：MLO スポット．中心に濃度を伴わない spiculation．スポットでは乳頭よりに淡い構築の乱れ（緑）を認め，多中心性の病変が疑われる．
c：超音波．境界不明瞭で境界部高エコー像を伴う不整形低エコー腫瘤．内部エコー不均質．概ね 1.5 cm 程度の限局性病変として描出．
d：MRI 矢状断．ダイナミック MRI 造影後期の画像．マンモグラフィの spiculation と同部位に淡い不整造影効果を認めた．しかし背景乳腺の増強効果にて広がり診断は困難．
e, f：多中心性浸潤性小葉癌；術後病理結果（マクロ，HE 染色）．非浸潤性小葉癌を介して浸潤性小葉癌が多中心性に広範な広がりを認めた．

3）微細分葉・鋸歯状

❻ 浸潤性微小乳頭癌 invasive micropapillary carcinoma（IMPC）

橋本梨佳子・広田由子

画像診断・日常診療のポイント

- 浸潤性微小乳頭癌（IMPC）は乳癌全体の1～5％程度を占め，特殊型の一亜型である．
- 多くは浸潤性乳管癌の部分像として認められるため特徴的な画像所見はないとされる．その含有率によって画像所見が変化すると考えられるが，不整形腫瘤を呈するとの報告も多い．
- IMPCの混在を認めた場合，脈管侵襲，特にリンパ管侵襲やリンパ節転移が多いとされ，予後不良との報告もある．また娘結節が多いとの報告もあり，慎重な術前広がり診断・リンパ節評価が重要である．

典型所見

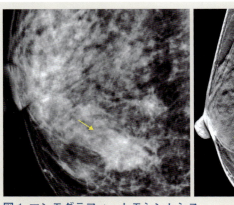

図1 マンモグラフィ・トモシンセシス
境界微細鋸歯状の高濃度不整形腫瘤（→）．

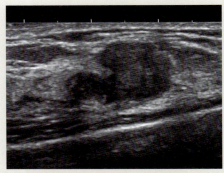

図2 超音波
境界明瞭粗ぞう，内部エコー不均質，後方エコー増強を伴う分葉形低エコー腫瘤．

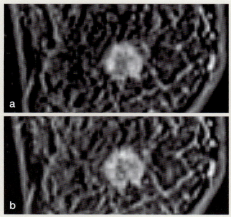

図3 ダイナミックMRI
境界微細鋸歯状，内部不均一に造影される不整形腫瘤．
a：造影早期から濃染される．
b：造影後期相でwashout patternを呈する．

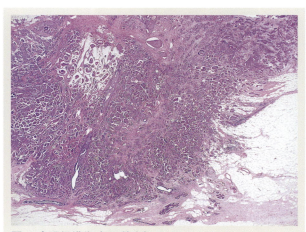

図4 病理組織像（HE染色）
比較的境界明瞭な腫瘤で，微小乳頭状構造を呈する腫瘍．細胞が比較的小型の癌胞巣を形成し，周囲には空隙がみられる．腫瘍細胞の核異型は中等度相当で，細胞質はやや好酸性である．

❻ 浸潤性微小乳頭癌 invasive micropapillary carcinoma (IMPC)

鑑別診断・臨床的特徴

境界不明瞭・微細鋸歯状腫瘤→充実型浸潤性乳管癌，硬性型浸潤性乳管癌，粘液癌：内部不均質で不整形，境界不明瞭な腫瘤を呈する．ほとんどは浸潤性乳管癌との混合パターンであるが，細胞診で特徴的な像を示す．IMPC の部分が採取できた場合は鑑別可能である．

知っておきたい臨床事項　純型 IMPC 症例の特徴とリンパ管侵襲

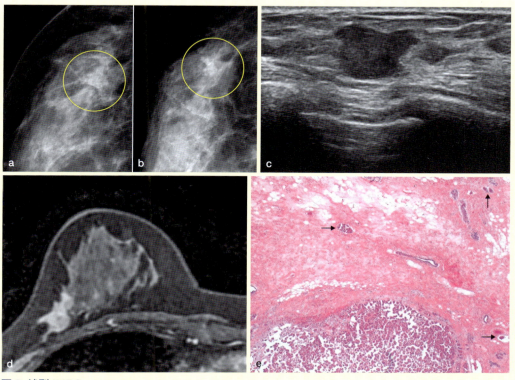

図 5 純型 IMPC

a, b：マンモグラフィ．淡い局所的非対称性陰影（FAD）を呈する．スポット撮影（b）でもやや濃度上昇を認めるも全体的に軟らかい腫瘤であり，高濃度不整形腫瘤は呈さない．

c：超音波．境界明瞭粗ぞう，内部エコー不均質な不整形低エコー腫瘤を認める．後方エコーは増強しており細胞密度が高い腫瘍である．近傍に同様の小さな腫瘤として娘結節を認めた．

d：MRI．ダイナミック MRI で造影早期相から全体がモザイク状に濃染する不整形腫瘤．超音波で認めた娘結節とは一塊となっている．

e：病理組織像（HE 染色）．腫瘍の多くが IMPC 成分であり，高度のリンパ管侵襲を伴う（→）．

1. マンモグラフィで腫瘤をみるケース
4）spiculation を伴う腫瘤

❶ 硬性型浸潤性乳管癌 invasive ductal carcinoma, scirrhous type

岡南裕子・小塚祐司・國分優美

> **画像診断・日常診療のポイント**
> ▶ マンモグラフィでは不整形の腫瘤として描出され，辺縁にスピキュラを伴うことが多い．
> ▶ 超音波では間質の線維増生を反映して後方エコーの減弱や，周囲脂肪織への浸潤を反映して境界部高エコー（halo，ハロー）を伴う不整形低エコー腫瘤として描出される．
> ▶ MRI でもスピキュラを伴う不整形腫瘤として認められることが多い．

典型所見

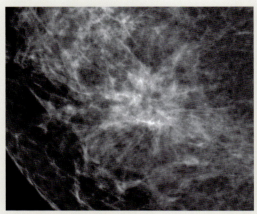

図1 マンモグラフィ
等濃度〜やや高濃度の不整形腫瘤で，辺縁に棘状の線状影やスピキュラを伴っている．

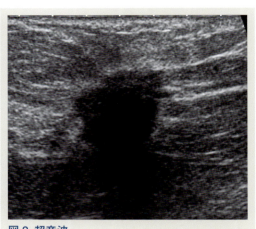

図2 超音波
縦横比（D/W）は大きく，境界部高エコー像を伴う不整形腫瘤である．内部エコーは極めて低く，内部構造はわからない．豊富な線維を反映し，後方エコーは減弱している．前方境界線の断裂もみられる．

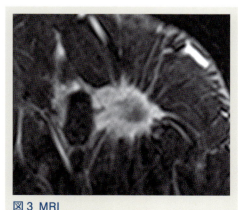

図3 MRI
スピキュラを伴う腫瘤の内部は造影効果が弱く，線維化によるものと考えられる．腫瘤辺縁部のダイナミックカーブは fast-washout pattern を呈していた．

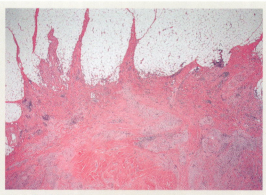

図4 病理組織像
索状や小塊状，癒合腺管状配列を示す癌胞巣が，線維性間質の介在を伴いつつ周囲組織に浸潤する．硬性型浸潤性乳管癌は，乳管内癌成分が少量で介在する間質が豊富である．また，腺管形成型浸潤性乳管癌あるいは充実型と種々の程度に混在する例も存在する．硬性型浸潤性乳管癌でスピキュラを伴う腫瘤は，狭義のものが多い．

❶ 硬性型浸潤性乳管癌 invasive ductal carcinoma, scirrhous type

> **鑑別診断**
> ① D/W が小さい→浸潤性小葉癌：超音波では中心部のエコーレベルがより低エコー域を呈することが多い．細胞診では腫瘍細胞が十分に採取されれば診断可能であるが，腫瘍細胞の異型が乏しく，採取される腫瘍細胞も少量のことが多いため，診断不可能なこともある．針生検では癌の診断は可能であり，確定診断には E-cadherin などの免疫染色が必要となることもある．
> ② マンモグラフィで腫瘤の濃度が低い→放射状硬化性病変：超音波では構築の乱れや低エコー域を示し，後方エコーの減弱を伴う．細胞診・針生検で良性の診断は可能．
> ③ 腫瘤径が小さい→管状癌：画像所見では鑑別不可能．病理の確定診断には全体像での評価が必要であり，細胞診や針生検でも推定診断となる．

知っておきたい臨床事項① スピキュラとは

スピキュラとは癌が Cooper 靱帯を巻き込み，ひきつられることによって現れる画像所見であり，Cooper 靱帯への癌の浸潤は必須ではない．

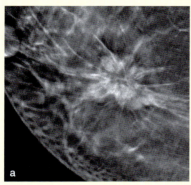 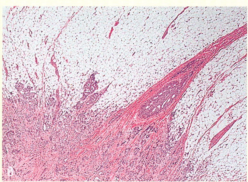

図5 硬性型浸潤性乳管癌
a：症例のマンモグラフィトモシンセンス．乳腺が重ならないため，スピキュラがよりよく観察できる．b：病理組織像．周囲脂肪組織には癌細胞の浸潤がみられる．（肥厚した）Cooper 靱帯には癌細胞はみられない．

知っておきたい臨床事項② 後方エコーが減弱・消失しない硬性型浸潤性乳管癌

後方エコーの減弱・消失は腫瘤内部の膠原線維の増生によるため，内部に浮腫状変化や細胞成分が多いと，後方エコーは減弱・消失しない．

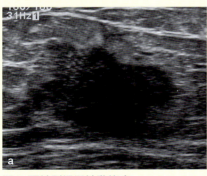 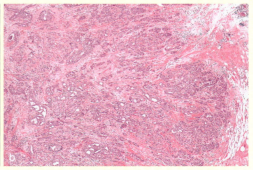

図6 硬性型浸潤性乳管癌
a：境界不明瞭な不整形低エコー腫瘤．内部エコーには微小な乳頭状構造を反映して淡い点状高エコー（石灰化なし）がみられる．後方エコーは不変である．
b：腫瘍内に占める癌細胞の面積が多く，癌胞巣間の膠原線維性間質の割合が少ない症例．

1．マンモグラフィで腫瘤をみるケース
4) spiculation を伴う腫瘤

❷ 管状癌 tubular carcinoma

岡南裕子・小塚祐司・國分優美

画像診断・日常診療のポイント

- 典型的な所見はマンモグラフィではスピキュラを伴う小腫瘤といわれるが，硬性型浸潤性乳管癌と画像上区別するのはむずかしい．
- 小型で異型の乏しい癌細胞は，細胞診では採取量が不十分となり診断することがむずかしい．コア針生検（CNB）/吸引式組織生検（VAB）での診断が必要となる．
- 日本では乳癌全体の 0.3〜0.4％程度である．
- 浸潤性乳管癌の最も高分化な形態で，浸潤性乳管癌よりもやや若い年齢層に発生し，さらに予後が良いとされている．

典型所見

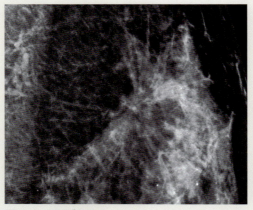

図1 マンモグラフィ
長いスピキュラが一点に集中し，中心には濃度は淡いが腫瘤を疑う病変を認める．

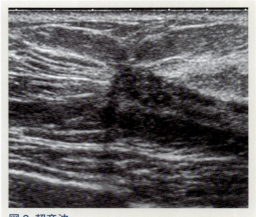

図2 超音波
境界不明瞭で内部エコー不均質な低エコー腫瘤を認める．腫瘤を中心に周囲の乳腺がひきつれており，構築の乱れを認める．

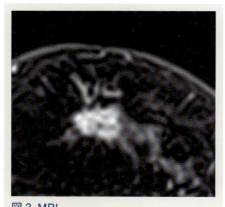

図3 MRI
スピキュラを伴う腫瘤はやや不均一な造影効果を示し，この前後の画像から周囲乳腺のひきつれを伴う腫瘤であることが確認された．ダイナミックカーブは fast-persistent pattern を呈していた．

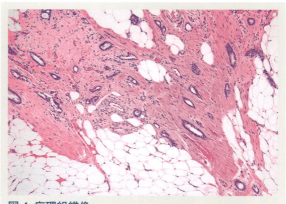

図4 病理組織像
一層の腺上皮が円形あるいは類円形の明瞭な腺管を形成し，乱雑に浸潤増殖する．腺管は一部が角張っていることが多い．核異型は軽度で豊富な線維性間質を伴う．明瞭な小管状の浸潤形態が少なくとも90％を占めるものを管状癌と分類する．

> **鑑別診断**
> ① 腫瘤の濃度が低い，透亮性→放射状硬化性病変：腫瘤ははっきりしない．CNB/VAB で鑑別可能．
> ② 縦横比（D/W）が小さい→浸潤性小葉癌：腫瘤というよりも低エコー域を示す．細胞診・針生検で鑑別可能な場合もある（硬性型浸潤性乳管癌の鑑別診断 p119 を参照のこと）．
> ③ 腫瘤が比較的大きい→硬性型浸潤性乳管癌：画像では鑑別不可能．細胞診・針生検で鑑別可能．

知っておきたい臨床事項 検診超音波で指摘された症例

通常のマンモグラフィ撮影では指摘されにくい部位に発症した管状癌．スクリーニング超音波では，マンモグラフィ撮影範囲外になる部位をカバーできるような観察走査を心がけたい．

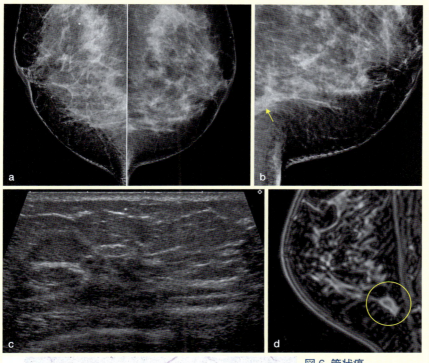

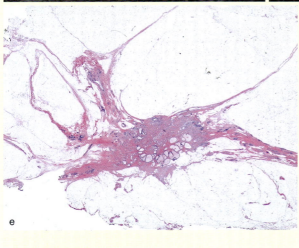

図6 管状癌
a：検診マンモグラフィ．指摘できる所見はなく両側カテゴリ 1．
b：精査マンモグラフィ．超音波検査で指摘された部位が入るよう，通常よりも内側を挟んで撮影している．スピキュラを伴う等濃度腫瘤（あるいは構築の乱れを伴う FAD）がみられる．
c：超音波．スクリーニングで 7 時方向にわずかな構築の乱れを伴う低エコー腫瘤がみられた．腫瘤径＝9.4×7.6×5.4mm．正常乳腺が明らかにみえる領域よりもさらに末梢の脂肪の中に出現する病変であった．
d：MRI．T1 強調画像．造影効果不均一でわずかなスピキュラを伴う腫瘤が，乳腺尾側末梢にみられる．
e：病理組織像．線維増生とともに，脂肪織を巻き込むように不整形の腫瘤を形成している．

1. マンモグラフィで腫瘤をみるケース
4) spiculation を伴う腫瘤

❸ 浸潤性小葉癌 invasive lobular carcinoma

岡南裕子・小塚祐司・國分優美

> **画像診断・日常診療のポイント**
> ▶ 間質成分が多いとマンモグラフィではスピキュラを伴う腫瘤性病変として認められることがあり，硬性型浸潤性乳管癌との鑑別が困難な場合がある．
> ▶ 超音波でも境界部高エコー，後方エコー減弱を伴う辺縁不整な腫瘤や低エコー域として認められる．硬性型浸潤性乳管癌と比較すると横方向への広がりが強く，縦横比（D/W）が小さい．
> ▶ MRI はマンモグラフィや超音波に比べて病変の描出能が高いが，進展範囲を過小評価することもある．
> ▶ 画像診断での局在よりも広い範囲で浸潤していることが多い．

典型所見

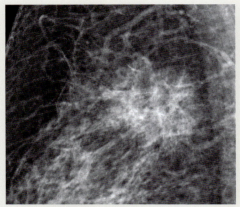

図1 マンモグラフィ
腫瘤は不整形で，境界不明瞭，腫瘤内部は等濃度である．腫瘤辺縁は微細鋸歯状で，スピキュラを伴う．

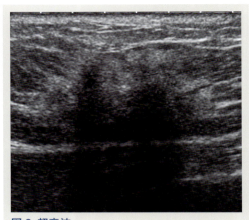

図2 超音波
境界不明瞭な不整形低エコー腫瘤，後方エコー減弱し境界部高エコー像を伴う．D/W は小さい．

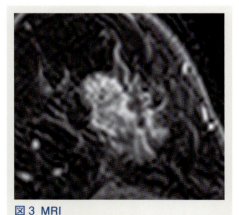

図3 MRI
腫瘤辺縁部は微細鋸歯状で，辺縁部は内部よりやや強い造影効果を示している．ダイナミックカーブは fast-washout pattern を呈していた．

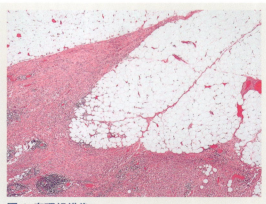

図4 病理組織像
小型均一な腫瘍細胞が索状や個細胞性に浸潤増殖する．間質成分は豊富であるが，硬性型浸潤性乳管癌のような線維性間質反応を伴う場合と，間質反応に乏しい場合とがある．スピキュラを伴う腫瘤性病変を呈する症例は主に前者である．

鑑別診断

① **D/Wが大きい→硬性型浸潤性乳管癌**：不整形腫瘤で境界部高エコーや後方エコー減衰を伴う．細胞診・針生検で診断可能．
② **境界不明瞭な低エコー域→硬化性腺症（乳腺症）**：両側に多発している場合がある．細胞診・針生検で診断可能．

知っておきたい臨床事項　早期では画像所見に乏しい場合もある

　浸潤性小葉癌は，既存の乳腺組織の構築を破壊せずに浸潤性に増殖することもあり，画像所見が乏しいことも多い．そのため腫瘤を自覚して受診したときには，進行した状態でみつかることも，臨床ではしばしばある．医療過誤訴訟として多い組織型も浸潤性小葉癌といわれていることにも念頭に置いておく必要がある．

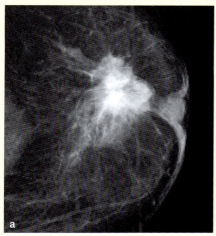 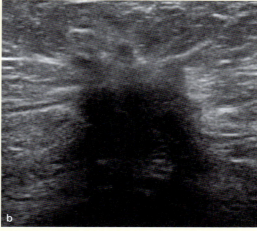

図5 浸潤性小葉癌
検診歴なし．しこりを自覚して来院．
a：マンモグラフィ．境界不明瞭でスピキュラを伴う不整形腫瘤，一部評価困難．乳頭の引き込み像を伴う．
b：超音波．境界不明瞭な不整形低エコー腫瘤，後方エコー減弱，D/Wは低く，境界部高エコーを伴う．

1. マンモグラフィで腫瘤をみるケース
4) spiculation を伴う腫瘤

❹ 非浸潤性乳管癌 ductal carcinoma in situ（DCIS）

岡南裕子・小塚祐司・國分優美

画像診断・日常診療のポイント

- 硬化性腺症内に，非浸潤性乳管癌（DCIS）が増殖する場合があり，その際にはマンモグラフィでスピキュラを伴う腫瘤の像を呈することがある．画像上は浸潤癌を疑うような所見である．
- 超音波では周囲乳腺の構築の乱れを伴う腫瘤あるいは低エコー域として認められる．
- 硬化性腺症と非浸潤性乳管癌が併存している場合，術前ではDCISの同定が困難な場合もあり，術前の切除範囲の決定には注意が必要である．

典型所見

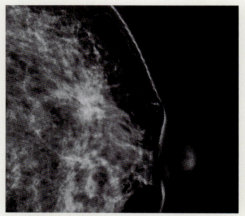

図1 マンモグラフィ
境界が微細分葉状なスピキュラを伴う不整形腫瘤，あるいは構築の乱れを伴う局所的非対称性陰影（FAD）として描出される．

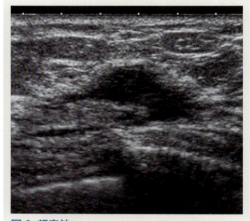

図2 超音波
縦横比（D/W）の小さい境界不明瞭な低エコー腫瘤を示し，後方エコーは不変である．前方境界線は保たれている．

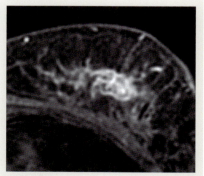

図3 MRI
構築の乱れの中心部に clustered ring enhancement を認める．ダイナミックカーブは fast-persistent pattern を呈していた．

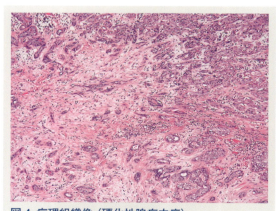

図4 病理組織像（硬化性腺症内癌）
DCISの合併に伴い，個々の腺腔は拡大するが，背景病変の硬化性腺症の構築，分布は保持される．画像所見ではDCISであるにもかかわらずスピキュラを伴う腫瘤の像を呈することがある．

鑑別診断

① マンモグラフィで腫瘤として濃度が高い→硬性型浸潤性乳管癌：超音波では D/W が大きい低エコー腫瘤である．細胞診で鑑別可能．
② マンモグラフィで腫瘤の濃度が低い→硬化性腺症（乳腺症）：超音波では低エコー域を示す．細胞診・針生検で鑑別可能である．
③ 前方境界線が断裂する低エコー域→浸潤性小葉癌：周囲に境界部高エコー像や後方エコーの減弱を伴う．細胞診・針生検で鑑別可能である (1-4)-①「硬性型浸潤性乳管癌」の鑑別診断 p119 を参照のこと）．

知っておきたい臨床事項　硬化性腺症経過中に発症した非浸潤性乳管癌

硬化性腺症は同時性・両側性乳癌および多発癌の頻度が高い．同側乳腺内や対側乳腺について慎重な精査・フォローアップが勧められる．

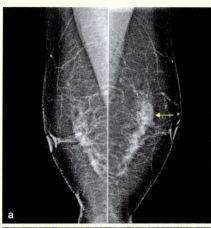
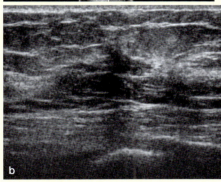
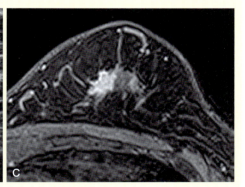

図5 非浸潤性乳管癌
a：マンモグラフィ．両側に構築の乱れが認められた両側硬化性腺症の症例．経過中に左側に DCIS を発症した．
b：超音波．経過観察中，超音波で乳頭近傍頭側に低エコー域が出現．
c：MRI．MRI では造影所見が出現した．

1. マンモグラフィで腫瘤をみるケース
4）spiculation を伴う腫瘤

❺ 硬化性腺症を伴う良性病変　benign lesion with sclerosing adenosis　岡南裕子・小塚祐司

画像診断・日常診療のポイント
- 硬化性腺症のみでは，マンモグラフィで構築の乱れあるいは局所的非対称性陰影（FAD）を伴う構築の乱れ止まりの所見であるが，硬化性腺症に腫瘤を形成する良性疾患を伴うと，スピキュラを伴う腫瘤として描出されることがある．
- 併存する良性疾患には乳管内乳頭腫やアポクリン化生，嚢胞性病変などがある．

硬化性腺症を伴う乳管内乳頭腫

典型所見

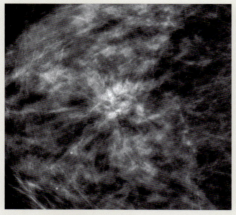

図1 マンモグラフィ
境界は微細分葉状，内部は等濃度～高濃度の不整形腫瘤で，スピキュラを伴う．

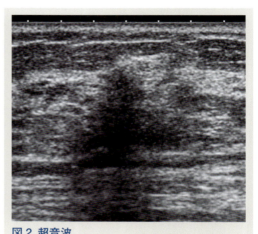

図2 超音波
縦横比（D/W）の高い，境界不明瞭な低エコー腫瘤を認め，後方エコーはやや減弱している．

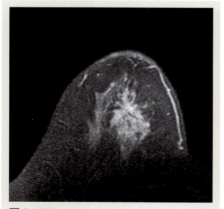

図3 MRI
超音波の所見よりも広い範囲で造影効果を認める．境界は不明瞭である．

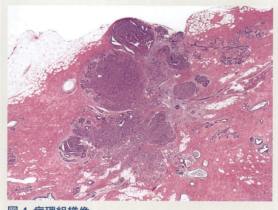

図4 病理組織像
硬化性腺症は，放射状硬化性病変や中枢型・末梢型乳頭腫と併存するほか，線維腺腫内に存在する場合（乳腺症型線維腺腫）や，硬化性腺症自体が集簇・融合して結節状の腫瘤を形成することもある（adenosis tumor あるいは nodular adenosis）．

鑑別診断

① **D/W が大きい→硬化型浸潤性乳管癌**：腫瘤の中心濃度が高い．後方エコー減弱や境界部高エコーを伴う．細胞診で鑑別可能．

② **不整な低エコー域→浸潤性小葉癌**：D/W が小さい．細胞診で鑑別可能．

③ **腫瘤が小さい，あるいは不明瞭→放射状硬化性病変**：中心が透亮性．細胞診や針生検では鑑別不可能な場合もある．

知っておきたい臨床事項　スピキュラを伴う良性腫瘤

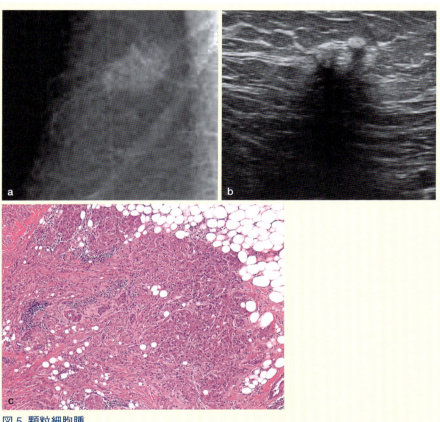

図 5 顆粒細胞腫
a：マンモグラフィ．スピキュラを伴う不整形腫瘤〜構築を伴う FAD を示す．
b：超音波．不整形腫瘤で境界は不明瞭，後方エコーは減弱している．
c：病理組織像．膠原線維の増生の中に，Schwann 細胞への分化を示す好酸性で顆粒状の豊富な細胞質を有する腫瘍細胞の増生を認める．

2. マンモグラフィで石灰化をみるケース

1) 総論的事項

白岩美咲

1. マンモグラフィで石灰化をみるとはどういうことか？

「石灰化があるから乳癌ができるのですか？」これは精密検査時に患者からよく受ける質問である．もちろん答えは「No」である．

乳房に生じたさまざまな病理学的変化の結果，石灰化が生じ，その石灰化をマンモグラフィで我々はみているのである．石灰化はマンモグラフィの最も描出を得意とする所見である．「石灰化をみて，乳房に起きている変化を類推すること」，これがマンモグラフィで石灰化をみることに他ならない．

2. 石灰化から病理学的変化を類推するには，石灰化を知ることが重要である

1. 石灰化が生じる種々の成因とその特徴を知る

a. 間質型石灰化

腺葉の外の間質に生じた石灰化である．線維腺腫の間質の硝子化で生じる石灰化が代表的で，動脈硬化による血管壁の石灰化や異物の石灰化も含まれる．ほとんどが良性である．一般に粗大であることが多い．

b. 分泌型石灰化

腺葉の中の小葉や乳管の内腔に生じた石灰化で，分泌物の濃縮・結晶化によって生じる．1mm 以下の時が多い．良悪性さまざまな病態で起こりえる．

c. 壊死型石灰化

細胞が壊死した部位に生じた石灰化で，多くは癌細胞の壊死による乳管内の壊死物質への石灰沈着によって生じる．2～3mm 程度の時が多いが，さらに粗大になる時もある．面皰型（comedo type）の乳管内癌が代表的であり，原則として悪性病変で起こる．

2. 明らかな良性の石灰化の成因を知る

1) 良性石灰化の特徴的な形態を知る

以下のものは形態の特徴から良性石灰化と判断することができる

a. 皮膚の石灰化

典型的には中央が透亮性．乳腺と重なると良悪の鑑別が必要な石灰化との区別がむずかしいときがある．

b. 血管の石灰化

血管の走行に一致している線状・レール状の管状石灰化（p137 図 6, p153 図 7）．

c. 線維腺腫の石灰化

粗大あるいはポップコーン状の石灰化．退縮した線維腺腫に認められ，背景に境界明瞭平滑な等～低濃度腫瘤を認めるときもある（p137 図 5）．

d. 乳管拡張症に伴う石灰化

時に分枝を伴う大きな桿状，管状，中心透亮性の石灰化．拡張した乳管内に石灰化が充満，あるいは石灰化が壁に沈着して生じる．乳管の走行に一致するため，良悪性の鑑別が必要な石灰化と迷うときがある（p153 図 5）．

e. 円形石灰化・中心透亮性石灰化

小さな嚢胞内に石灰化が充満あるいは壁に沈着して生じる．脂肪壊死のときもある．1mm 以上のものをいうが，孤立性の場合は 1mm 以下のものも含まれる．

f. 石灰乳石灰化　milk of calcium（図 1）

嚢胞内に析出・沈殿したカルシウムによる石灰化．内外方向（ML），内外斜位方向（MLO）撮影では半月状，三日月状，あるいは線状を呈し，頭尾方向（CC）撮影では淡い円形の陰影となる（tea cup sign）．

図1 石灰乳石灰化
a：MLO像, b：CC像

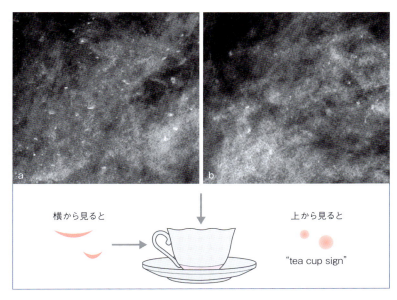

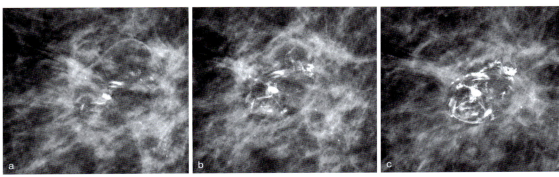

図2 異栄養性石灰化
a：温存術2年後, b：aの1年後, c：aの2年後

表1 良性石灰化の判定のポイント

形態	良性と判定できる特徴的な形態を示す（線維腺腫の石灰化や石灰乳石灰化など）
大きさ	乳癌の石灰化は乳管の中にできるので，乳管に収まらない粗大石灰化は良性と考える（5mm以上の粗大石灰化はほとんどが良性）
存在部位	乳腺外に存在する石灰化は良性と考える
分布	両側性に同じ形態の石灰化があれば，良性の可能性が高い

（日本医学放射線学会・日本放射線技術学会編．マンモグラフィガイドライン 第3版増補版，医学書院，71，2014 より一部改変）

嚢胞の大きさにより，さまざまな大きさの石灰化となる（p135 図5, p153 図6）．

　g. 縫合部石灰化
　縫合材料への石灰沈着で，近年目にする機会は減っている．放射線照射後の乳房に生じやすい．

　h. 異栄養性石灰化（図2）
　放射線照射後や外傷後に形成される．不整形，粗大で，透亮像を示したり，レース状のこともある．乳癌術後に認める場合，再発と迷うことがあるが，時間の経過と共に粗大になっていく（p153 図8）．

2) 良性石灰化の大きさや存在部位・分布の特徴を知る（表1）

乳癌の石灰化は原則として乳管の中にできる．乳癌は原則として乳管の走行に沿って広がっていく

・乳管内に収まらない粗大な石灰化は良性と考えられる．5mm以上の粗大な石灰化は，ほとんどが良

性と考えられる．
- 乳腺が存在しない部位の石灰化は良性である．乳腺外に存在する石灰化と同じ性状の石灰化が乳腺内にある場合，その石灰化も良性と考えられる．
- 両側性に同じ形態の石灰化が多発している場合は，良性の可能性が高い．
- 乳管の走行と関係なく広がる石灰化（びまん性/散在性・領域性）は良性の可能性が高い．

3. 良悪性の鑑別を必要とする石灰化を知る

1）形態から分泌型石灰化であるか壊死型石灰化であるかを推測する（図3）

a. 微小円形石灰化（p134〜137）
1mm以下の円形や楕円形の辺縁明瞭な石灰化である．孤立性の場合は円形石灰化であり，0.5mm以下の場合は点状石灰化（punctate）と呼ばれる．ほとんどが分泌型石灰化である．

b. 淡く不明瞭な石灰化（p137〜143）
円形やフレーク状で，非常に淡いため，明確に形態分類ができない石灰化である．拡大すると円形や多形性の形態がはっきりしてくることもある．多くは分泌型石灰化であるが，壊死型石灰化のときもある．

c. 多形性石灰化（p144〜151）
ビンを割った破片のような形態で，多角形で角を有している石灰化が典型的である．多くは壊死型石灰化である．ただし，角がなくても1つ1つの石灰化の濃度・大きさ・形がばらばらの場合，多形性石灰化とする（図4）．分泌型石灰化が多形性石灰化を示すこともある．

d. 微細線状・分枝状石灰化（p152〜159）
細長い不整形の石灰化で，線状や分枝状に見える石灰化である．乳癌が乳管内を進展し，石灰化が不整になった乳管内腔を埋めている状態（鋳型状石灰化）である．典型的な壊死型石灰化である．

2）分布から良性石灰化であるか悪性石灰化であるかを推測する（図5）
==乳癌の石灰化は原則として乳管の中にできる．乳癌は原則として乳管の走行に沿って広がっていく==

a. びまん性/散在性
石灰化は乳房全体に散在し，分布に一定の傾向を示さない．両側性のことが多い．通常は良性であるが，片側性の時は注意が必要である．

b. 領域性
石灰化は乳房の全体ではなく，一定の広い範囲に分布するが，1つの乳管腺葉系に一致しない．良性の可能性が高いが，片側性の時は注意が必要である．

c. 集簇性
限局した小範囲に多数の石灰化が分布する．良悪性いずれの可能性も考えられる．やや広めでも，比較的限局していて明らかな区域性や領域性とはいえない場合も含まれる．

d. 線状
石灰化は線状に配列している．乳管の走行に沿った分布の可能性が高く，悪性が疑われる．

e. 区域性
石灰化は乳管腺葉系に一致して分布している．同様の形態の石灰化の集簇像が多発して，全体として区域性に分布している場合も含まれる（図4）．悪性が疑われる．

3. 迷ったらどう考えるか…鑑別のポイント

1. びまん性・領域性 vs 区域性（図5）
領域性→石灰化が存在する範囲の長軸が乳頭の方向に向いていない．
区域性→石灰化が存在する範囲の長軸が乳頭の方向に向いている．
非常に広い乳管腺葉系の場合，石灰化が区域性に存在（図4）していても，一見びまん性にみえること

1) 総論的事項

図 3 良悪性の鑑別を必要とする石灰化
a：微小円形，b：淡く不明瞭，c：多形性，d：微細線状・分枝状

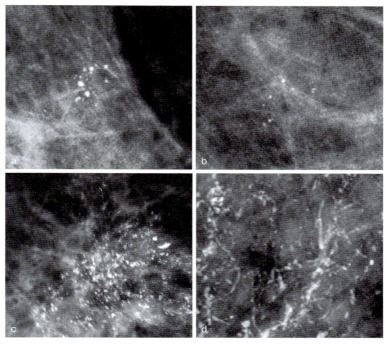

図 4 区域性に分布する多形性石灰化（非浸潤性乳管癌）
a：多形性石灰化の集簇像が複数認められ，全体として広く区域性に分布している．
b：aの集簇部の拡大像．角は取れていて丸みを帯びているが，形・大きさ・濃淡はさまざまで，不均一である．多形性石灰化である．

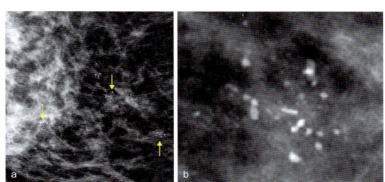

図 5 石灰化の分布
（日本医学放射線学会・日本放射線技術学会編．マンモグラフィガイドライン 第3版増補版，医学書院，49，2014 より一部改変）

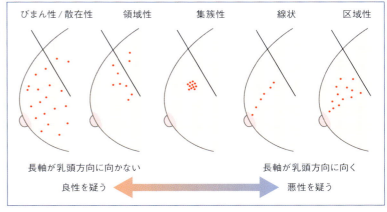

があるので，分布を注意深く読むことが重要である．

2. 集簇性 vs 区域性・領域性

集簇する石灰化であっても，モニタ読影において拡大していくと，個々の石灰化が離れることにより，

区域性や領域性分布と考えてしまうことがあるため，実寸大表示での分布を基本に判定する．
　一方，拡大表示によって，集簇する部位と少し離れて同様の形態の石灰化が存在するのに気づく時がある．一連の石灰化と考えられる場合は，その石灰化も含めて分布を検討する．

3. 微小円形 vs 淡く不明瞭 vs 多形性

　モニタ読影の場合，ピクセル等倍をはるかに超えて拡大表示すると，すべての石灰化が多形性に見えてくる．実寸大表示でわかりにくい石灰化は，淡く不明瞭な石灰化を基本に考える．そのうえで，ピクセル等倍表示での見え方を参考に，微小円形石灰化寄りか，多形性石灰化寄りかを判断する．

4. 乳管拡張症の石灰化 vs 微細線状・分枝状石灰化 (p152)

　いずれも乳管の走行に一致する石灰化のため，判断に迷うときがあるが，形態に着目する．
　乳管拡張症の石灰化→石灰化の辺縁は滑らかで明瞭，角は丸く濃度は高い．
　微細線状・分枝状石灰化→石灰化の辺縁は不整で不明瞭，角張っていて，内部に濃淡を認める．周囲に淡く不明瞭な石灰化を認めることも多い．

5. 線維腺腫の石灰化 vs 乳癌に伴う石灰化

　線維腺腫の石灰化は，乳管の向きに一致して存在せず，粗大で，濃度は高く，揃っている．ただし，生成の初期の過程では，良悪の鑑別を必要とする石灰化との鑑別に苦慮するときがある．また，粘液癌の粘液由来の石灰化は，粗大になることがあり，オーロラのように流れるなめらかな濃淡が一部に観察[2]された場合には，注意が必要である (p141 図5，p173 図5, 6)．

4. まとめ──マンモグラフィで石灰化をみたら，どのように考えていくか (図6)

1. 明らかな良性の石灰化かどうかを判定する
①特徴的な形態を示していないか（線維腺腫の石灰化，石灰乳石灰化など）．
②大きさや存在部位，分布が良性の石灰化を示していないか．

2. 良性の石灰化と判定できなかった場合，良悪性の鑑別を必要とする石灰化と考えて，形態と分布を見る
①形態から見た悪性の可能性
　微小円形＜淡く不明瞭＜多形性＜微細線状・分枝状
②分布から見た悪性の可能性
　びまん性/散在性・領域性＜集簇性＜線状・区域性

3. 病理学的変化を類推しながら，良悪性それぞれの可能性を考える
　フローチャートどおりに石灰化が生成されるわけではない
①典型的な形態や分布でない場合は良悪性を断定しない（表2）．
　病態を考えながら，典型的な場合に比べて，良性寄り，あるいは悪性寄りに読影する．
②他の所見の有無を確認する．
　所見は石灰化だけとは限らない
　・腫瘤や構築の乱れが随伴して認められていないか．
　・石灰化の背景濃度が，乳癌細胞の増殖を反映して上昇していないか．

4. 疾患を推定し，カテゴリーを判定する
　良性疾患を第一に推定する場合はカテゴリー3，悪性疾患を第1に推定する場合はカテゴリー4，悪性

図6 石灰化の診断のフローチャート
（日本医学放射線学会・日本放射線技術学会編．マンモグラフィガイドライン第3版増補版．医学書院，72，2014より一部改変）

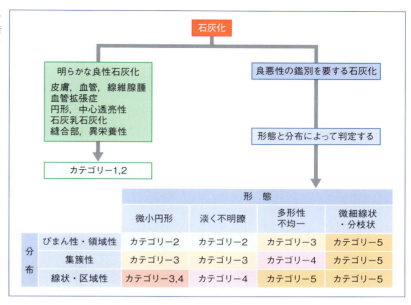

表2 注意を要する石灰化の診断

フローチャート（図6）よりやや悪性寄りに読影する石灰化	フローチャート（図6）よりやや良性寄りに読影する石灰化
・びまん性や領域性分布と思われるが片側性の石灰化 ・多形性と迷う淡く不明瞭な石灰化	・角が取れている多形性石灰化 ・数が少ない多形性や微細線状・分枝状石灰化 ・密度が低い石灰化 ・領域性と迷う区域性石灰化 ・一部で密度は高いが，両側びまん性に同様の石灰化を認める石灰化

（日本医学放射線学会・日本放射線技術学会編．マンモグラフィガイドライン 第3版増補版．医学書院，72，2014より一部改変）

疾患以外ほぼ考えられない場合はカテゴリー5の判定に原則としてなる．

5. 注意を要する石灰化（表2）

1. 典型的な角がある石灰化ではない，丸みを帯びた多形性石灰化
多形性石灰化は通常は悪性を疑うが，良性の可能性も考慮する．

2. 数が少ない微細線状・分枝状石灰化
形態としては壊死型石灰化であっても，非常に少数の場合は悪性と断定しない．微小円形石灰化が連なって線状に見えていないかも確認する．

3. 密度の高い石灰化
同じ集簇性であっても，密度の高い場合の方が低い場合に比べて，悪性が疑われる．ただし，分泌型と思われる形態の石灰化が高密度に集簇していても，同様の形態の石灰化が両側びまん性に認められる場合は，集簇している部で，乳腺症の変化が強く生じているだけの可能性が高い．

● 文献
1) 日本医学放射線学会他編．マンモグラフィガイドライン 第3版増補版．医学書院，45-50，71-72，2014
2) 岩瀬拓士他．石灰化を極める．金原出版，14，2015

2. マンモグラフィで石灰化をみるケース
2) 微小円形

❶ 嚢胞性病変 cystic lesion

白岩美咲・坂谷貴司

> **画像診断・日常診療のポイント**
> ▶ 嚢胞は乳管の変化の1つであり，乳腺症の部分像である．高頻度に遭遇する．
> ▶ 嚢胞内で分泌物中のカルシウム成分が析出し，粒状となった石灰化が底に沈殿することがある．マンモグラフィでは嚢胞自体は腫瘤として描出されず，内部の分泌型石灰化のみが微小円形石灰化として認められることも多い．
> ▶ 乳腺症の場合が多いが，嚢胞を伴う非浸潤性乳管癌（DCIS）においても認められる．

典型所見 嚢胞性病変

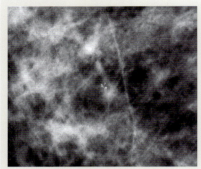

図1 マンモグラフィ
微小円形石灰化が集簇している．

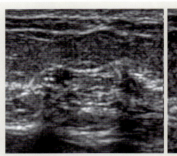

図2 超音波
嚢胞内に微細石灰化を示唆する点状高エコーを認める．

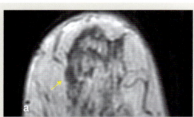
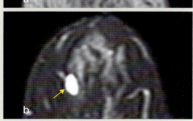

図3 MRI
a：T1強調画像で低信号を示す．
b：T2強調画像で高信号を示す．

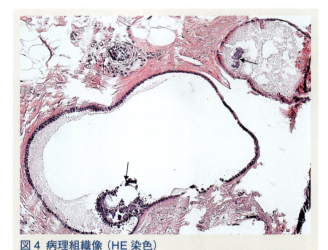

図4 病理組織像（HE染色）
嚢胞状に拡張した乳管内や嚢胞壁に接するように石灰沈着を認める（→）．検体内に石灰沈着があるため，標本作製における薄切時に爪で引っ掻いたようなアーチファクトが生じることも多い．

> **鑑別診断**
> ① 乳腺外に存在→皮膚や血管の石灰化：撮像方向を変えると鑑別可能となることがある．トモシンセシス撮影では皮膚の石灰化は乳腺外に明瞭に描出される．
> ② 区域性に分布→DCIS：乳腺症では，びまん性/散在性，領域性に認められることが多い．区域性に分布する場合は，DCISの可能性を考えて精査することが重要となる．

知っておきたい臨床事項① 石灰乳石灰化（milk of calcium）

嚢胞内に析出・沈殿したカルシウム成分は，ときに，ML（MLO）撮影にて半月状・三日月状・線状の陰影，CC撮影にて淡い円形の陰影を呈することがある（tea cup sign）．

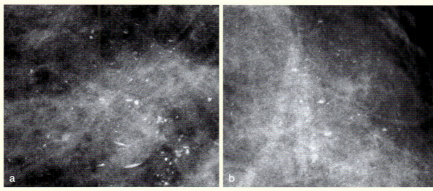

図5 微小円形石灰化と石灰乳石灰化
a：MLO撮影，b：CC撮影

知っておきたい臨床事項② 小嚢胞集簇DCIS

径数mm程度の複数の小嚢胞が局在性，区域性に集簇して認められるDCISがある．他の所見を伴っていることが多い．小嚢胞集簇のみが認められる場合の多くは乳腺症であり，DCISであることは非常にまれである．

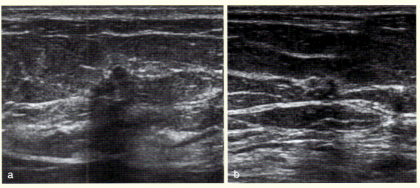

図6 小嚢胞が集簇した病変
a：乳腺症，b：DCIS

2. マンモグラフィで石灰化をみるケース
2) 微小円形

❷ 間質の石灰化 calcification of parenchyma

白岩美咲・坂谷貴司

画像診断・日常診療のポイント

- ▶ 腺葉の外の間質にできる石灰化であり，血管壁や皮膚の石灰化，線維腺腫の間質に起こる石灰化などが含まれる．基本的には良性である．
- ▶ 粗大になることが多いが，線維腺腫の石灰化のできはじめは微小円形石灰化として認められることがある．
- ▶ 正常乳管近傍の間質が硝子化して微小円形石灰化として認められることがある．乳管内の分泌型石灰化との区別はむずかしい．

典型所見　間質の石灰化

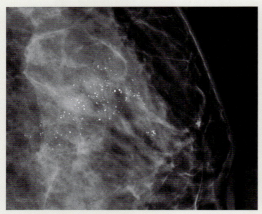

図1 マンモグラフィ
微小円形石灰化が領域性に認められている．

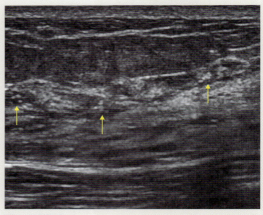

図2 超音波
微細石灰化を示唆する点状高エコーが認められる（→）．

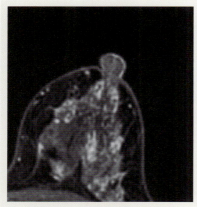

図3 MRI
背景乳腺の増強効果が認められるが，石灰化に一致した増強効果は認められない．

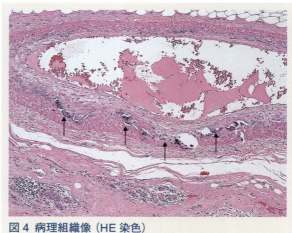

図4 病理組織像（HE染色）
動脈壁の中間部あたりに石灰沈着が散見される（→）．動脈の中膜石灰化の像．生理的老化によって普遍的に生じるが，遺伝性動脈疾患に伴って生じることもある．

> **鑑別診断**
> ① **区域性に分布→非浸潤性乳管癌（DCIS）**：乳管内の分泌型石灰化を見ている場合がある．低異型度の場合，少数で密度も低いときがあり，超音波では描出されないことも多い．
> ② **濃度・形・大きさが不均一→ DCIS**：丸みを帯びる多形性石灰化を見ている場合がある．集簇性・区域性に分布し，超音波で描出されなければ，ステレオガイド下吸引式組織生検での鑑別となる．

知っておきたい臨床事項① 線維腺腫の石灰化

石灰化の輝度は高く，濃淡差がなく，周囲に淡く不明瞭な石灰化をあまり認めない．背景に腫瘤影が認められないことも多い．ポップコーン様の石灰化が代表的であるが，粗大になるスピードはさまざまである．

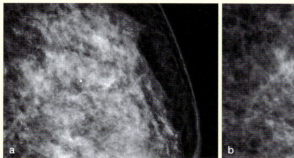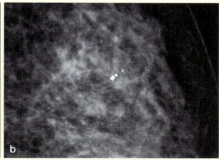

図5 線維腺腫の石灰化の変化
a：検診時，b：aの2年後．2年の経過で石灰化が粗大になっている．

知っておきたい臨床事項② 血管の石灰化

高齢者の太い動脈に動脈硬化によって生じる石灰化が多いが，ときに若年者に細動脈の壁由来と思われる石灰化が認められる[1]．

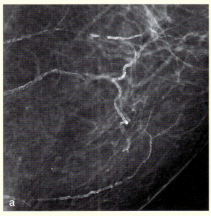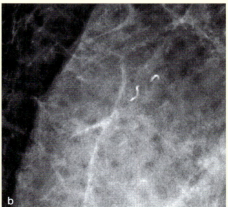

図6 血管の石灰化
a：動脈硬化に伴う石灰化，b：細動脈由来と思われる石灰化．

● 文献
1) 岩瀬拓士他．石灰化を極める．金原出版，81-82，2015

3) 淡く不明瞭な石灰化

❶ 非浸潤性乳管癌/乳管内成分優位の浸潤性乳管癌
ductal carcinoma in situ (DCIS)/papillotubular carcinoma

白岩美咲・小塚祐司

画像診断・日常診療のポイント

- 画像所見は多彩である．DCIS の発見契機は，マンモグラフィでは微細石灰化が最も多いが，腫瘤や局所的非対称性陰影（FAD），構築の乱れのときもある．超音波では乳腺内の低エコー域，小腫瘤，乳管の異常が，単独あるいは混在して認められる．
- 病理では，癌に伴う淡く不明瞭な石灰化は，低異型度の DCIS，あるいは乳管内成分優位の浸潤性乳管癌に付随する分泌型石灰化に相当することが多い．壊死型石灰化は通常は粗大であるが，分泌型と混在することもあり，小型の壊死型石灰化は画像で淡く不明瞭な石灰化として認められうる．
- 癌に伴う石灰化は集簇性あるいは区域性に分布する時が多いが，区域性分布が認められた場合は，特に注意が必要である．

典型所見　低異型度の (low grade) DCIS

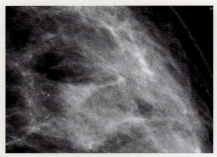

図1 マンモグラフィ
淡く不明瞭な石灰化が広めに集簇して認められている．

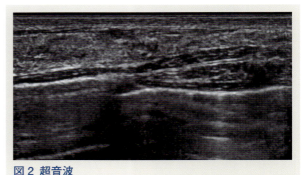

図2 超音波
マンモグラフィで石灰化を認めた部に一致して，点状高エコーを認める．背景に低エコー域がわずかに認められる．

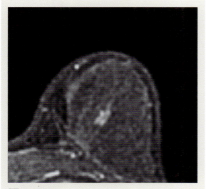

図3 MRI
マンモグラフィで石灰化を認めた部に一致して，局所性に slow-persistent の造影効果が認められる．腺症 adenosis などの良性病変との鑑別はむずかしい．

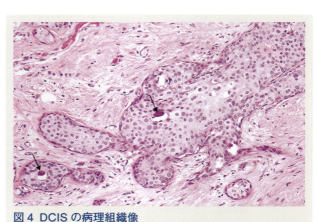

図4 DCIS の病理組織像
中拡大像．類円形核を有し，細胞境界明瞭な小型腫瘍細胞が拡張乳管内に充実性に増殖している．腫瘍胞巣内には微細な分泌型石灰化を認める（→）．低異型度の DCIS である．

❶ 非浸潤性乳管癌/乳管内成分優位の浸潤性乳管癌 ductal carcinoma in situ (DCIS)/papillotubular carcinoma

鑑別診断

① **分布がびまん性，領域性→乳腺症**：両側性のことが多い．石灰乳石灰化（milk of calcium）を認めることもある．
② **淡く不明瞭な石灰化が集まって粗大にみえる→粘液癌，粘液瘤様腫瘍 mucocele-like tumor (MLT)**：粘液湖内の小さな石灰化が密に集まって粗大に描出されることがある．

知っておきたい臨床事項　乳管内成分優位の浸潤性乳管癌

　DCIS と類似した画像所見を示すことも多い．超音波で腫瘤や低エコー域を認める部に加えて，広範な乳管内病変を周囲に有することがあり，マンモグラフィで石灰化の存在部位，MRI で造影効果を認める範囲を評価することが重要である．

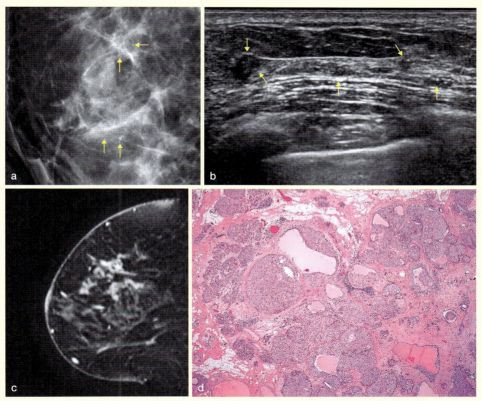

図5　乳管内成分優位の浸潤性乳管癌
a：マンモグラフィ．淡く不明瞭な石灰化が区域性に認められている．
b：超音波．縦横比が大で境界明瞭粗ぞうな辺縁の小腫瘤や内部に点状高エコーを有する小さな低エコー域が区域性に認められている．
c：MRI．早期相で区域性に造影効果が認められている．
d：病理組織像．ルーペ像．写真左中ほどに小型の不整腫瘍胞巣からなる浸潤癌成分が存在する．ただし腫瘍全体の輪郭は浸潤癌成分ではなく，概ね非浸潤癌成分に相当することになる．ルーペ像のため確認しづらいが，強拡大像では微細な石灰化が認められた．

2. マンモグラフィで石灰化をみるケース
3) 淡く不明瞭な石灰化

❷ 粘液癌 mucinous carcinoma

白岩美咲・小塚祐司

画像診断・日常診療のポイント

- 浸潤癌の特殊型に分類され，粘液産生を特徴とする．浸潤性乳管癌の随伴の有無で純型と混合型に分類され，特に純型では予後が良い．
- マンモグラフィ/超音波では境界明瞭平滑な円形や分葉形の腫瘤として認められることも多く，良性病変との鑑別がむずかしいことがある．
- 石灰化は間質に漏出した粘液湖内に生成されており，さまざまな大きさを呈する．
- MRIのT2強調画像では，粘液を反映して著明な高信号を示し特徴的である．早期相での信号増強効果は弱く，漸増性の濃染を示す．
- 病理では，純型の粘液癌はほぼ腫瘍全体が粘液で占められる浸潤癌である．粘液湖中の腫瘍細胞量で，粘液の方が優位なtype Aと腫瘍細胞成分が優位なtype Bに亜分類されることもある．石灰化はいずれのtypeでも生じうる．

典型所見

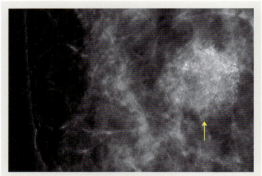

図1 マンモグラフィ
境界おおむね明瞭，一部やや不明瞭な高濃度の円形腫瘤を認め，内部には多数の淡く不明瞭な石灰化が認められる．

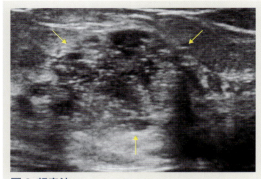

図2 超音波
境界明瞭粗ぞうなやや低〜等エコーの円形腫瘤を認め，後方エコーは増強している．内部には多数の点状高エコーが認められる．

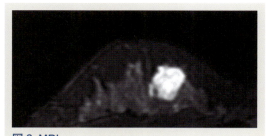

図3 MRI
T2強調画像で著明な高信号を示す円形腫瘤を認める．

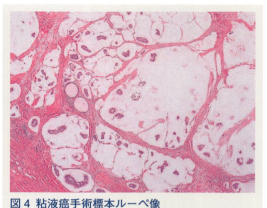

図4 粘液癌手術標本ルーペ像
大小の粘液湖が集簇する概ね境界明瞭な腫瘍がみられる．粘液湖中には癌細胞の小型集塊とともに，微細な石灰化物が浮遊している．

> **鑑別診断**
> ① 角のある多形性石灰化や微細線状石灰化を伴う→非浸潤性乳管癌（DCIS）：腫瘤を伴わず超音波で確認できない場合は，ステレオガイド下吸引式組織生検（VAB）が必要となる．
> ② ポップコーン状の石灰化を伴う→線維腺腫：腫瘤は楕円形で縦横比（D/W）は小さい．MRIで腫瘤内に低信号の隔壁様構造（dark internal septation）を認めるときがある．

知っておきたい臨床事項① 粗大な石灰化を伴う粘液癌

粘液を有する粘液癌や粘液瘤様腫瘍 mucocele-like tumor（MLT）では濃淡のある粗大な石灰化を形成することがある．粘液由来の間質に存在する石灰化である[1]．

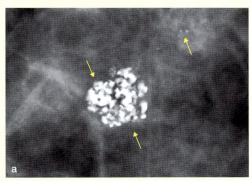
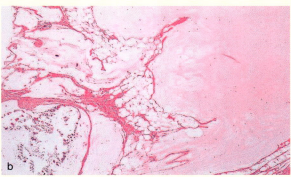

図5 粘液癌
a：マンモグラフィ．なめらかな濃淡のある粗大な石灰化が認められ，腫瘤内部に存在することが示唆される．粘液由来の石灰化で，粘液癌であった．少し離れて，淡く不明瞭な石灰化も少数認められる．b：手術標本ルーペ像．図4と比較すると，かなり大型の石灰化物が粘液内左方に認められる．写真内の腫瘍細胞は少量である．

知っておきたい臨床事項② MLT

粘液が乳管内から間質に漏出している病態[2]であり，多くは石灰化を伴う．VABで診断されることが多い．非面皰型のDCISを伴うこともある．

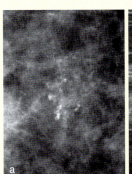
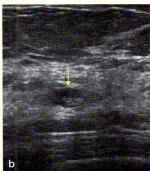
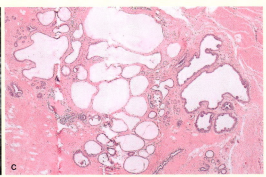

図6 MLT
a：マンモグラフィ．淡く不明瞭な石灰化，角のとれた多形性石灰化が広めに集簇して認められる．b：超音波．後方エコーの増強が認められる境界明瞭平滑な低エコー腫瘤の内部に，石灰化を示唆する点状高エコーが認められる．c：MLT＋ADHの手術標本 ルーペ像．写真中央に間質に漏出した粘液がみられる．石灰化物によって生じた標本作製時のメス傷が縦方向に2本認められる．右方には橋渡し状や低乳頭状構築を伴う異型乳管過形成 atypical ductal hyperplasia（ADH）を合併している．

● 文献
1) 岩瀬拓士他．石灰化を極める．金原出版．16，2015
2) 高橋雅士他．乳房画像診断の勘ドコロ．メジカルビュー社．240-242，2016

2. マンモグラフィで石灰化をみるケース
3）淡く不明瞭な石灰化

❸ 乳腺症 mastopathy, fibrocystic change

白岩美咲・小塚祐司

画像診断・日常診療のポイント

- ▶ 臨床的には疼痛を伴う乳房の硬結や腫瘤，乳頭分泌などをきたす病態である．
- ▶ 乳腺の上皮と間質における増生・退縮・化生などの変化が，さまざまな組み合わせで生じているのを反映して，多彩な画像所見を示す．
- ▶ 石灰化は，通常，分泌型石灰化である微小円形や淡く不明瞭な石灰化が，びまん性・領域性に認められる．両側性のことが多いが片側性のこともある．
- ▶ 病理学的にはアポクリン化生，嚢胞，乳管過形成，硬化性腺症や閉塞性腺症（高円柱状上皮変化）などの多彩な顕微鏡所見から構成される．分泌型石灰化はいわば細胞の老廃物から生成されるものなので，上皮増殖性病変であれば生じうるが，腺症に付随するものが比較的多い．

典型所見　乳腺症

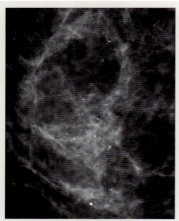

図1 マンモグラフィ
微小円形石灰化，淡く不明瞭な石灰化がびまん性に認められる．

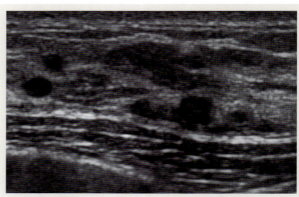

図2 超音波
小嚢胞が乳腺内に散見される．内部に点状高エコーを有する嚢胞も認められる．

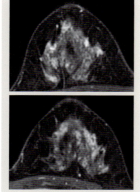

図3 MRI
背景乳腺の中等度の増強効果が両側で認められる．特異的な増強効果は指摘できない．

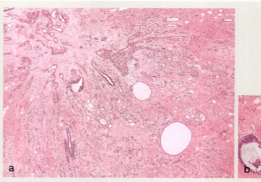

図4 病理組織像
a：ルーペ像．主に嚢胞や乳管過形成から構成される乳腺症．放射状硬化性病変様の腺管分布を示している．ルーペ像では確認しづらいが，微細な分泌型石灰化を伴う．
b：石灰化の拡大像．閉塞性腺症に分泌型石灰化がみられる．

> **鑑別診断**
> ① 分布が区域性→非浸潤性乳管癌（DCIS）：片側性の場合は，一見びまん性，領域性に見えても，広い区域性に存在している可能性を考え，注意が必要である．
> ② 石灰化の形態が多形性→DCIS：淡く不明瞭な石灰化に混在して，角がとれて丸みを帯びた多形性石灰化を認めることがある．

知っておきたい臨床事項①　両側性の石灰化

　基本的には，両側性，びまん性に同じ形態の微小円形石灰化，淡く不明瞭な石灰化を認めた場合は，乳腺症と判定してよい．石灰化の数には左右差があるときもある．

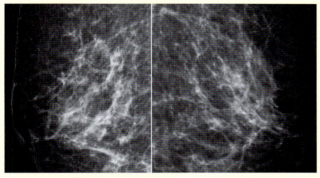

図5　マンモグラフィ
淡く不明瞭な石灰化がびまん性に認められる．右乳房に数が多いが，左右の石灰化は同じ形態である．

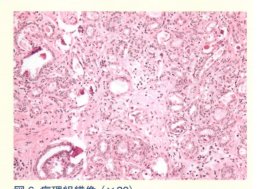

図6　病理組織像（×20）
腺症内の石灰化．一部に軽度の拡張を示す腺の増生がみられる．腺内腔には分泌型石灰化を認め，左方には大型石灰化物に起因する標本作製時のメス傷もみられる．

知っておきたい臨床事項②　点状高エコーを伴う低エコー域

　低エコー域は乳腺症，DCISいずれにても認められ，石灰化が点状高エコーとして内部に描出されるときもある．点状高エコーを伴う低エコー域はDCISで認められることが多いが，同様の低エコー域が同側他領域や対側に観察される場合，乳腺症に伴う石灰化の一部が点状高エコーとして描出されている可能性がある．

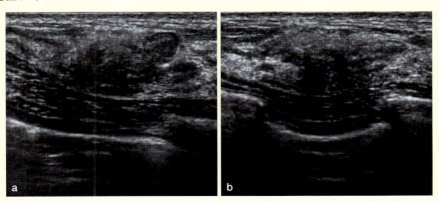

図7　乳腺症
a：右C区域，b：左C区域．両側乳房に同様の性状の斑状の低エコー域が認められる．乳管過形成 ductal hyperplasia であった．

2. マンモグラフィで石灰化をみるケース

4) 多形性

❶ 乳管内成分優位の浸潤性乳管癌/微小浸潤癌/非浸潤性乳管癌
invasive ductal carcinoma with a predominant intraductal component/microinvasive carcinoma/ductal carcinoma in situ（DCIS）

宇佐美 伸・大井恭代

画像診断・日常診療のポイント

▶ マンモグラフィにて多形性の石灰化を認めた場合，乳管内壊死型の石灰化の存在を疑い，病態としては面疱型（comedo type）の非浸潤性乳管癌（DCIS）およびそれを背景として間質浸潤を伴った乳管内成分優位の浸潤性乳管癌/微小浸潤癌を想定すべきである．

▶ 第17版以前の乳癌取扱い規約では乳頭腺管癌に分類されていた．いわゆる extensive intraductal component（EIC）に相当し，しばしばマンモグラフィ上，石灰化を伴う．

▶ 診断は，まず超音波検査を行い相当部位が描出できれば組織診（もしくは細胞診）を施行する．

▶ 超音波で部位が特定できない場合には，ステレオガイド下吸引式針生検を検討する．

典型所見

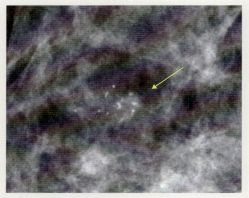

図1 マンモグラフィ
多形性，集簇する石灰化を認める（→）．個々の石灰化には角がある点がポイント．

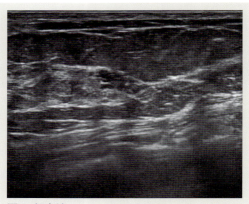

図2 超音波
マンモグラフィで描出されている石灰化相当部位に斑状低エコーと点状高エコーを認める．

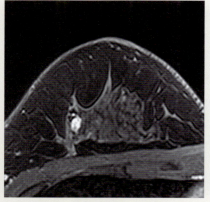

図3 MRI
超音波で認められる斑状低エコー域に一致した造影を認める．

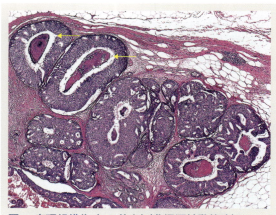

図4 病理組織像（HE染色）（非浸潤性乳管癌）
癌細胞が篩状あるいは充実性に増生する乳管が集簇する．乳管内癌巣の中心部は壊死に陥り（コメド壊死），壊死型の石灰化（→）を伴っている．

> **鑑別診断**
> ① やや粗大で丸みを帯びた石灰化→線維腺腫の石灰化（間質の石灰化）：特に形成の初期には多形性石灰化と判断されることがある．石灰化の背景に境界明瞭平滑・低濃度腫瘤（線維腺腫）を伴っているかどうかに注目する．
> ② 構築の乱れを伴った石灰化→（手術後，外傷後の）異栄養性石灰化：これも形成の初期には壊死型石灰化と鑑別困難なことがある．手術・外傷歴などの情報は重要．
> ③ 個々の石灰化は角がなく点状・微小円形であるが密度が高く，画像上重なって連珠様となり一見多形性にみえる石灰化→腺症の分泌型石灰化：悪性寄りに読み過ぎないよう注意．

知っておきたい臨床事項　"石灰化の大きさ"と悪性度

マンモグラフィにおける石灰化において粗大な石灰化は良性と考えるのが一般的であるが，悪性石灰化の中にも大きめの石灰化は存在する．

① **乳管内壊死型石灰化**　面皰型 DCIS の中には，高度に拡張した異型腺管に生じた壊死型石灰化が 1 mm を超えるものもある．

図 5　乳管内壊死型石灰化
a：マンモグラフィ．多形性で集簇する石灰化と背景濃度の上昇がみられる．長径 2 mm を超える石灰化もある．
b：病理組織像（HE 染色）．大きく拡張した乳管内にコメド（面皰型）壊死が充満し，少量の腫瘍細胞が乳管壁を覆う．大型の壊死型石灰化（→）を伴う．

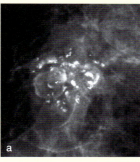
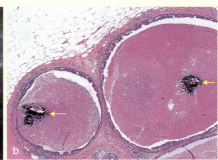

② **粘液瘤様腫瘍 mucocele-like tumors/粘液癌の石灰化**　特殊な病態として粘液瘤様腫瘍 mucocele-like tumor（MLT）の腫瘤内粘液癌の粘液湖（貯留した粘液内）内に生じる石灰化があり，繊細で淡く不明瞭な石灰化〜やや粗大な石灰化を呈する．石灰化が存在する場は貯留した粘液内である．これらは細胞診や組織診にて粘液の存在が決め手となる．

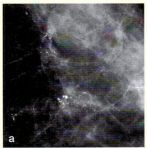
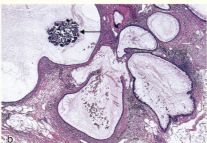
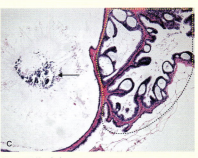
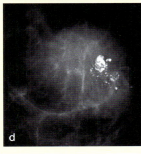

図 6　MLT の石灰化（a〜c），粘液癌に伴う石灰化（d）
a：マンモグラフィ．石灰化には濃淡不整・大小不同がみられる．
b：病理組織像（HE 染色）．嚢胞状に拡張した乳管から間質へ粘液が漏出する MLT 部分．粘液内に石灰化（→）を伴う．
c：病理組織像（HE 染色）．嚢胞状に拡張した乳管内には薄い粘液が充満し，石灰化を伴う（→）．MLT には低乳頭状パターンをとる DCIS が時に合併する（右側）．
d：マンモグラフィ．粗大石灰化＋腫瘤＝線維腺腫と判断してしまわないよう気をつけたい（p172 参照）．

4) 多形性

❷ 硬性型浸潤性乳管癌 invasive ductal carcinoma, scirrhous type

宇佐美 伸・大井恭代

画像診断・日常診療のポイント

- スピキュラを伴う腫瘤に多形性の石灰化を伴う場合，主腫瘤（硬性型浸潤性乳管癌）内の乳管内病変の存在が示唆される．
- 狭義の硬性型浸潤性乳管癌は乳管内癌巣部分が極めて少なく間質浸潤が高度な像を示し，石灰化は伴わないことが多い．多形性石灰化を認める症例で硬性型浸潤性乳管癌と診断されるのは，乳管内成分をある程度含むような広義の硬性型浸潤性乳管癌の場合で，病変内でびまん性の間質浸潤が面積的に優位を占める状況が考えられる．
- 画像診断において硬性型浸潤性乳管癌を疑う所見は，"線維化"と"浸潤"である．マンモグラフィではスピキュラなどの構築の乱れ，超音波検査では境界部高エコー像（halo）がその代表的所見である．

典型所見

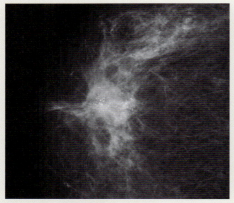

図1 マンモグラフィ
多形性，集簇する石灰化，その背景には，多角形・スピキュラを伴う・高濃度腫瘤を認める．

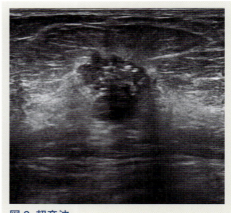

図2 超音波
不整形・境界不明瞭・後方エコー増強・内部に点状高エコーを伴い，前方境界線断裂・halo を伴う腫瘤を認める．脂肪織内への浸潤所見と読める．

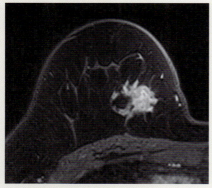

図3 MRI
微細鋸歯状〜スピキュラ状の辺縁を有する造影腫瘤として描出される．脂肪織への浸潤を認める．

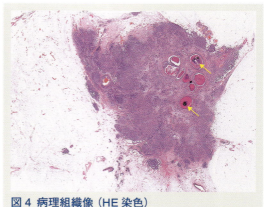

図4 病理組織像（HE染色）
中心部は線維化を伴い，辺縁部は脂肪浸潤を示す．面疱型（comedo type）の乳管内成分が腫瘍内に散見され，壊死型の石灰化を伴う（→）．

> **鑑別診断**
> ① 構築の乱れ＋分泌型石灰化→硬化性腺症：石灰化の形態を詳細に観察し，角がとれて丸みを帯びた石灰化と読むことが最大のポイント．また，マンモグラフィの構築の乱れの中心部の濃度は等～低濃度のことが多い．
> ② 構築の乱れ＋壊死型石灰化→（ⅰ）硬化性腺症を背景として生じた面疱型非浸潤性乳管癌（DCIS），（ⅱ）浸潤性小葉癌：頻度は低いが非浸潤性小葉癌部分の壊死を生じ壊死型石灰化をみることがあり，間質浸潤を伴うと浸潤性小葉癌となる．

知っておきたい臨床事項① 乳管内進展巣の存在を示す石灰化

マンモグラフィ上多形性石灰化を認め最終的に硬性型浸潤性乳管癌と診断されるもうひとつの状況として，明らかに硬性型浸潤性乳管癌の特徴をもった腫瘤が存在し，その腫瘤外に多形性石灰化が線状あるいは区域性に分布する場合がある．この場合，多形性石灰化は乳管内進展巣の存在を示している．

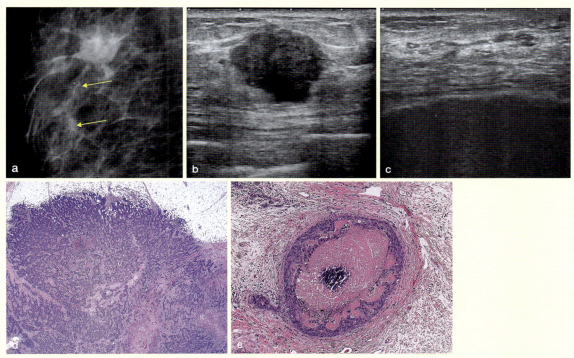

図5 乳管内進展巣の存在を示す石灰化の一例
a　マンモグラフィ．不整形・スピキュラを伴う・高濃度腫瘤（硬性型浸潤性乳管癌疑い）とその乳頭側に線状に分布する多形性石灰化（→）．
b, c　超音波．マンモグラフィの腫瘤に相当する主病変（b）と乳管内進展巣（c）．
d, e　病理組織像（HE染色）．腫瘍細胞が不規則な索状配列をとりながら脂肪へ浸潤する硬性型浸潤性乳管癌（d）．乳管内進展巣は壊死型石灰化を伴うコメド壊死を認める（e）．

知っておきたい臨床事項② 浸潤性乳管癌の亜型

以前は乳管内成分を伴っている場合，その進展様式（乳管内進展性）を重視するか，あるいは浸潤部における組織像を重視するかによって，組織判定が異なる可能性があったが，「乳癌取扱い規約第18版」では浸潤部の形態を重視するよう統一された．

4) 多形性

③ 浸潤性小葉癌 invasive lobular carcinoma

白岩美咲・小塚祐司

> 画像診断・日常診療のポイント
> - 浸潤癌の特殊型に分類される．乳腺構造を大きく破壊することなく浸潤するため，画像にて病変の同定や病変範囲の正確な診断がむずかしいときがある．
> - マンモグラフィでは構築の乱れを呈することが多いが，スピキュラを有する腫瘤としても認められる．非浸潤性部分でコメド（面疱型）壊死により，多形性石灰化を認めることがあるが，やや丸みを帯びていることも多い．
> - 上記浸潤形式のため，時に癌病変の中に乳腺症が取り残され，乳腺症部分に分泌型石灰化が認められることがある．

典型所見

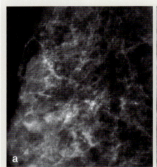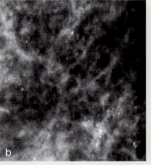

図1 マンモグラフィ
多形性石灰化が区域性に認められる．石灰化の角はとれて，丸みを帯びている．軽度の構築の乱れも疑われるが，濃度の上昇は認められない．

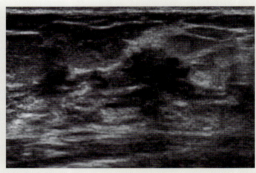

図2 超音波
境界不明瞭な低エコー域が連なっている．

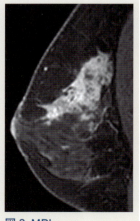

図3 MRI
広く区域性に造影効果が認められている．マンモグラフィと超音波で異常が認められた部位よりさらに病変の範囲は広い．

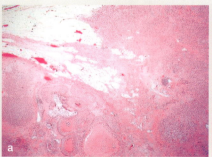

図4 病理組織像
a：浸潤性小葉癌と非浸潤性小葉癌が混在してみられる（写真では示さないが，いずれも E-cadherin 免疫染色は陰性）．非浸潤性小葉癌はコメド壊死と壊死型石灰化を伴っており，多形型亜型である．浸潤性小葉癌は脂肪織に浸潤しているが，間質反応には乏しい．
b：a の拡大像．写真右 2/3 にコメド壊死と壊死型石灰化を伴う非浸潤性小葉癌成分，左 1/3 に充実胞巣状の浸潤性小葉癌がみられる．

> **鑑別診断**
>
> 微細線状・分枝状石灰化を混じる→非浸潤性乳管癌・浸潤性乳管癌：硬性型浸潤性乳管癌との鑑別は画像診断ではむずかしいことが多く，コア針生検（CNB）でも困難なことがある．

> **知っておきたい臨床事項**　非浸潤性小葉癌（lobular carcinoma in situ）
>
> 　手術後の病理組織検索や吸引式組織生検に伴って偶発的に認められることが多い．多くは画像での所見に乏しいが，時にコメド壊死が生じて，多形性石灰化を認めることがある．
>
>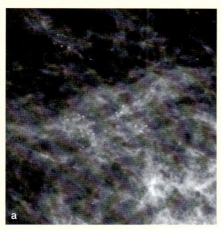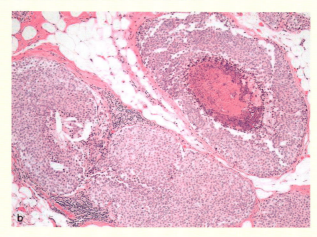
>
> **図5　非浸潤性小葉癌**
> a：マンモグラフィ．丸みを帯びた多形性石灰化が区域性に認められている．
> b：病理組織像．拡張乳管内で，概ね均一な腫瘍細胞が充実性に増殖している．一部はコメド壊死を伴う．腫瘍細胞の接着性は乏しく，写真では示さないがE-cadherin免疫染色は陰性で，非浸潤性小葉癌である．非浸潤性小葉癌でコメド壊死を伴うものは高度の核異型を示す多形型亜型のことが多いが，低異型度の非浸潤性小葉癌でもコメド壊死を伴うことがある．

2. マンモグラフィで石灰化をみるケース
4) 多形性

❹ 硬化性腺症 sclerosing adenosis

宇佐美 伸・大井恭代

画像診断・日常診療のポイント

- 画像上，硬化性腺症を疑う所見は"線維化"がキーワードであり，マンモグラフィ，超音波における構築の乱れは代表的な所見である．逆に構築の乱れを認めた場合には硬化性腺症を鑑別疾患の一つとして想起する必要がある．
- 硬化性腺症に石灰化を伴う場合，その成因は腺症内の分泌型であるため形態は基本的には角がとれて丸みを帯びた石灰化であり，いわゆるトゲがある壊死型の多形性石灰化とは異なる．
- しかし，石灰化の大小不同や濃淡不整がある場合には，微小円形・点状と多形性の区別が必ずしも容易でなく，多形（悪性寄り）と判定されることがしばしばある．

典型所見

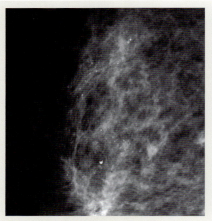

図1 マンモグラフィ
比較的広範に石灰化を認める．大小不同や濃淡不整はみられるが，個々の石灰化の形態を詳細に観察すると角がとれて丸みを帯びている．分泌型の石灰化を疑う．非面疱型（non-comedo type）の非浸潤性乳管癌（DCIS）の可能性を考慮すべき所見．

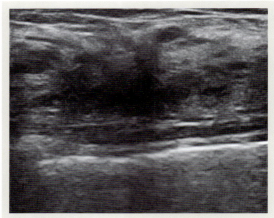

図2 超音波
境界不明瞭な低エコー域と同部に向かう構築の乱れを認める．

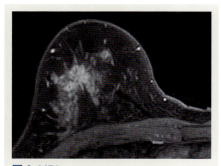

図3 MRI
超音波の低エコー域に一致して構築の乱れを伴うやや弱い造影域を認める．

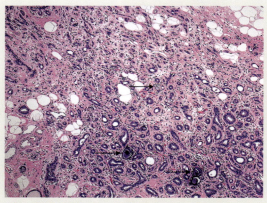

図4 病理組織像（HE染色）
線維化を伴って小型の腺管が集簇する．硬性型浸潤性乳管癌様であるが，小葉としてのまとまりが保たれている．腺管内腔にさまざまな大きさの円形の分泌型石灰化（→）がみられる．

④ 硬化性腺症 sclerosing adenosis

> **鑑別診断**

① マンモグラフィ上，角やトゲのある石灰化→面疱型 DCIS/微小浸潤癌/乳管内成分優位の浸潤性乳管癌：いずれも構築の乱れを伴うことがある．
② 分泌型石灰化の区域性分布→非面疱型 DCIS/微小浸潤癌/乳管内成分優位の浸潤性乳管癌：石灰化の形態のみでは良悪性の鑑別は困難であり，組織診を検討する．
③ 超音波にて境界線断裂を伴う腫瘤→硬性型浸潤性乳管癌，浸潤性小葉癌：明らかに浸潤を疑う所見がある場合，線維化を特徴とする代表的な 2 つの組織型（硬性型浸潤性乳管癌，浸潤性小葉癌）を考える．

> **知っておきたい臨床事項**　硬化性腺症に合併した乳癌

　硬化性腺症は，その線維化がもたらす所見によって画像上悪性との鑑別が問題となるが，良性の変化（状態）である．しかし，硬化性腺症を背景として癌が合併している症例は日常比較的よく経験する．この場合，画像上みられる構築の乱れは硬化性腺症によるもので，比較的大きな病変を考えさせるが，実際に合併した癌は DCIS もしくは浸潤径の小さな乳管内成分優位の浸潤性乳管癌，微小浸潤癌であることが多い．

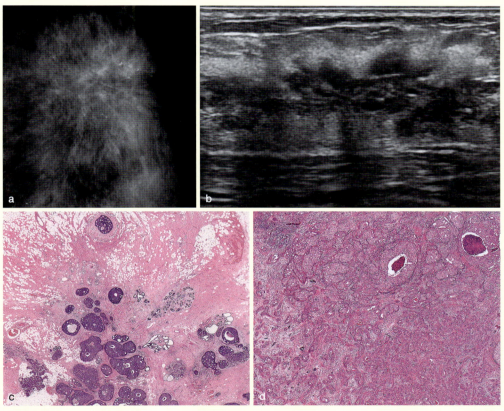

図5　硬化性腺症に合併した乳癌の一例
　a：マンモグラフィ．明らかな構築の乱れ（スピキュラ）と淡く不明瞭な石灰化を認める．
　b：超音波．明らかな境界部高エコー像（halo）と構築の乱れを伴う地図状低エコー域を認める．
　c：病理組織像（HE 染色）．腺症を背景に腫瘍細胞がコメド壊死を伴いながら増生している．DCIS in sclerosing adenosis の所見である．
　d：病理組織像（HE 染色）(a〜c とは別症例)．腺症を背景とした非浸潤性乳管癌．コメド壊死を伴う．一見浸潤癌にみえるような部位があると，画像ではより良悪性の判別が困難となる．

2. マンモグラフィで石灰化をみるケース
5) 微細線状・分枝状　a. 点状高エコーを伴う非腫瘤性病変

❶ 非浸潤性乳管癌 ductal carcinoma in situ（DCIS）

宇佐美 伸・大井恭代

画像診断・日常診療のポイント

- マンモグラフィ上，"微細線状・分枝状"は典型的な悪性石灰化の形態である．病理学的には乳管内壊死型の鋳型状石灰化であり，この形態であると読影した場合には癌を推定する．
- 微細線状・分枝状の石灰化は単独で出現することは少なく，周囲に多形性石灰化を随伴することが多い．
- 想定すべき病理組織像は面疱型（comedo type）の非浸潤性乳管癌（DCIS）であり，その超音波像として点状高エコーを伴う非腫瘤性病変は典型像である．
- 超音波にて石灰化相当部位が確認できない場合，ステレオガイド下吸引式針生検の適応であり，組織学的検索は必須である．

典型所見

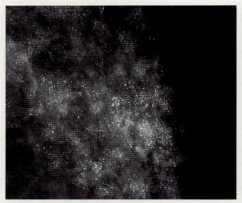

図1 マンモグラフィ
典型的な微細線状・分枝状石灰化が区域性に分布している．

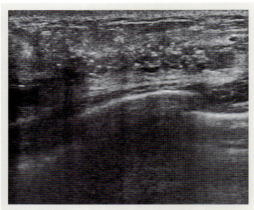

図2 超音波
点状高エコーが目立つが，背景に腫瘤は形成していない．

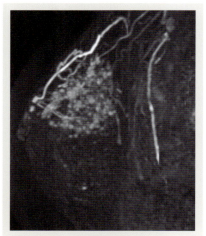

図3 MRI（MIP 画像　側面）
乳頭から AC 区域に区域性に広がる non-mass enhancement を認める．高分解能画像では clustered ring enhancement を呈していた．

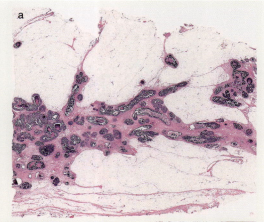
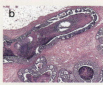

図4 病理組織像（HE 染色）
a：弱拡大．乳腺実質内にコメド（面疱型）壊死を伴う DCIS が広がる．腫瘤形成はみられない．b：強拡大．乳管の走行に沿うようにコメド壊死と鋳型状の石灰化をみる．

> **鑑別診断**
> ① マンモグラフィ上，線状の形態を示す石灰化→乳管拡張症の石灰化，石灰乳石灰化，血管の石灰化，異栄養性石灰化：「知っておきたい臨床事項」参照．これらを微細線状・分枝状と判断しないように注意する．
> ② 超音波上，びまん性にみられる点状高エコーを伴う非腫瘤性病変→いわゆる乳腺症：特に両側同様の所見であれば良性を考える（p136 参照）．

知っておきたい臨床事項　マンモグラフィで"線状の形態を示す"石灰化

　マンモグラフィで線状の形態を示す石灰化の例を示す．これらは時に壊死型石灰化と鑑別が困難なこともあるが，典型像を記憶しておくことにより微細線状石灰化と読みすぎないように気をつけたい．

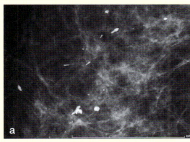 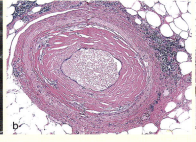 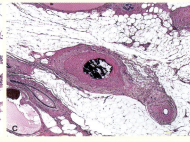

図5　乳管拡張症
a：マンモグラフィ．石灰化．粗大な桿状石灰化で石灰化の辺縁は平滑で石灰化内部が均質である．
b，c：乳管拡張症の病理組織像（VB-HE 染色）．b では拡張した乳管内に好酸性の分泌物が貯留し，乳管壁は線維化を伴う．c では貯留した分泌物に石灰化を伴う（p128 参照）．

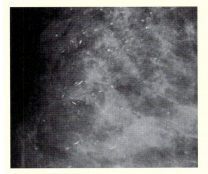 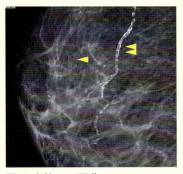 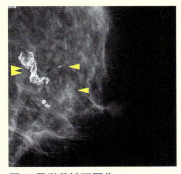

図6　石灰乳石灰化
内外斜位方向撮影（MLO）において石灰乳が小嚢胞の底に貯留することにより鏡面を形成し半月状や線状（teacup sign）にみえる石灰化．CC 撮影では再現されないこともポイント（p128 参照）．

図7　血管の石灰化
血管の走行に沿った平行な2本の曲線を示す典型的な石灰化（▲▲）は問題がないが，径の細い血管や1本にしかみえない石灰化（▲）は，微細線状との区別が問題となることがある（p128 参照）．

図8　異栄養性石灰化
手術や外傷の病歴が重要．粗大な石灰化（▲▲）は病歴とあわせて異栄養性石灰化と断定可能であるが，形成初期の場合（▲）は壊死型石灰化と鑑別困難である．特に乳癌術後の温存乳房の場合，瘢痕部は元の病変に最も近い部位でもあり，断端再発との鑑別にはステレオガイド下生検が必要となることもある．この場合，（細胞診および）組織診は脂肪壊死の像を示すことが多い（p129 参照）．

2. マンモグラフィで石灰化をみるケース
5）微細線状・分枝状　a. 点状高エコーを伴う非腫瘤性病変

❷ 乳管内成分優位の浸潤性乳管癌　invasive ductal carcinoma with a predominant intraductal component

宇佐美 伸・大井恭代

画像診断・日常診療のポイント

- ▶ "微細線状・分枝状" 石灰化は悪性石灰化であり，面疱型 (comedo type) の非浸潤性乳管癌 (DCIS) および間質浸潤部を内包する乳管内成分優位の浸潤性乳管癌，微小浸潤癌を強く疑って精査を進める．
- ▶ 石灰化に相当する部位の超音波像が非腫瘤性病変であった場合には浸潤の有無を断定する根拠はなく，DCIS と乳管内成分優位の浸潤性乳管癌，微小浸潤癌を画像診断のみで鑑別することは困難である．
- ▶ したがって，手術はいずれの可能性もありうることを想定して計画する．

典型所見

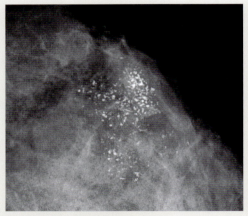

図1 マンモグラフィ
微細線状・分枝状石灰化が集簇性に存在している．高濃度乳房であり，石灰化の背景に腫瘤は認識できない．

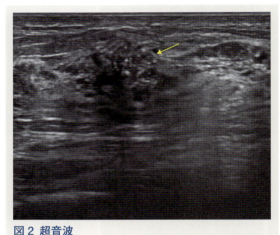

図2 超音波
斑状〜地図状低エコー域を認め，内部に点状高エコーがみられる（→）．

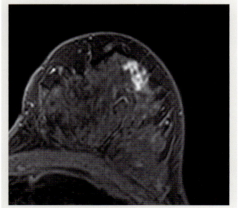

図3 MRI
マンモグラフィの石灰化に相当する部位に non-mass enhancement を認める．

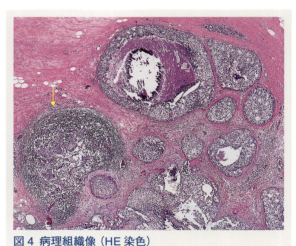

図4 病理組織像（HE 染色）
コメド（面疱型）壊死を伴う乳管内成分が主体を占め，ごく一部に微小な浸潤巣（→）を伴う（小さな浸潤巣を画像で指摘することは困難である）．

❷ 乳管内成分優位の浸潤性乳管癌 invasive ductal carcinoma with a predominant intraductal component

> **鑑別診断**
> ① マンモグラフィ上，線状の形態を示す石灰化→乳管拡張症の石灰化，石灰乳石灰化，血管の石灰化，異栄養性石灰化：p153「知っておきたい臨床事項」参照．
> ② 超音波上，びまん性に点状高エコーを伴う非腫瘤性病変→いわゆる乳腺症：特に両側同様の所見であれば良性を考える（p136参照）．
> ③ 超音波上，構築の乱れと点状高エコーを伴う病変→手術瘢痕：手術瘢痕は明らかに正常の乳腺構造が破綻している．同部には異栄養性石灰化を伴うこともあり，手術瘢痕と断端再発とは針生検を行わなければ鑑別できないこともある．

知っておきたい臨床事項① 針生検の浸潤の有無に関する過小評価

　DCISと特に浸潤径の小さい乳管内成分優位の浸潤性乳管癌は，術前に画像診断のみで鑑別することがむずかしく，さらに針生検は病変の部分像であることから，微小な浸潤部をとらえきれない状況は必然的に起こりうる．採取する針をより太くし，吸引式で組織量を増やすことにより浸潤部の検出率が上がり，浸潤部を過小評価する率が低下することは，これまで多く報告されている（14 Gで19〜35％，11 G吸引式で約10％，8 G吸引式では4％程度）．また，針生検でDCISと診断され，手術標本で浸潤癌となりやすい予測因子についても複数の報告があるが，年齢が若い（例55歳以下），病変を触知する，マンモグラフィ上の病変の径が大きい（例1.5 cm＜，2.0 cm＜，4 cm≦），超音波で何らかの所見がある，針生検上のDCISが高異型度，コメド壊死がある，HER2が陽性といった因子が挙げられている．日常臨床では針生検にてDCISの診断が得られた場合に，センチネルリンパ節生検を施行するかどうかという点が問題となる．一般的には上述の因子と浸潤部が判明した場合に2期的にセンチネルリンパ節生検が可能である状況か否かも含めて，症例ごとに適応を検討していくこととなる．

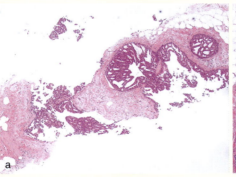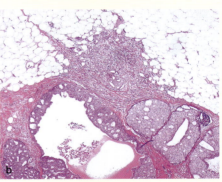

図5 術前針生検（a）と手術標本（b）
aでは浸潤部分は認められずDCISの診断であったが，手術標本の全割病理検索（b）にて間質浸潤部（脂肪織への浸潤）が明らかとなり，乳管内成分優位の浸潤性乳管癌の最終診断となった．

知っておきたい臨床事項② 超音波における点状高エコー

　マンモグラフィにおいて石灰化を認めた場合，超音波で相当部位にある低エコー域や点状高エコーを検索することが基本である．しかし，超音波で認める点状高エコーが必ずしも石灰化であるとは限らないことは知っておくべきである．

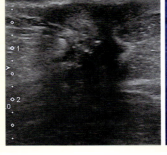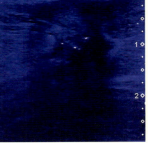

図6 超音波の点状高エコー
乳頭直下に内部に点状高エコーを伴う不整形腫瘤を認める．本例は癌症例であるが，マンモグラフィ上，石灰化はみられない．

2. マンモグラフィで石灰化をみるケース
5）微細線状・分枝状　b. 点状高エコーを伴う腫瘤

❶ 乳管内成分優位の浸潤性乳管癌 invasive ductal carcinoma with a predominant intraductal component

宇佐美 伸・大井恭代

画像診断・日常診療のポイント

▶ "微細線状・分枝状" 石灰化は典型的な悪性石灰化であり，面疱型（comedo type）の非浸潤性乳管癌（DCIS）および間質浸潤部を内包する乳管内成分優位の浸潤性乳管癌，微小浸潤癌を強く疑うべきことは前述のとおり（p152～155「非浸潤性乳管癌」，「乳管内成分優位の浸潤性乳管癌」参照）である．

▶ 石灰化相当部位に超音波で内部に点状高エコーを伴った "腫瘤" と認識できる像を認め，その腫瘤がhaloや，明らかな前方・後方境界線の断裂所見を伴っている場合には浸潤癌（乳管内成分優位の浸潤性乳管癌やそれ由来の硬性型浸潤性乳管癌）を疑う．

▶ 病理学的検索は，浸潤の有無を判断できる組織診：針生検を選択し（細胞診は浸潤の有無は判定不可能），浸潤が疑われる部位をターゲットとして施行する．

典型所見

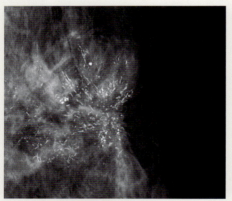

図1 マンモグラフィ
微細線状・分枝状石灰化の典型像である．同部位に構築の乱れを伴っている．

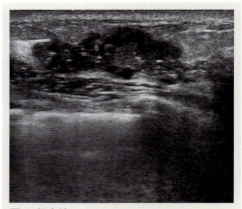

図2 超音波
分葉形・境界明瞭粗ぞう・後方エコー増強する腫瘤を認め，内部に点状高エコーがみられる．

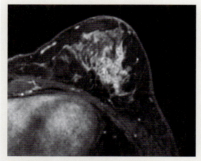

図3 MRI
石灰化の分布にほぼ一致するnon-mass enhancementを認め，clustered ring enhancementを呈する．

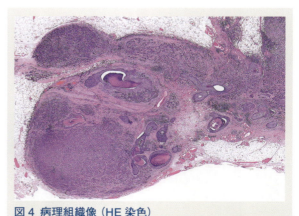

図4 病理組織像（HE染色）
コメド（面疱型）壊死を伴う乳管内成分の周囲に浸潤巣があり，脂肪浸潤を示す．

❶ 乳管内成分優位の浸潤性乳管癌 invasive ductal carcinoma with a predominant intraductal component

鑑別診断

① マンモグラフィ上，線状の形態を示す石灰化→乳管拡張症の石灰化，石灰乳石灰化，血管の石灰化，異栄養性石灰化：p153「知っておきたい臨床事項」参照．
② 超音波上，内部に点状高エコーを伴う腫瘤→陳旧性線維腺腫：腫瘤の境界が明瞭平滑であることに加え陳旧性の場合，後方エコーは不変〜減弱していることが多い（p173 図5 参照）．

知っておきたい臨床事項　　非浸潤癌と病理検索精度

　非浸潤癌の診断はその定義から病理検索の精度に大きく依存する．乳癌取扱い規約では，乳房温存手術の検体では約5mmスライス検索が望ましいとあるが，乳房全切除検体では特に検索の条件は明記されておらず，各施設に委ねられている．検索が詳細になればなるほど，浸潤部が標本上に出現する可能性が高くなるのは必然であり，乳房全切除の検体ではより注意が必要である．特に広範な石灰化病変で一部に超音波上腫瘤を形成しているような病変に乳房全切除を施行した場合には，その腫瘤部（主病変）が確実に標本として病理検索に供されるかどうかは重要である．病理検査依頼書への図示は必須であるが，標本の病変直上にマーキングをつけるなどの工夫をして十分な注意を払いたい．
　《症例》TisN0M0，Bt＋SN施行．最終病理診断DCIS，リンパ節転移陰性（0/2）．術後は無治療経過観察．2年2ヵ月後，定期フォロー超音波にて6mmのRotterリンパ節転移を検出．全身検索にて他臓器の転移なくこの転移巣を摘出した．

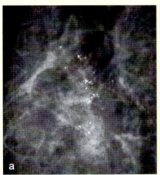
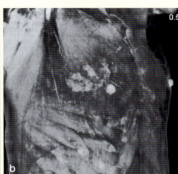
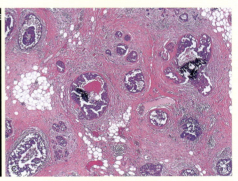

図5　初発時
a：マンモグラフィ．多形性・集簇する石灰化を認める．腫瘤はみられない．b：造影CT．右乳房C区域を主体として広い区域性造影域を認める．c：病理組織像（HE染色）．コメド壊死を伴う非浸潤性乳管癌で間質浸潤はみられない．

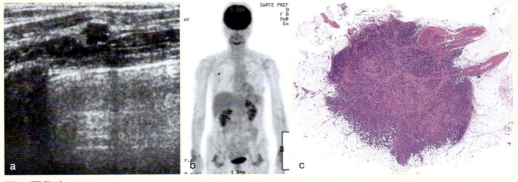

図6　再発時
a：超音波．大・小胸筋間に多角形の腫瘤（腫大リンパ節）を認める．超音波ガイド下に穿刺吸引細胞診を施行し陽性の判定．b：PET．集積は同リンパ節のみである．c：病理組織像（HE染色）．節外浸潤を伴うリンパ節転移巣．

2. マンモグラフィで石灰化をみるケース
5）微細線状・分枝状　b. 点状高エコーを伴う腫瘤

❷ 非浸潤性乳管癌 ductal carcinoma in situ（DCIS）

宇佐美 伸・大井恭代

画像診断・日常診療のポイント

- "微細線状・分枝状"石灰化は典型的な悪性石灰化であり，面疱型（comedo type）の非浸潤性乳管癌（DCIS）および間質浸潤部を有した乳管内成分優位の浸潤性乳管癌，微小浸潤癌を想定する（p154〜157 乳管内成分優位の浸潤性乳管癌参照）．
- 石灰化相当部位に超音波で腫瘤を形成していても，その腫瘤が明らかな浸潤所見を伴っていない場合には，DCIS と浸潤癌を画像診断のみで鑑別することは困難である．
- 異型腺管が集簇して全体として腫瘤ととらえられる，いわゆる腫瘤形成性の DCIS，あるいは微小浸潤癌，乳管内成分優位の浸潤性乳管癌を想定する．
- 一方，DCIS のうち乳管が拡張して嚢胞状となり，その嚢胞内に癌が存在する"嚢胞内乳頭状癌"のパターンをとる場合も超音波上，腫瘤を形成するが，嚢胞内乳頭状癌では微細線状・分枝状石灰化を伴うことはなく，本項には該当しない．

典型所見

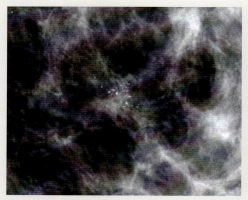

図1 マンモグラフィ
微細線状，集簇性の石灰化を認める．腫瘤は明らかでないが，石灰化の背景濃度は周辺と比較すると高い．

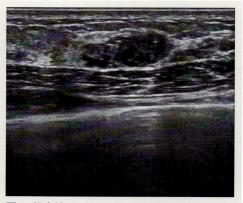

図2 超音波
内部に点状高エコーを伴う楕円形腫瘤を認める．halo や境界線の断裂のような浸潤を示唆する所見は明らかでない．

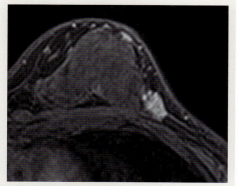

図3 MRI
乳腺辺縁に淡い造影効果を伴う腫瘤を認める．

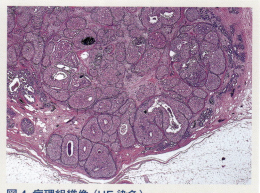

図4 病理組織像（HE 染色）
コメド（面疱型）壊死を伴う非浸潤性乳管癌が集簇し，腫瘤を形成している．

> **鑑別診断**
>
> 線状の形態を示す石灰化＋腫瘤→（ⅰ）線維腺腫：特に石灰化形成の初期には形態が線状と判断されることがある．石灰化を伴う陳旧性線維腺腫の後方エコーは不変〜減弱することが多い．（ⅱ）粘液癌：粘液癌の粘液湖内に生じる石灰化も淡く不明瞭〜やや粗大なバリエーションの豊富な形態をとりうる．細胞診あるいは組織診で鑑別可能であるが，いずれにおいても石灰化を"微細線状・分枝状"とする形態判断を慎重に行うことが重要である．

知っておきたい臨床事項　温存乳房内再発を示す石灰化

　手術歴のある乳房に石灰化が出現した場合，異栄養性石灰化の可能性と共に温存乳房内再発の可能性を考える必要がある．特に初発の病変が石灰化を伴う癌であった場合には，より注意が必要である．

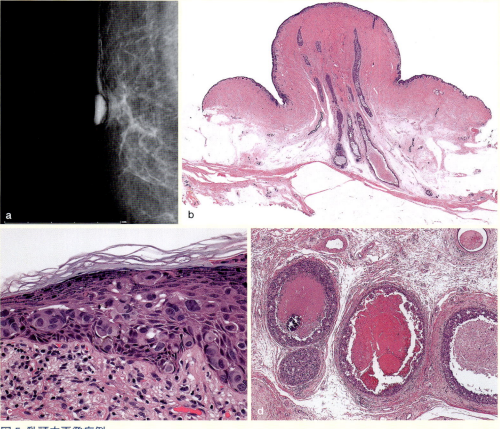

図5　乳頭内再発症例
a：マンモグラフィ．乳房温存手術後，乳頭内に多形〜微細線状の石灰化を認める．本症例の初発病変は壊死型石灰化を伴う乳癌であった．
b〜d：病理組織像（HE染色）．bでは乳頭内主乳管内に腫瘍細胞が増生し，分泌物の貯留と壊死を伴う．cでは腫瘍細胞は乳頭部表皮内に進展し，Paget病の所見を示す．HER2 typeではこのようなPaget様再発様式が時に経験される．dではコメド壊死を伴う乳管内成分がみられる．

3. マンモグラフィで FAD をみるケース

1）総論的事項

マンモグラフィで局所的非対称性陰影 focal asymmetric density（FAD）をみるとはどういうことか．本項では，FAD 読影のポイントと読影に影響を及ぼす乳房構成などを解説する．

1. FAD とカテゴリー

ここでは，FAD の成り立ちと読影のポイントを整理する．『マンモグラフィガイドライン第3版増補版』で FAD は，腫瘤の候補として位置づけられている．乳腺としても良いが腫瘤を否定できないような陰影を表す所見で，normal variation と判断すればカテゴリー 1，悪性所見が否定できない場合はカテゴリー 3 とする．

捉えにくい用語であるが，病変を見逃さないようにといって判断がつかないものをとりあえず FAD として拾い上げカテゴリー 3 とするというようなことは避けるべきである．

2. FAD は 2 種類ある

「乳腺の重なりか腫瘤か迷う FAD」と，「脂肪性の中に重なりなく存在し，乳腺の飛び地か腫瘤か迷う FAD」である[1]．

1. FAD の成り立ちと読影のポイント

1）乳腺の重なりか腫瘤か迷う FAD（表1）[2]

① 部位，② 濃度，③ 濃度勾配，④ 内部構造，⑤ 境界などに注意して読影する．

① 部位：乳腺の多いところと乳腺の少ないところを注視して読影する．乳腺上部から中部，乳頭近傍は乳腺が多いため，FAD の正体が"乳腺"である可能性が高く，乳腺の下部と乳腺の背側（milky way）は乳腺が少ないため，FAD の正体が"腫瘤"である可能性が高くなる（図1）．
② 濃度：同側の乳腺や対側の同領域と比較してそれぞれ低〜等濃度では"乳腺"，等〜高濃度では FAD，高濃度では"腫瘤"の可能性が高くなる（図2）．
③ 濃度勾配：中心部の濃度が低濃度であれば"乳腺"の可能性が高く，高濃度であれば"腫瘤"の可能性

表1 腫瘤と局所的非対称陰影の評価

乳腺 ←——————— FAD ———————→ 腫瘤

	局所的非対称陰影（FAD）		腫瘤
	カテゴリー 1	カテゴリー 3	
同側の等量の乳腺と比較した濃度	・低濃度から等濃度	・等濃度から高濃度	・高濃度
対側の同領域と比較した濃度	・低濃度から等濃度	・等濃度から高濃度	・高濃度
濃度勾配	・中心低濃度	・均一	・中心高濃度
内部構造	・周囲乳腺の構造と同様	・周囲乳腺と同様の構造を持つが，濃度が高い	・脂肪濃度を含まずほぼ均一
境界	・一部境界明瞭で境界面は凹面を形成する	・緩やかに脂肪濃度に移行 ・一部境界明瞭で外部に向かって凸	・スピキュラ ・微細鋸歯状 ・微細分葉状 ・境界不明瞭

注：数個の微細石灰化，わずかな構築の乱れ，管状影の増強，リンパ節の片側性・充実性の腫大などの所見を伴う場合には病変の存在がより疑われる．血管陰影などの正常構造は差し引いて読影する．

（文献2）より引用改変）

図1 部位別の判断

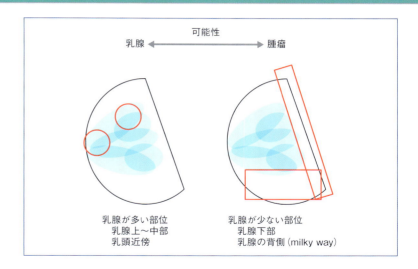

図2 同側の乳腺，あるいは対側の同領域との比較

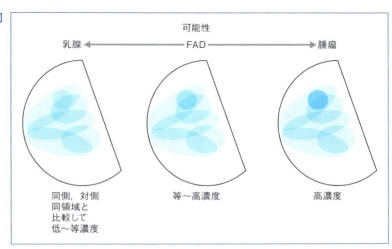

図3 濃度勾配（中心部の濃度）

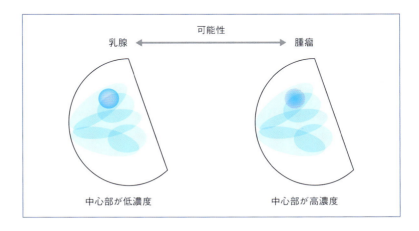

が高くなる（図3）．また，区域性の濃度上昇は石灰化を認めない非浸潤性乳管癌や乳管内成分優位の浸潤性乳管癌，多発性末梢性乳頭腫などの病変が隠れている場合があり注意が必要である[3]．
④ 内部構造：特に脂肪の混ざり具合が乳腺と同じ場合は"乳腺"の可能性が高く，乳腺と異なる場合は"腫瘤"の可能性が高くなる（図4）．

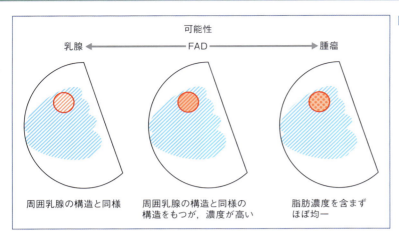

図4 内部構造（特に脂肪の混ざり具合）

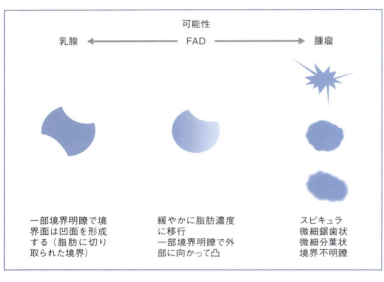

図5 境界

⑤ 境界：一部境界明瞭で境界面が凹面を形成する場合は"乳腺"の可能性が高く，スピキュラ，微細鋸歯状，微細分葉状，境界不明瞭な境界を持つものは"腫瘤"の可能性が高い．緩やかに脂肪濃度に移行しながら一部境界明瞭で外部に向かって凸な場合はどちらともいえない（図5）．

2）脂肪性乳房のFAD

乳腺が脂肪に置き換わり，残った乳腺を「乳腺の飛び地」といい，この場合のFADはカテゴリー1とする．一方，脂肪内で細胞が増えたことによりできたFADはカテゴリー3とする．内部構造をみてその脂肪の入り方が周囲乳腺と同じであればカテゴリー1，周囲乳腺と違う場合はカテゴリー3とする（図6）．

3. 乳房構成（表2, 3, 図7, 8）

マンモグラフィにおいて乳房構成は「極めて高濃度」，「不均一高濃度」，「乳腺散在」，「脂肪性」の4つに分類される．乳房構成は乳腺組織の量と分布の評価で，病変が正常乳腺に隠れてしまう程度を示している．特に，高濃度乳腺と不均一高濃度乳腺を合わせて高濃度乳腺と呼ぶ．分類は日本とBI-RADS®では評価が異なっている．乳房構成の分類は，乳癌の検出感度の低下と乳癌の発症リスクなどの臨床的意義からここ数年で改訂されてきている．

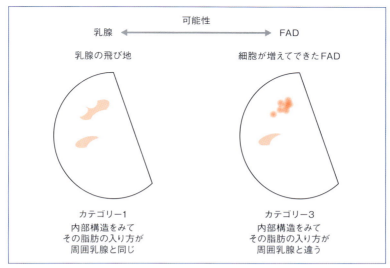

図6 脂肪性乳房のFAD

表2 日本における乳房構成の分類

1. 脂肪性：乳房はほぼ完全に脂肪に置換されている
2. 乳腺散在：脂肪に置換された乳房内に乳腺実質が散在している
   （乳房内の脂肪が70〜90％程度）
3. 不均一高濃度：乳腺実質内に脂肪が混在し，不均一な濃度を呈する
   （乳房内の脂肪が40〜50％程度）
4. 高濃度：乳腺組織内に脂肪の混在はほとんどない
   （乳房内の脂肪が10〜20％程度）

[日本乳がん検診精度管理中央機構施設・画像評価委員会「乳房の構成の分類に関するお知らせ」（平成29年4月16日）]

表3 BI-RADS® の乳房構成の分類

旧 BI-RADS® の breast composition
1. the breast is almost entirely fat
2. scattered fibroglandular densities (25〜50%)
3. heterogeneously dense breast tissue (51〜75%)
4. extremely dense (>75% glandular)

BI-RADS® 2013 の breast composition
a. The breasts are almost entirely fatty
b. There are scattered areas of fibroglandular density
c. The breasts are heterogeneously dense, which may obscure small masses
d. The breasts are extremely dense, which lowers the sensitivity of mammography

4. 高濃度乳腺は2つのポイント「乳癌の検出感度と発症リスク」

　乳腺濃度は，マンモグラフィにおいて乳癌の検出感度と発症リスクにかかわる因子とされている．Boydらによると高濃度乳房でマンモグラフィ検診の感度の低下を認め，75％以上の高濃度乳腺の女性は

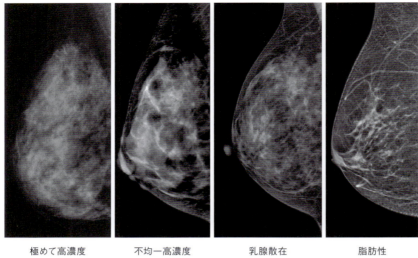

極めて高濃度　　　不均一高濃度　　　乳腺散在　　　脂肪性

図7　乳房構成別のマンモグラフィ

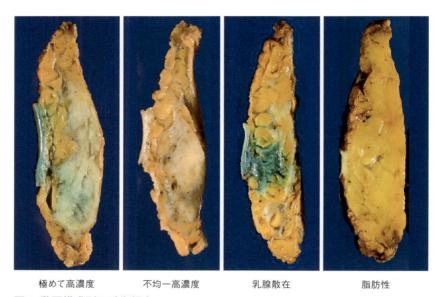

極めて高濃度　　　不均一高濃度　　　乳腺散在　　　脂肪性

図8　乳房構成別の手術標本

10%未満（脂肪性）の女性と比べ4.7倍の乳癌発症リスクがあると報告している．また，多くの報告でも4倍以上とされている[4]．さらに『乳癌診療ガイドライン2 疫学・診断編2015年版』のCQ29でも「マンモグラフィの高濃度乳房では，乳癌リスクを増加することは確実である」とされている[5]．

5. デジタルトモシンセシスへの期待

　デジタルトモシンセシスと2Dのランダム比較試験はないが，高濃度乳腺に対し偽陽性を減少させ，乳癌発見率を上昇させるとの報告がある[6]．National Comprehensive Cancer Network（NCCN）は，平均的なリスクの女性に40歳から年に1回のトモシンセシススクリーニングを検討している[7]．

6. 乳腺エコーとの総合判定

　マンモグラフィの FAD 所見に対し，超音波の所見のほうが優先される．またマンモグラフィに超音波を併用することで特異度が上昇する[8]．乳癌検診では 40 歳代のマンモグラフィ検診が行われているが，乳腺超音波併用の有用性が検証されている．更なる検証は必要ではあるが，高濃度乳房の乳癌検出感度上昇への期待は大きい[9]．

● 文献

1) 石山公一他．マンモグラフィのあすなろ教室．秀潤社，46-53，2011
2) 大内憲明．マンモグラフィによる乳がん検診の手引き―精度管理マニュアル―．第 6 版，日本医事新報社，86，2016
3) 新 乳房の画像診断の勘ドコロ．高橋雅士監修．角田博子編集．メジカルビュー社，124，2016
4) Boyd NF. Mammographic density and the risk and detection of breast cancer. N Engl J Med 356：227-236, 2007
5) 日本乳癌学会編．乳癌診療ガイドライン 2 疫学・診断編 2015 年版．金原出版，85-87，2015
6) Haas BM. Comparison of tomosynthesis plus digital mammography and digital mammography alone for breast cancer screening. Radiology 269：694-700, 2013
7) NCCN Clinical Practice Guidelines in Oncology（NCCN Guidelines）Breast Cancer Screening and Diagnosis. https：//www.nccn.org/professionals/physician_gls/default.aspx［accessed 2017-5］
8) マンモグラフィと超音波検査の総合判定マニュアル．日本乳癌検診学会総合判定委員会編．篠原出版新社，56，2015
9) Ohuchi N. Sensitivity and specificity of mammography and adjunctive ultrasonography to screen for breast cancer in the Japan Strategic Anti-cancer Randomized Trial（J-START）：a randomized controlled trial. Lancet 387：341-348, 2016

3. マンモグラフィで FAD をみるケース
2) 超音波画像:腫瘤　a. 高濃度乳腺

❶ 腺管形成型浸潤性乳管癌 invasive ductal carcinoma, tubule forming type

石部洋一・鹿股直樹

画像診断・日常診療のポイント
- 高濃度乳房では局所的非対称性陰影(FAD)だけでは判断しづらい．区域性の等濃度から高濃度のFADがある場合に本症を疑う．
- 悪性を疑う石灰化を認めれば診断の助けになる．
- 超音波の内部エコーレベル(低〜等エコーレベル)で点状高エコーを認めることがあるが，背景乳腺の豹紋状パターンで描出がむずかしいことがあり，注意が必要である．
- MRI では高信号腫瘤で乳管内進展を認めることが多い．

典型所見　高濃度乳房で FAD に石灰化を含む腺管形成型浸潤性乳管癌

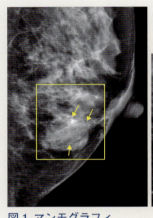
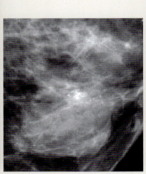

図1 マンモグラフィ
FADに伴い，多形性石灰化を認める(→)．

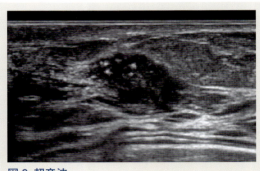

図2 超音波
不整形，境界明瞭粗ぞう，縦横比(D/W)小の低エコー腫瘤の内部に点状高エコーを認める．

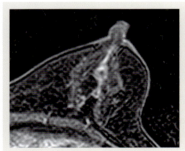

図3 MRI
T1強調画像．高信号で内部不均一な腫瘤を認め，周囲に乳管内進展を認める．

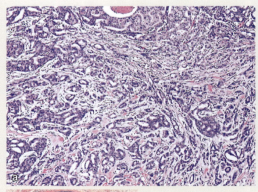

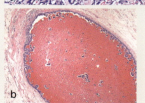

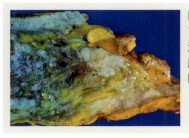

図4 手術標本割面
マンモグラフィで高濃度乳腺でみえた乳腺組織に，境界不明瞭な腫瘤を認める．

図5 病理組織像(HE染色)
a：しばしば不規則な癒合を示す小管状，篩状などの浸潤巣がみられる．
b：MRI で示唆されたように乳管内進展と思われる像を認めた．

❶ 腺管形成型浸潤性乳管癌 invasive ductal carcinoma, tubule forming type

> **鑑別診断**
> ① 境界明瞭な腫瘤→陳旧性線維腺腫：超音波では境界明瞭平滑で内部に粗大高エコー．
> ② 豹紋状パターン，両側びまん性→乳腺症：エラストグラフィで軟を確認し，対側乳房や他部位との比較を行い判断する．悪性が否定できない場合は，コア針生検（CNB）/吸引式組織生検（VAB）を検討するが，過大侵襲にならないよう慎重な診断が必要．

知っておきたい臨床事項　両側FAD：異なる組織型によるマンモグラフィFADと超音波画像の違い

右：腺管形成型浸潤性乳管癌．左：充実型浸潤性乳管癌．片側の所見を捉えても，両側をくまなく読影することを心がける．この症例は，左乳頭近傍は脂肪性のためFADに気づきやすいが，右上部は乳腺濃度が高い領域であり左右の比較を丁寧に行うことでFADが指摘される．2つのFADは組織型が異なる．

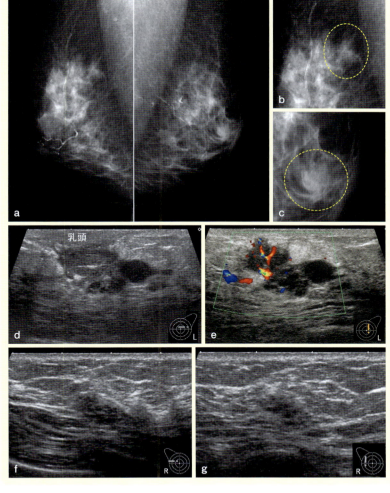

図6 両側FAD

a〜c：マンモグラフィでは，左の乳頭近傍に高濃度のFADを認める．一部境界明瞭で，内部構造はややベタっとしている．さらに乳腺背側（milky way）を左右比較読影すると，右上部にFADを認める．同側乳腺と比較すると等濃度，対側同領域と比較すると高濃度な陰影である．内部構造は周囲乳腺と同様の構造を持つ．
d〜g：超音波．d, eでは左乳頭に接する部位に，T=14.4×13.5×13.5mm，境界明瞭粗ぞう〜一部明瞭，乳管拡張を伴う分葉低エコー腫瘤がみられる．腫瘤内部は不均質であるが，一部では細胞が充満する構築を反映して均質となる．広狭不整な血流信号が複数みられる．f, gでは右10時方向末梢に，T=10×11×5mm，境界明瞭粗ぞう，D/Wの低い低エコー腫瘤を認める．腺管形成の組織構築を反映して良性乳腺症に類似し，周囲の脂肪に紛れやすい像を示す．

3. マンモグラフィでFADをみるケース
2）超音波画像：腫瘤　a. 高濃度乳腺

❷ 硬性型浸潤性乳管癌 invasive ductal carcinoma, scirrhous type　石部洋一・鹿股直樹

> **画像診断・日常診療のポイント**
> ▶ 高濃度乳房では局所的非対称性陰影（FAD）だけでは判断しにくい．乱れやスピキュラを伴う等濃度から高濃度で構築のFADがある場合に本症を疑う．
> ▶ 高濃度乳房では特徴的なスピキュラや構築の乱れなどの所見がみえにくいことがあり，正常乳腺の構築を意識した読影が重要である．
> ▶ 超音波では内部エコーレベル（低），境界部高エコー像（halo）が特徴で，マンモグラフィに比べ比較的みつけやすい．
> ▶ MRIでは形状は不整，高信号，早期相では内部は不均一で，細胞が多い部分は高信号，間質増生部分は低信号になることが多い．

典型所見　高濃度乳房で構築の乱れを呈する硬性型浸潤性乳管癌

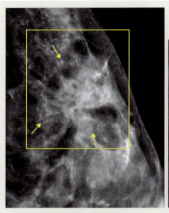
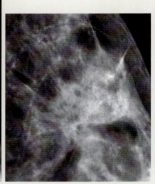

図1　マンモグラフィ
FADに伴い，構築の乱れを認める（→）．

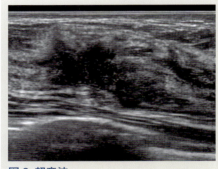

図2　超音波
不整形の低エコー腫瘤に前方境界線の断裂，境界部高エコー像を認める．

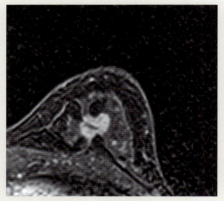

図3　MRI
T1強調画像　不整形で高信号，内部不均一な腫瘤を認める．

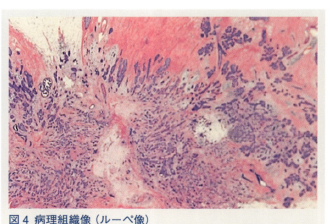

図4　病理組織像（ルーペ像）
索状の異型上皮が，間質の線維増生を伴って浸潤増殖している．

❷ 硬性型浸潤性乳管癌 invasive ductal carcinoma, scirrhous type

> **鑑別診断**
> ① 縦横比（D/W）が小さい→浸潤性小葉癌：病変範囲が予想より広いことがあり，術式の選択には注意が必要．コア針生検（CNB）/吸引式組織生検（VAB）が必要となる．
> ② 構築の乱れを伴う低エコー→間質の変化を伴う良性疾患（乳腺症，硬化性腺症，放射状硬化性病変など）：エラストグラフィで軟らかく，ドプラで血流が少ないことが多い．

知っておきたい臨床事項　放射状硬化性病変

　放射状硬化性病変に非浸潤性乳管癌や異型乳管過形成が伴うことがある．画像では浸潤癌に類似する．放射状硬化性病変は多発することがあり，しばしば両側性である．この症例では，構築の乱れを伴う低エコーを認め，MRIでは不整形の高信号を示している．細胞診や針生検だけで確定診断がむずかしいときは外科的生検が必要である．

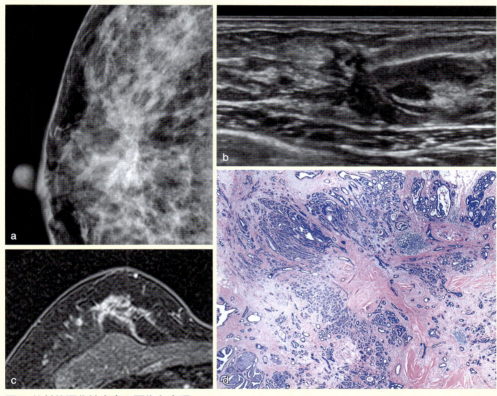

図5　放射状硬化性病変の画像と病理
a：マンモグラフィ．FADに伴い構築の乱れを認める．
b：超音波．構築の乱れを伴う不整形の低エコー腫瘤を認める．
c：MRI．T1強調画像．不整形の高信号腫瘤を認める．
d：病理組織像（HE染色）．弱拡大では，境界不明瞭でひきつれたような線維化を示す病変である．病変中央部では細胞密度がやや低い．辺縁部では乳管過形成を示す部分もある．

2) 超音波画像：腫瘤　a. 高濃度乳腺

❸ 充実型浸潤性乳管癌 invasive ductal carcinoma, solid type

石部洋一・鹿股直樹

画像診断・日常診療のポイント

- ▶ 腫瘤は硬く，圧排性ないしは膨張性に発育するため濃度勾配は中心濃度が高い局所的非対称性陰影（FAD）となる．
- ▶ 超音波では円形，分葉状，低エコー，境界明瞭粗ぞう，縦横比（D/W）大，後方エコー増強などが特徴である．
- ▶ MRIでは円形，分葉状，高信号を呈する．
- ▶ 高濃度乳腺で圧排性に発育する．

典型所見

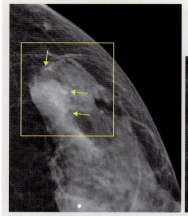
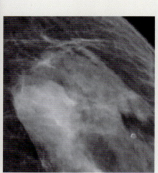

図1 マンモグラフィ
中心濃度が高いFADを認める（→）．

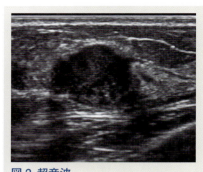

図2 超音波
円形〜やや分葉状，境界明瞭粗ぞう，内部不均一，低エコー，D/Wが大きい腫瘤を認める．

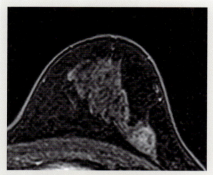

図3 MRI
T1強調画像で高信号，内部不均一な腫瘤．

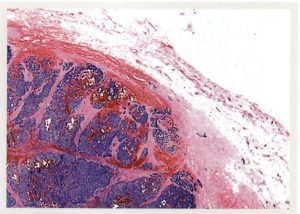

図4 病理組織像（ルーペ像）
弱拡大では概ね境界明瞭にみえる病変である．不規則な充実性胞巣状の異型上皮浸潤からなる腫瘍である．核異型の強い病変である．

> **鑑別診断**
> ① D/W が小さい→線維腺腫：境界が明瞭平滑で軟らかい．細胞診，針生検で鑑別可能．
> ② 画像で類似→髄様癌：病理で髄様癌と診断されれば比較的予後良好である．

知っておきたい臨床事項①　rim enhancement

　MRIでは早期相で腫瘍全体が濃染され，後期相で腫瘍内部がwashoutされ，腫瘍の境界および周囲にリング状の造影効果（rim enhancement）を認めることがある（図5）．
　他の組織型よりトリプルネガティブの割合が高い．

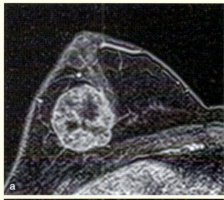
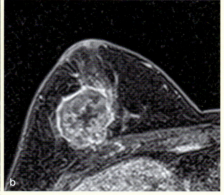
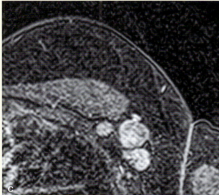

図5　充実型浸潤性乳管癌
a：MRI早期相．早期相では腫瘍内部が不均一な高信号な腫瘍として描出されている．
b：MRI後期相．腫瘍内部がwashoutされ，腫瘍の境界および周囲にリング状の造影効果を認める．
c：腋窩リンパ節転移像．右乳房切除術および腋窩リンパ節郭清を施行し病理診断で腋窩リンパ節に7個の転移を認めた．充実型浸潤性乳管癌．T2N2M0，病期ⅢA．トリプルネガティブ乳癌と診断した．

2) 超音波画像：腫瘤　a. 高濃度乳腺

❹ 線維腺腫 fibroadenoma

石部洋一・鹿股直樹

画像診断・日常診療のポイント

- 腫瘤は軟らかく周囲乳腺組織を圧排するが乳腺の構造に影響しないため，等濃度から高濃度，濃度勾配は均一で周囲乳腺の構造変化がない局所的非対称性陰影（FAD）となる．
- 超音波では円形，分葉状で低エコー，境界明瞭平滑，縦横比（D/W）小．粗大な石灰化があれば診断の決め手になるが，粘液癌との鑑別が必要である．
- MRIでは高信号で境界明瞭な腫瘤を呈する．
- 高濃度乳房で乳腺構造に影響を与えない線維腺腫である．

典型所見

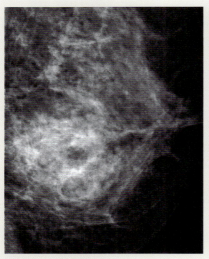

図1 マンモグラフィ
正常乳腺構造に変化がないFADを認める．

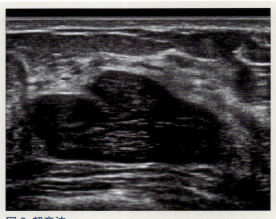

図2 超音波
高濃度乳房でもエコーでは分葉状，境界明瞭平滑な腫瘤として容易に描出できる．

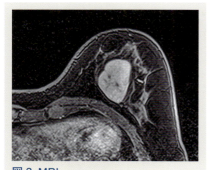

図3 MRI
T1強調画像で境界明瞭な高信号の腫瘤．

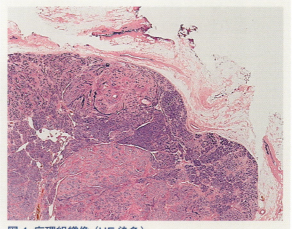

図4 病理組織像（HE染色）
正常乳腺小葉の臓器構築を模倣する類臓器型の線維腺腫．境界明瞭な腫瘤性病変がみられる．

> **鑑別診断**
> ① 楕円形，分葉状→粘液癌：エコーレベルが高〜等である．細胞診で鑑別可能である．
> ② 分葉状，内部にスリット構造がみられる→葉状腫瘍：コア針生検（CNB）／吸引式組織生検（VAB）で葉状構造が入っていれば診断可能である．臨床的には腫瘍の増大傾向の観察が重要となる．

知っておきたい臨床事項① 線維腺腫と葉状腫瘍との鑑別

線維腺腫と葉状腫瘍との鑑別はときにむずかしく，臨床経過で判断されることも多い．
若年者に好発する良性腫瘍であるが，40歳代以上では浸潤性乳管癌，腺管形成型などの悪性腫瘍に類似することがあり，注意する．

知っておきたい臨床事項② 注意する粗大石灰化

粗大石灰化を認めれば容易に線維腺腫と診断できる．ただし粘液癌の石灰化との鑑別に注意する．

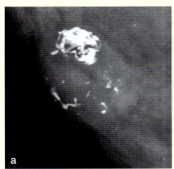 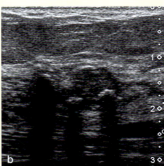 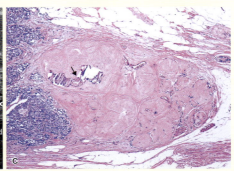

図5 粗大石灰化を伴う陳旧性線維腺腫
a：マンモグラフィではポップコーン様の石灰化を示す．b：超音波で境界明瞭，分葉状，低エコーを示す腫瘤の内部に，粗大石灰化を思わせる高エコー部がみられる．後方エコーが欠損している．c：病理組織像（HE染色）．分葉状の充実性腫瘤で，陳旧化し，硝子化した間質に粗大な石灰化（→）を伴う．

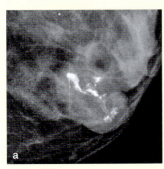 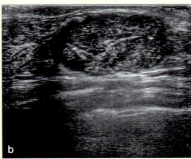 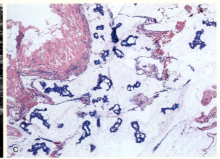

図6 粘液癌
a：マンモグラフィ．粘液湖内にできた石灰化．b：超音波．楕円から分葉状，境界明瞭粗ぞう，等エコーレベルの腫瘤で後方エコー増強，内部に粗大な高エコー域を認める．c：病理標本（HE染色）．粘液内に辺縁不整な管状あるいは索状の異型上皮が浮遊するようにみられる．

3. マンモグラフィでFADをみるケース
2）超音波画像：腫瘤　b. 乳腺濃度散在または脂肪性

❶ 非浸潤性乳管癌 ductal carcinoma in situ（DCIS）

本田純子・鹿股直樹

> **画像診断・日常診療のポイント**
> - 非浸潤性乳管癌 ductal carcinoma in situ（DCIS）はマンモグラフィ検診を契機に発見されることが多く，検診の普及などによりその割合は増加している．
> - マンモグラフィ所見では石灰化や腫瘤が多く，局所的非対称性陰影（FAD）や構築の乱れを呈することもある．特に区域性の濃度上昇の場合は DCIS を疑う．
> - 超音波所見では腫瘤（小腫瘤像，囊胞内腫瘤像）と非腫瘤性病変（乳管の異常，乳管内の低エコー域，小囊胞集簇，構築の乱れ）に分けられる．石灰化を示唆する点状高エコーを伴うことも多い．
> - MRI 所見では非腫瘤性で集簇性・線状・区域性の造影効果を示すことがある．
> - さまざまな組織亜型に分類され，低異型度〜高異型度を呈する．画像でこれらを分類することは容易ではないが，不均一な石灰化を有する場合は高異型度のことが多い．

典型所見

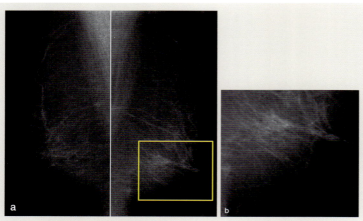

図1　マンモグラフィ
a：左L領域にFADを認める．乳頭直下にも索状の濃度上昇（b）がみられ，区域性の病変の広がりを疑う．

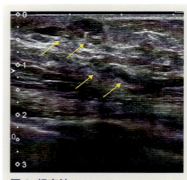

図2　超音波
拡張した乳管内に充実性病変を認める（→）．

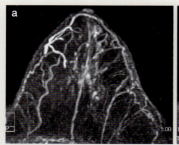 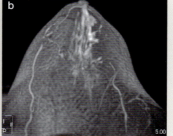

図3　MRI
a：造影早期－造影前．乳頭近くはリング状小結節〜線状の染まりが区域性にみられる．早期相での濃染の程度は弱い．
b：脂肪抑制T1強調画像．乳頭から断続的に線状高信号を認め，血性乳頭分泌物の可能性を考える．

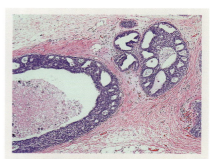

図4　病理組織像
乳管内に乳頭状あるいは篩状の異型上皮増殖がみられる．一部ではコメド（面疱型）壊死もみられた．

> **鑑別診断**
> ① 低エコー域が広範囲→乳管内成分優位の浸潤性乳管癌：画像上 DCIS との鑑別は困難である．浸潤所見がみられれば鑑別可能．
> ② 乳管内病変・嚢胞内腫瘤→乳管内乳頭腫：充実性部分の隆起が急峻なことが多い．細胞診で鑑別困難〜悪性となり，針生検で鑑別可能．

知っておきたい臨床事項① 　区域性の広がりを呈する DCIS

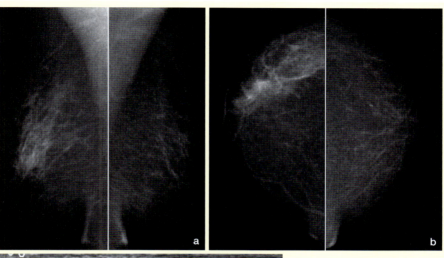

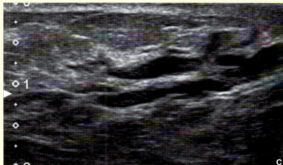

図5 非浸潤性乳管癌
a, b：マンモグラフィ．右 UM-O 領域に区域性の濃度上昇を認める．
c：超音波．右10〜11時方向に乳管拡張と乳管内病変を認める．

知っておきたい臨床事項② 　サブタイプの悪性度

サブタイプの多くは luminal A type で，低異型度のものが多い[1]．低異型度の DCIS の取り扱いについては意見の分かれるところで，イギリスやオランダでは経過観察する臨床試験が開始されている．

Intrinsic subtype	Kawasaki Medical School	Tohoku Kousai Hospital	Kita-Fukushima Medical Center	Total
Number of cases	91	433	97	621
Luminal A	73 (80.0%)	331 (76.4%)	69 (71.1%)	473 (76.2%)
Luminal B	3 (3.5%)	39 (9.0%)	15 (15.5%)	57 (9.2%)
ERBB2	10 (11.0%)	41 (9.5%)	10 (10.3%)	61 (9.8%)
Triple negative	5 (5.4%)	22 (5.1%)	3 (3.1%)	30 (4.8%)

（文献1）より引用）

● 文献
1) Moriya T et al. Molecular morphological approach to the pathological study of development and advancement of human breast cancer. Med Mol Morphol 43：67-73, 2010

❷ 腺管形成型浸潤性乳管癌 invasive ductal carcinoma, tubule forming type

本田純子・鹿股直樹

> **画像診断・日常診療のポイント**
> ▶ マンモグラフィ所見では腫瘤や局所的非対称性陰影（FAD）を呈し，石灰化を有することも多い．乳管内進展を示唆する区域性の濃度上昇がみられることもある．
> ▶ 超音波所見では内部低エコーレベルで後方エコーは不変．石灰化を示唆する点状高エコーを有することが多い．乳管内進展を伴うことが多く，縦横比（D/W）は大きいとは限らない．
> ▶ MRI 所見では造影パターンが早期相で濃染し後期相で washout されることが多い．

典型所見

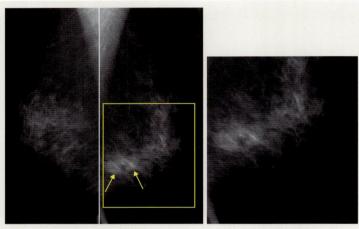

図1 マンモグラフィ
左 L 領域に FAD を認める（→）．

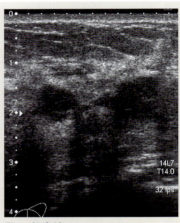

図2 超音波
不整形で境界明瞭粗ぞうな低エコー腫瘤が 2 個並ぶようにみられる．

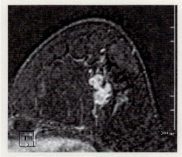

図3 MRI
造影早期−造影前．早期相で rim enhancement を示す小結節が集まったような不整な腫瘤を認める．

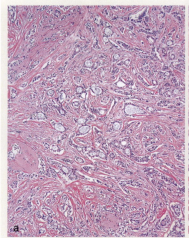
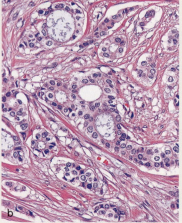

図4 病理組織像
a：不規則な管状あるいは一部で索状を呈する異型上皮の浸潤増生を認める．
b：筋上皮はみられない．また，間質反応を伴っている．

❷ 腺管形成型浸潤性乳管癌 invasive ductal carcinoma, tubule forming type

> **鑑別診断**
> ① 区域性の広がり→非浸潤性乳管癌 ductal carcinoma in situ (DCIS)：乳管内成分優位の浸潤性乳管癌との鑑別は難しい．
> ② 後方エコー減弱→硬性型浸潤性乳管癌：構築の乱れや halo を伴うこともある．D/W は大きい．針生検で鑑別可能．
> ③ 大部分が境界明瞭な腫瘤→乳管内乳頭腫：偽浸潤を伴う場合に鑑別を要する．針生検で鑑別可能．

知っておきたい臨床事項①　乳管内成分優位の腺管形成型浸潤性乳管癌

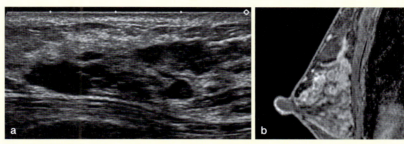

区域性の広がりを示す．

図5 浸潤性乳管癌
a：超音波．左 12 時方向に低エコー域が区域性に広がる．b：MRI（造影中期）．左 12 時方向に区域性に造影される領域を認める．

知っておきたい臨床事項②　乳管内進展を伴う腺管形成型浸潤性乳管癌

　乳腺上部は，厚みのある正常乳腺のバリエーションによって FAD がしばしばみられる部位である（p192 参照）．真の病変であるかは超音波所見との総合判定が必要になる．

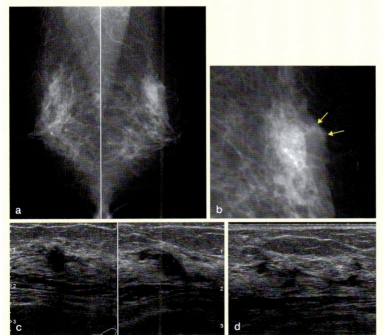

図6 腺管形成型浸潤性乳管癌
a, b：マンモグラフィ．左上部に区域性の濃度上昇を認める．内部構造がややベタっとし「一部境界明瞭で外部に向かって凸（→）」の所見を捉える．
c, d：超音波．c では前方境界線を越えない乳腺領域内に，T＝4.9×6.9×6.3mm，境界明瞭粗ぞう，多角形の低エコー腫瘤がみられる．d では腫瘤周囲約 3cm に区域性に広がる乳管内進展がみられる．

3. マンモグラフィでFADをみるケース
2) 超音波画像：腫瘤　b. 乳腺濃度散在または脂肪性

❸ 浸潤性小葉癌 invasive lobular carcinoma

本田純子・鹿股直樹

画像診断・日常診療のポイント

- ▶ 非浸潤性小葉癌は将来，乳癌が発生する危険因子と考えられる．
- ▶ 浸潤性小葉癌は両側性・多発性のことがある．
- ▶ マンモグラフィ所見で局所的非対称性陰影（FAD）を呈する場合は結節型の浸潤性小葉癌のことが多い．びまん型になると構築の乱れを呈することが多い．
- ▶ 超音波所見では境界粗ぞうあるいは境界不明瞭な腫瘤あるいは低エコー域としてみられる．後方エコーは減弱または消失し，縦横比（D/W）は小さいことが多いが，腫瘍径が小さい場合はD/Wは大きい．
- ▶ MRI所見では造影されるが細胞成分が少なく，造影効果が弱いことがある．

典型所見

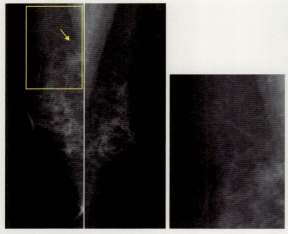

図1　マンモグラフィ
右乳腺U領域の乳腺後隙にFADを認める（→）．

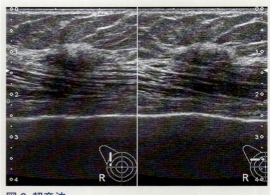

図2　超音波
D/Wの小さい境界不明瞭な低エコー域を認める．限局して乳腺が厚くなっているが境界断裂は明らかでない．

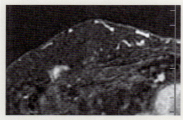

図3　MRI
造影早期-造影前．右乳腺C区域に不均一な濃染を認める．

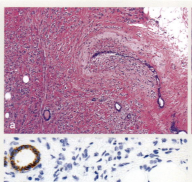

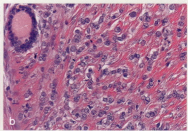

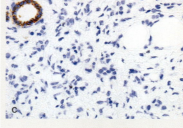

図4　病理組織像
a：線維性間質を背景に索状の異型上皮浸潤を認める．乳管をスキップするような像もみられる．
b：比較的緩やかな結合性を呈する細胞の浸潤像である．
c：E-cadherin免疫染色．非腫瘍乳管の細胞膜に陽性像を示すが，腫瘍細胞は陰性である（図中の陰性細胞の大半は腫瘍細胞である）．

> **鑑別診断**
> ① 構築の乱れ→硬性型浸潤性乳管癌：後方エコーは減弱し境界部高エコー像を伴うこともある．D/W が大きい．針生検で鑑別可能．
> ② 構築の乱れ→硬化性腺症に伴う非浸潤性乳管癌 ductal carcinoma in situ (DCIS)：針生検で鑑別可能である．構築の乱れを呈する部分では癌の識別がむずかしいものがある．
> ③ 後方エコー不変→腺管形成型浸潤性乳管癌：点状高エコーを有することがある．針生検で鑑別可能．

知っておきたい臨床事項① 多発発生と考えられる浸潤性小葉癌

浸潤性小葉癌は多発することがあり，他の微小病変の検索をより慎重に行う必要がある．

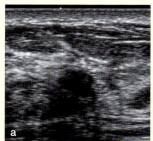
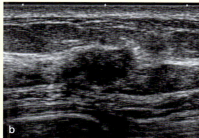
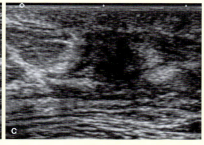
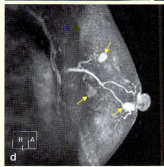

図5 浸潤性小葉癌
a, b, c：超音波．左2, 3, 8時方向に境界明瞭粗ぞうな不整形低エコー腫瘤を認める．d：MRI（造影中期）．造影される結節影を3ヵ所に認める（→）．

知っておきたい臨床事項② 浸潤性小葉癌の細胞像

穿刺吸引細胞診で緩やかな結合を示す索状配列（いわゆるロザリオ様配列）が認められる．また，細胞内小腺腔の頻度が他の組織型に比して高い．古典的浸潤性小葉癌では小型の細胞からなり，一見，リンパ球や形質細胞様にみえる場合もある．

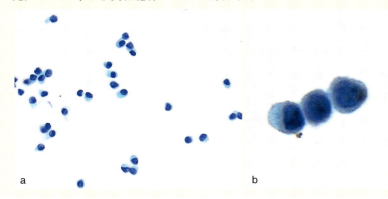

図6 浸潤性小葉癌の穿刺吸引細胞診
a：小型の細胞で核もおとなしいため，非腫瘍性の形質細胞やリンパ球様にみえる．
b：拡大を上げて観察すると緩やかな結合を示す部分がある．硬性型の浸潤性乳管癌とは異なり，直線的な輪郭ではなく，いわゆるロザリオ様である．

4 乳管内乳頭腫 intraductal papilloma

本田純子・鹿股直樹

> **画像診断・日常診療のポイント**
> - 乳管内乳頭腫は乳頭状の発育を示す良性の乳管内病変で，症状として圧迫スポットのある単孔性血性乳頭分泌がみられることが多い．
> - 超音波所見では乳管内や嚢胞内の充実性腫瘤としてみられる．充実性部分の立ち上がりは急峻なことが多い．嚢胞性部分が少ないと充実性腫瘤としてみられる．
> - MRI 所見では T2 強調画像で高信号を呈することがある．造影パターンは早期相で濃染し後期相で washout する悪性パターンを示すこともあり，悪性との鑑別は困難である．

典型所見

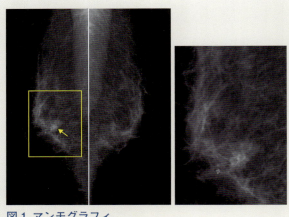

図1 マンモグラフィ
右L領域にFADを認める（→）．

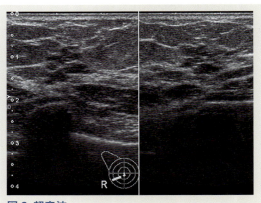

図2 超音波
小さな低エコー腫瘤が集簇している．乳腺表面に存在するが，境界断裂は明らかでない．

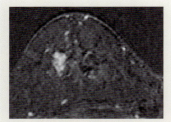

図3 MRI
造影早期-造影前．右乳腺D区域に不均一に造影される病変を認める．

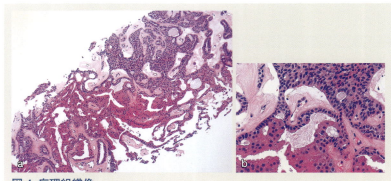

図4 病理組織像
a：乳管内乳頭腫の組織像．乳頭状を示す上皮増生からなる病変である．アポクリン化生を示す部分が認められる．b：乳管内乳頭腫の組織像．核は小型で異型に乏しい．

鑑別診断

① 嚢胞性部分がない→線維腺腫：縦横比（D/W）が小さい．細胞診で鑑別可能．
② 充実性部分の隆起がなだらか・広基性→非浸潤性乳管癌 ductal carcinoma in situ（DCIS）：細胞診で鑑別困難～悪性となり，針生検で鑑別可能．
③ 高齢者→DCIS・充実型浸潤性乳管癌：細胞診で鑑別困難～悪性となり，針生検で鑑別可能．
④ 境界粗ぞう→乳管腺腫：MRIで造影効果はないか低い．悪性との鑑別を要する所見を呈することがある．針生検で鑑別可能であるが，ときにむずかしいことがある．

知っておきたい臨床事項① 末梢に発生した乳管内乳頭腫

末梢性の乳管内乳頭腫は区域性に多発する．

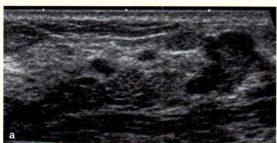 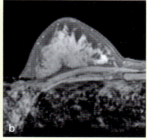 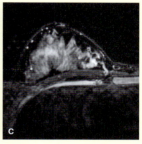

図5 乳管内乳頭腫
a：超音波．右3時方向に低エコー域が区域性にみられる．b, c：MRI．T1強調画像（b），T2強調画像（c）で高信号を示す．

知っておきたい臨床事項② 充実性腫瘤を呈する乳管内乳頭腫

乳頭近くに発生する中枢性の乳管内乳頭腫は単発のことが多い．

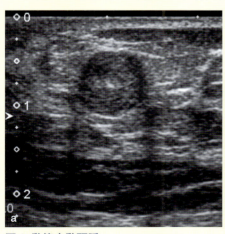 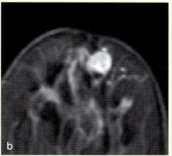 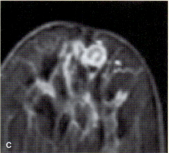

図6 乳管内乳頭腫
a：超音波．左3時方向に境界明瞭な低エコー充実性腫瘤を認める．b, c：MRI．辺縁部を主体に早期相で濃染し，後期相でwashoutする腫瘤を認める．

3. マンモグラフィでFADをみるケース
3) 超音波画像：非腫瘤

① 乳管内成分優位の浸潤性乳癌 invasive ductal carcinoma with a predominant intraductal component

尾羽根範員・坂谷貴司

> **画像診断・日常診療のポイント**
> ▶ 乳癌取扱い規約第18版では，面積的に乳管内癌巣を主体とする浸潤性乳癌に対し，"乳管内成分優位の"と付記することとなった．この記載は浸潤癌成分の胞巣の形状による分類とは別に行われるため，特殊型を含む多くの組織型に該当する可能性がある．
> ▶ 乳管内を進展する発育形態を考えると，病変の分布が区域性であることを意識し，病変の広がりに注意する．

典型所見

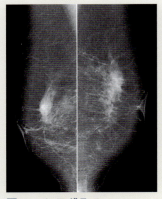

図1 マンモグラフィ
右Uに集簇性石灰化を伴う高濃度域を認める．腫瘤といえるほど境界が明瞭ではない．左Uにも境界不明瞭な高濃度域が認められ，構築の乱れを伴っているようにみえる．

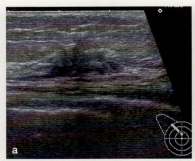 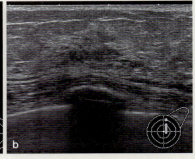

図2 超音波
a：右C区域に境界不明瞭な低エコー域がみられる．
b：左CA区域にも境界不明瞭な低エコー域がみられる．ともに前方境界線の断裂は明らかではない．
両側とも乳管内成分優位の浸潤性乳管癌．

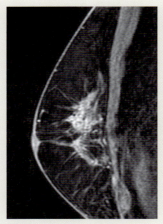

図3 MRI
左乳房の病変を示す．病変はdynamic MRIの早期相で強い造影効果がみられる．

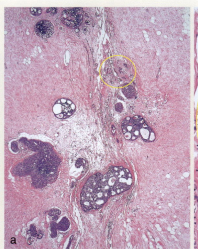 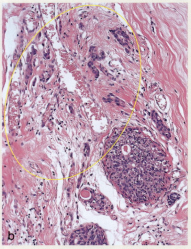

図4 病理組織像（HE染色）
a：弱拡大像では乳管内に篩状あるいは充実性増殖を示す非浸潤性乳管癌成分が主体をなす腫瘍組織を認める．○は浸潤癌成分．
b：強拡大像では，乳管内成分の近傍に小塊状，索状を呈する浸潤癌成分（○）を認める．

鑑別診断

DCIS と同様，乳腺症による低エコー域と鑑別が常に問題となる．

- 低エコー域などの所見が同側の他部位や対側同部位などと比較し，その部位だけにあるという局在性と，乳頭との位置関係から分布が区域性であることに注意する．
- 低エコー域に一致して乳腺の厚みが増加していること，ひきつれや点状高エコーを伴うことなど，悪性病変の存在を示唆する所見に注目する．
- 明らかな浸潤を思わせる部分がある場合を別として，画像上は DCIS か乳管内成分優位の浸潤性乳管癌かはわからないと考えるべき．

知っておきたい臨床事項　乳管内成分優位の浸潤性乳管癌の画像所見

癌細胞が乳管や小葉内にとどまっていても，内腔に充満して増大すると，全体としてはその集合像が腫瘤様に描出される．

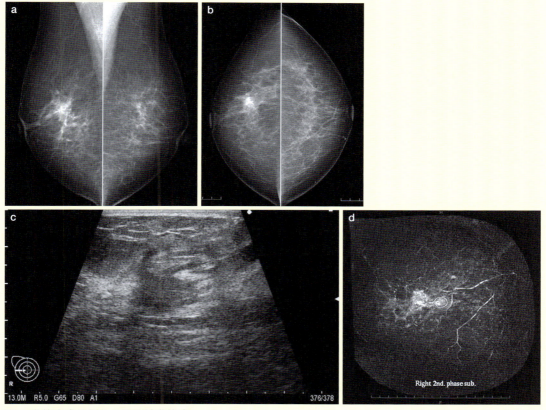

図5　乳管内成分優位の浸潤性乳管癌
a：MLO で右 M，b：CC に右 O に境界不明瞭な局所的非対称性陰影（FAD）がみられる．
c：超音波検査では低エコー域か腫瘤か意見の分かれる像を呈し，乳管を思わせる管腔構造が連続してみられる．
d：MRI では乳頭近くまで連続して造影されている．

● 文献
1) 角田博子他．新乳房画像診断の勘ドコロ．メジカルビュー社，185-189，2016

3. マンモグラフィで FAD をみるケース

3) 超音波画像：非腫瘤

❷ 非浸潤性乳管癌 ductal carcinoma in situ（DCIS）

尾羽根範員・坂谷貴司

画像診断・日常診療のポイント

- ▶ マンモグラフィや超音波検査など画像診断の発達，導入で発見頻度が増加している．
- ▶ すべてが浸潤癌になるわけではなく，近年，問題とされている過剰診断との関連もあるが，どの非浸潤性乳管癌（DCIS）が浸潤癌になるかは現時点で区別できない．
- ▶ マンモグラフィで腫瘤や局所的非対称性陰影（FAD）として認められることがあるが頻度は高くない．
- ▶ 超音波画像でのバリエーションは多彩である．
- ▶ 病変の検出には所見の分布や乳腺正常構造の変化に注意することが重要である．
- ▶ 病理学的には大きく面疱型（comedo type）と非面疱型（non-comedo type）に分類され，画像診断でも石灰化の存在は注目すべき所見である．

典型所見

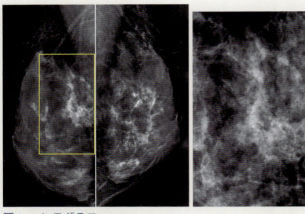

図1 マンモグラフィ
MLO で右 M に境界一部不明瞭で濃度勾配のない FAD を認める．

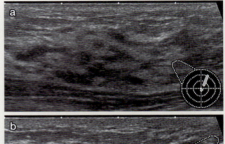
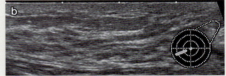

図2 超音波
a：右 A 区域に豹紋像と鑑別のむずかしい低エコー域がみられる．乳腺の厚みの増加に注意．動画で腫脹したような感覚を読み取ることと，対側（b）との比較が参考となる．

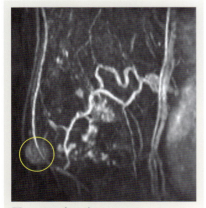

図3 MRI（MIP）
大小の結節が造影され，区域性に分布している様子がわかる．（○：乳頭）

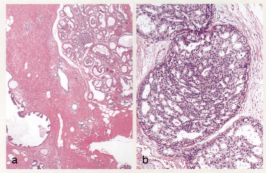

図4 病理組織像（HE 染色）
a：既存の乳管や小葉内の細乳管を押し広げるように篩状～低乳頭状の癌が認められる．周囲間質の反応は乏しい．
b：篩状型（非面疱型）で，核異型は軽く，低異型度の非浸潤性乳管癌である．

> **鑑別診断**
> - 乳管内成分優位の浸潤性乳管癌（p182）で述べたとおり，乳腺症による低エコー域と鑑別が常に問題となる．DCISも同様に病変を疑う所見の局在性と分布に注意する．

知っておきたい臨床事項　DCISのさまざまな画像所見

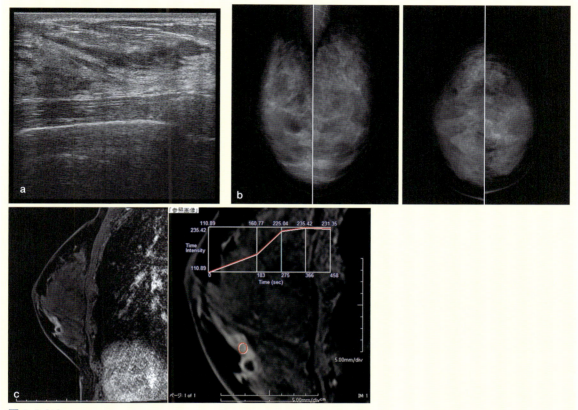

図5　DCIS
a：超音波．乳管と連続し，区域性に分布する低エコー域が認められる．
b：マンモグラフィ．乳腺濃度が高いこともあって異常所見は指摘できない．
c：MRI．超音波検査で認められた低エコー域に相当する部分に，区域性の造影増強効果が認められる．本例の時間信号強度曲線 time-signal intensity curve（TIC）では漸増型を示しているが，症例によってはピークを形成するものもあり，DCISでのパターンはさまざまであるとされている．

● 文献
1）角田博子他．新乳房画像診断の勘ドコロ．メジカルビュー社，170-177，2016

3. マンモグラフィでFADをみるケース

3) 超音波画像：非腫瘤

❸ 乳管内乳頭腫 intraductal papilloma

尾羽根範員・坂谷貴司

画像診断・日常診療のポイント

- 乳管内に発生する血管結合織の茎を有する乳頭状腫瘍である．
- 臨床的には，しこりや血性乳頭分泌で発見される．
- 乳頭近くの乳管に孤立性に存在するのが一般的とされるが末梢に発生するものもある．
- マンモグラフィでは境界が明瞭な腫瘤として描出され特徴的所見に乏しく，描出されないことも多い．
- 拡張乳管内（嚢胞状に拡張した場合も含む）の隆起性病変が一般的であるが，画像診断の発達により乳管との連続性が不明瞭な段階で発見されることが増加している．

典型所見

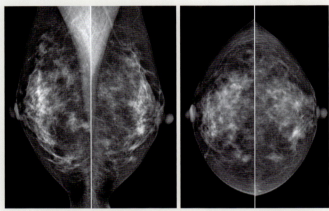

図1 マンモグラフィ
MLOで左L，CCで左Iにやや高濃度な局所的非対称性陰影（FAD）を認める．

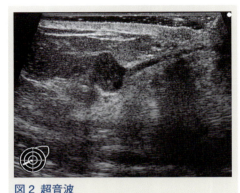

図2 超音波
左B区域に乳管と連続性のある低エコー腫瘤がみられる．辺縁に無エコーのスリットエコーがみられ，乳管内の充実性腫瘍であることが読み取れる．

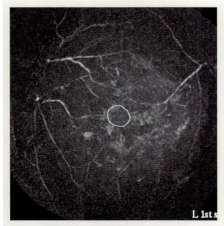

図3 MRI
dynamic MRIの早期相で増強効果のある腫瘤が認められる．

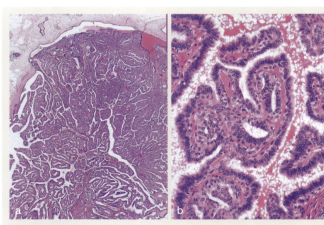

図4 病理組織像（HE染色）
a：境界明瞭な乳管内腫瘤．嚢胞状に拡張した乳管内に線維性間質を伴い，乳頭状構造を呈しながら上皮成分が増生している．
b：内腔側には濃紫調でやや丈の高い乳管上皮細胞があり，乳管上皮細胞と線維性間質の間には明調な筋上皮細胞がみられており，上皮の2相性構造は保たれている．

鑑別診断

① 典型的な特徴としては，拡張した乳管内または囊胞内に充実性の隆起性病変としてみられ，その立ち上がりが急峻であれば乳管内（囊胞内）乳頭腫，なだらかであれば非浸潤性乳管癌などの悪性の可能性が高いとされている．
② 良性を思わせる形態をとる癌もあれば，良性でも乳管に沿って這うように発育するものもあり評価がむずかしく，非浸潤性乳管癌や乳管内成分優位の浸潤性乳管癌は常に鑑別診断となる．
③ 画像診断の発達により乳管との連続性が不明瞭な小さな腫瘤として発見されることも増加しており濃縮囊胞と見誤る可能性もある．
④ MRIでも，拡張した乳管や囊胞内の液体がT2強調画像で認識できれば判断できるが，そういった症例でなければ判読はむずかしい．また充実性部分の造影パターンも悪性との鑑別はむずかしい．
⑤ 存在形態が典型的でなければ，モダリティを問わず鑑別がむずかしいことを認識すべきである．

知っておきたい臨床事項　乳管内乳頭腫のさまざまな画像所見

同一乳房にみられる3つの乳管内乳頭腫を示す．

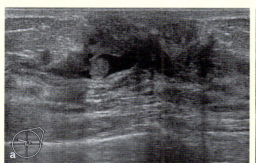
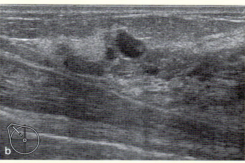
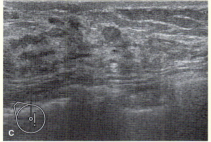
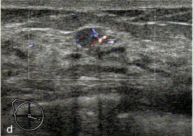
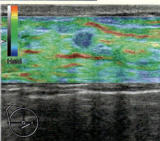
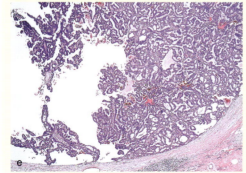

図5 乳管内乳頭腫
a～d：超音波．
a：乳頭近くの拡張した乳管内に立ち上がりの急峻な充実エコーがみられる，乳管内乳頭腫の典型例である．b：乳腺辺縁近くの囊胞状に拡張した乳管内に立ち上がりの急峻な充実エコーがみられる．この周囲にも無エコーのスリット状部分を伴う充実エコーがみられ，病変の範囲を特定することが困難である．
c, d：a, bとは別の乳管との連続性が明らかでない小腫瘤として認められる症例．一見すると濃縮囊胞と考えてしまうが，後方エコーが減弱していないもの（c）は注意が必要で，カラードプラで小腫瘤の割に豊富な血流信号が検出され充実成分と判断できる（d左）．またエラストグラフィで硬く表示されることがあるのも認識しておきたい（d右）．
e：病理組織像．細い線維血管性を有し，細胞異型のみられる囊胞内乳頭癌の像．拡張した乳管内に乳頭状増生を示す点で，乳管内乳頭腫が鑑別となる．画像的な判断がむずかしいこともある．

文献
1) 角田博子他．新乳房画像診断の勘ドコロ．メジカルビュー社．221-223．2016

3) 超音波画像：非腫瘤

④ 肉芽腫性乳腺炎 granulomatous mastitis

何森亜由美・坂谷貴司

画像診断・日常診療のポイント

- 出産・授乳後2～3年（17～42歳）に好発する．
- 硬い腫瘤を触知する．発赤・圧痛・熱感を伴うこともある．
- 脂肪壊死や膿瘍を伴い癒合し，時期によって多彩な像を示す．進行すると皮膚に穿孔し自潰する．
- 同時に複数箇所に発症したり，再発を繰り返すことがある．
- 自然治癒するものから，ステロイドや抗菌薬の投与が必要なもの，難治性のものまでさまざまである．

典型所見

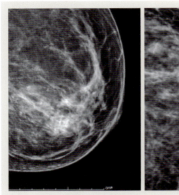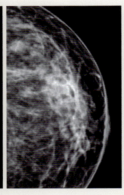

図1 マンモグラフィ
局所的非対称性陰影（FAD）を示す．

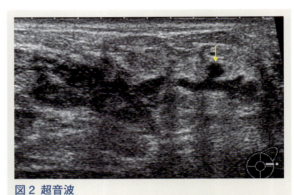

図2 超音波
不整低エコー域．皮下脂肪や周囲乳腺は炎症で高エコーになる．Cooper靱帯に沿って低エコー域が広がり，先端部には膨らみがある（→）のが特徴である．

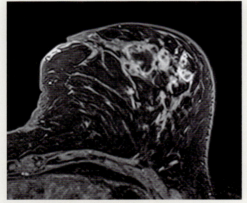

図3 MRI
脂肪壊死が辺縁に増強効果を示す小腫瘤として認められる．一見clustered ring enhancementのようにみえる．

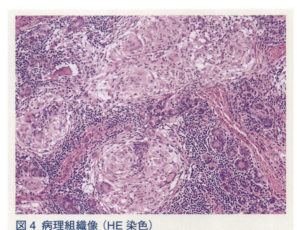

図4 病理組織像（HE染色）
多核巨細胞，組織球の集簇よりなる肉芽腫形成を認める．これらは上皮細胞ではないので，癌細胞と見誤らないことが重要である．周囲にはリンパ球などの炎症細胞浸潤もみられる．

鑑別診断

① **急性化膿性乳腺炎**：授乳期に発症，痛みと熱発を伴う．
② **乳輪下膿瘍**：責任乳管-膿瘍腔-瘻孔（自潰している場合）を超音波で確認する．痛みを伴う．
③ **非浸潤性乳管癌**：穿刺吸引細胞診で異型上皮がなく，Langhans 型巨細胞，類上皮細胞が採取されたら，肉芽腫性乳腺炎の可能性あり．

知っておきたい臨床事項① 肉芽腫性乳腺炎の自然治癒症例の経過

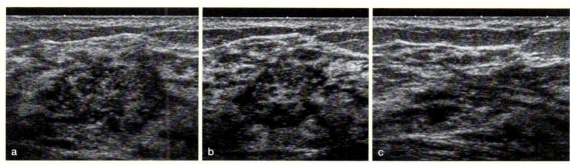

図5 初診時 32 歳，断乳後 1 年．腫瘤を自覚．痛み発赤なし．
マンモグラフィ．高濃度乳腺所見なし．a, b：超音波．17×16×12 mm の境界不明瞭な低エコー腫瘤．内部構造は，円形微小低エコーや輝度の高い無構造部，液体を思わせる低エコー部，正常構造が残っている部位などさまざまな像が混在している．穿刺吸引細胞診 fine needle aspiration cytology（FNAC）で肉芽腫性乳腺炎と診断．c：6ヵ月後無治療で治癒した．

知っておきたい臨床事項② ステロイド治療症例の経過

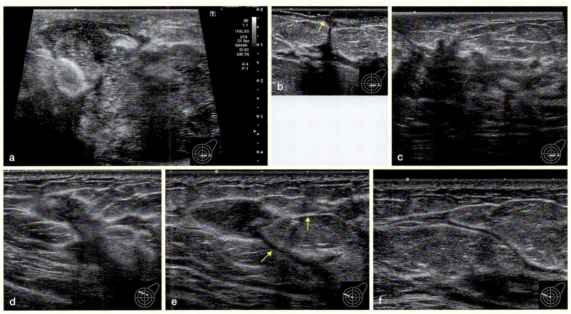

図6 44 歳，左乳房に複数の硬結と軽い痛み，発赤を伴う．熱発なし．マンモグラフィ L-M FAD
a：初診時の超音波画像．乳頭下部に地図状低エコーが大胸筋側まで深く広がる．内部には，石灰化の点状高エコーとは異なる「微小高輝度像」が散見され，一部に流動性がある．b：経過中に皮膚に穿孔した（↑）．c：ステロイド治療 4 ヵ月目．低エコー部は縮小し，乳腺構造が回復してきている．d：同症例の A 区域の硬結部．周囲に高エコーを伴い，内部に流動性を伴う．脂肪の隙間に沿うように外側へのびている．e：治療 2 週間目．腫瘤は境界明瞭に変化し周囲の高エコーが減少，脂肪間の病変部（→）も縮小．f：治療 4 ヵ月目．周囲の高エコーはほぼ消失し，低エコー域もさらに縮小した．

3. マンモグラフィでFADをみるケース

3) 超音波画像：非腫瘤

⑤ 乳腺線維症/糖尿病性乳腺症 fibrous disease/diabetic mastopathy

尾羽根範員・坂谷貴司

> **画像診断・日常診療のポイント**
> ▶ 糖尿病性乳腺症は，糖尿病の長期罹患患者でみられる良性の線維性病変．自己免疫疾患との関連が示唆される．
> ▶ しこりの自覚や触診で病変が明瞭な割に，マンモグラフィでは腫瘤として認められない．
> ▶ 超音波検査ではしこりに一致して，後方エコーの減弱する境界不明瞭な低エコー域としてみられる．

典型所見

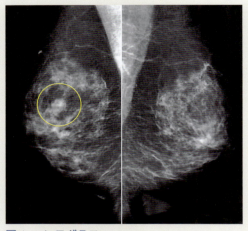

図1 マンモグラフィ
MLOで右Mに比較的境界明瞭，周囲乳腺と等濃度で濃度勾配のない局所的非対称性陰影（FAD）を認める．

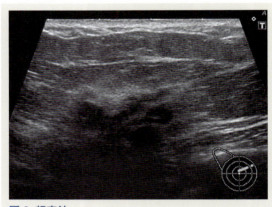

図2 超音波
右A区域に境界不明瞭で後方エコーの減弱する低エコー域を認める．局所的に乳腺が厚くなり低エコー部分も大きいが，周囲の高エコーは境界高エコーではなく正常乳腺と考えられ，構造の大きな崩れはないと考えられる．

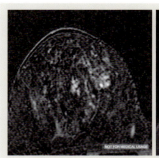

図3 MRI
脂肪抑制T2強調画像で不均一な高信号域を認める．dynamic MRIでは漸増型の弱い造影効果がみられる．

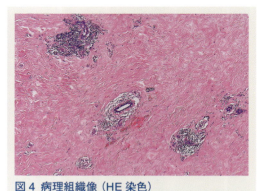

図4 病理組織像（HE染色）
硝子化を伴った広範な線維組織内に萎縮した乳管・小葉がわずかにみられるのが特徴．乳管周囲や小葉間質には成熟リンパ球主体の炎症細胞浸潤を認める．線維組織が主体であるため，硬く触知することも多く，画像や生検による鑑別を要する．

> **鑑別診断**
> - 境界不明瞭で後方エコーの減弱する低エコー域＋ひきつれ→浸潤性小葉癌：超音波で，周囲乳腺のひきつれや中心部の構造をよく観察する（「知っておきたい臨床事項」参照）．

> **知っておきたい臨床事項**　浸潤性小葉癌と乳腺線維症の鑑別ポイント

図5 浸潤性小葉癌
a：超音波検査では境界不明瞭で後方エコーの減弱する低エコー域が認められる．動画像ではひきつれがみられ，その中心は一塊の低エコー域であり，正常乳腺構造はみられない．
b：マンモグラフィでも境界不明瞭で濃度勾配のないFADが認められる．

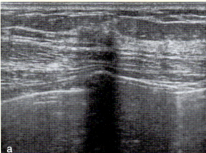
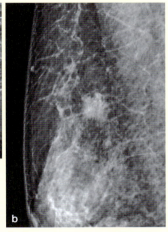

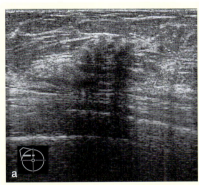
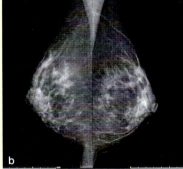
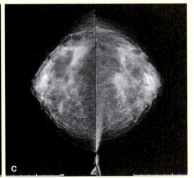

図6 乳腺線維症
図1〜4と別の乳腺線維症の症例を示す．
a：境界不明瞭で後方エコーの減弱する低エコー域として描出される．一見すると浸潤性小葉癌に類似した像を呈するが，境界部高エコーはみられず動画像でもひきつれはみられない．背景に豹紋像とみられる正常乳腺の構造が透けて描出されていることに気がつけば本症を疑うことができる．しこりとして触知する割にはマンモグラフィでは腫瘤はもとよりFADとしてもとらえられないことも多く，本例のマンモグラフィ（b, c）でも特に異常所見を指摘できない．

● 文献
1) 角田博子他．新乳房画像診断の勘ドコロ，メジカルビュー社，236-237，2016

3. マンモグラフィで FAD をみるケース
3）超音波画像：非腫瘤

❻ 正常乳腺 normal breast structure

何森亜由美

> **画像診断・日常診療のポイント**
> ▶ マンモグラフィで確認された該当部位の「正常乳腺の確認」に加え，「局所的非対称性陰影（FAD）と診断された理由」を超音波で確認することが重要である．
> ▶ FAD と診断された理由：①周囲間質量や小葉の分布密度が多い部位，②浮腫状間質の量も多い部位，③腺葉間の脂肪で切り取られている乳腺→①〜③それぞれの超音波の見え方は異なる．
> ▶ 正常のバリエーションであるので，これらのことを念頭に置いて超音波で描出を行わなければ，マンモグラフィで FAD と診断された該当部位の指摘が困難なことがある．

1．周囲間質・小葉の量・分布密度が多い腺葉

典型所見

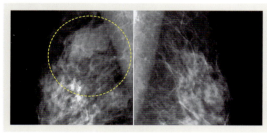

図1 マンモグラフィ
右 U の FAD．内部構造は周囲乳腺と類似して脂肪も混在しているがややベタッとしている．濃度勾配はなし．5 年経過，変化なし．

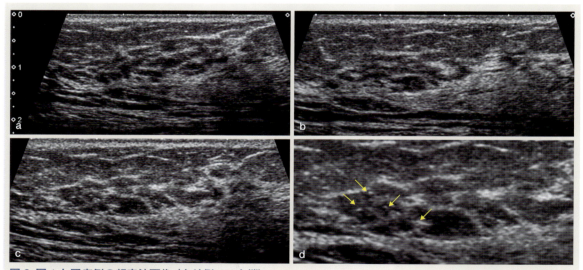

図2 図1と同症例の超音波画像（右外側 45° 末梢）
a：マンモグラフィの FAD に該当する部位は，超音波で一見等〜低エコー域と思えるような領域として認められることが多い．エコーレベルは等〜低エコーであり，等〜低エコー域内にみえる構築の連続性は，周囲乳腺の細い等エコー構造と同じ走行パターンを保っていることがわかる．プローブを少しずつ動かしながら観察するとよい．b：乳管過形成などが混在すると球状にみえる．球状部の境界は明瞭に保たれている．c，d：周囲間質の太さは不均等であるため，等〜低エコーが太い部分もある．観察のコツは，プローブを当てる角度を，構築パターンが最も連続してみえるところから始め，少しずつ角度を変えながら全体の構築を観察することである．この時，乳管構造の中心高エコー（d：→）がみえたり，浮腫状間質（背景の高エコー部）が立体的には途絶えていないことがわかれば，周囲間質が周囲の乳腺よりも太いだけであったり，小葉がわずかに大きいだけ（乳管過形成）のバリエーションの一部と解釈できる．

> **鑑別診断**
> ● 非浸潤性乳管癌 ductal carcinoma in situ (DCIS)：わずかな乳管拡張を区域性に示す DCIS との鑑別を図 3, 4 に示す．

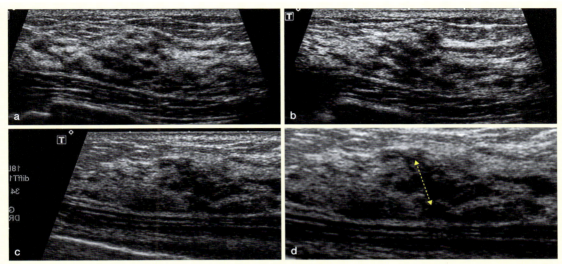

図3 わずかな乳管拡張を区域性に示す DCIS（a～d 同一症例）
a：1枚の画像で判別することはむずかしい．正常バリエーションの観察時と同様に，等～低エコー構造が最も連続してみえる角度にプローブを当て，プローブの角度を少しずつ変えて全体の構築を観察する．b：少しプローブを動かすと，低エコー部が部分的に太くなっており，境界が不明瞭な部分があった．c, d：この断面では，太くなった低エコー部が前後方向（◀┄▶）に互いに癒合している．浮腫状間質の高エコー部は立体的に途絶えている部位となっている．こうした所見はバリエーションではなく，精査するべき病変であると判断する．

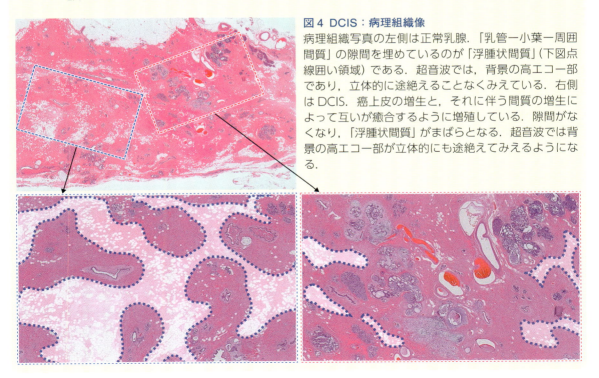

図4 DCIS：病理組織像
病理組織写真の左側は正常乳腺．「乳管-小葉-周囲間質」の隙間を埋めているのが「浮腫状間質」（下図点線囲い領域）である．超音波では，背景の高エコー部であり，立体的に途絶えることなくみえている．右側は DCIS．癌上皮の増生と，それに伴う間質の増生によって互いが癒合するように増殖している．隙間がなくなり，「浮腫状間質」がまばらとなる．超音波では背景の高エコー部が立体的にも途絶えてみえるようになる．

2. 浮腫状間質の量も多い部位

　マンモグラフィのFAD所見は前述の1のケースと同様であるが，「浮腫状間質」も増えているため，超音波では高エコー部が増えている領域としてみえてくる．

典型所見① 乳頭近傍のFAD

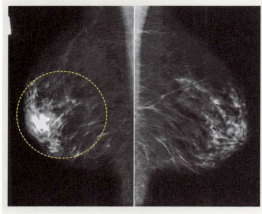

図5 マンモグラフィ
右の乳頭近傍の乳腺濃度が高いが，脂肪が混在し乳腺の構造は保たれている．濃度勾配はない．6年経過，変化なし．

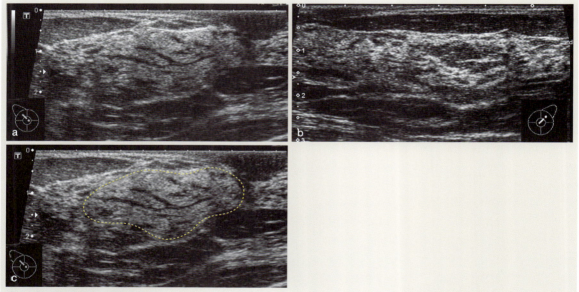

図6 同症例の超音波画像
一見，aとbは同じようにみえるが，c：右乳頭近傍には「浮腫状間質（背景の高エコー部）」のボリュームが増えている領域がある．マンモグラフィと合わせると，線維の割合が多い浮腫状間質の領域であるとわかる．領域内の等エコー構造（小葉ー乳管ー周囲間質）も正常である．
b：左乳頭近傍の浮腫状間質は，マンモグラフィと合わせると脂肪が多いことがわかる．こちらの等エコー構造（小葉ー乳管ー周囲間質）も正常である．

6 正常乳腺 normal breast structure

鑑別診断
- **浸潤性乳管癌**：淡い高エコー域を伴う非腫瘤性病変との鑑別を図7に示す．

浮腫状間質の高エコーではなく，間質反応による淡い halo 様の高エコーによって，高エコーの領域が増えている．低エコー部が不整であることに注目する．

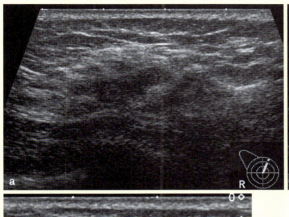
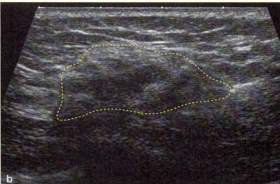
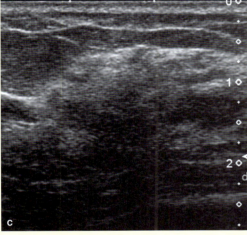

図7 超音波
a, b：乳腺の厚みが増大している不明瞭な領域がある．淡い halo 様の高エコー領域の中に不明瞭で正常構造パターンを失った不整低エコー域がみられる．c：プローブの角度をさまざまに変えても，正常構造パターンが確認できない．要精査とするべき病変である．

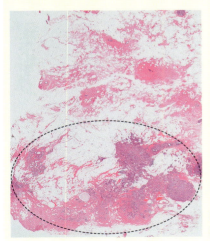

図8 病理組織像
乳腺の後方に，浸潤性乳管癌がみられる．

3. マンモグラフィで FAD をみるケース

典型所見② C 領域末梢側の FAD

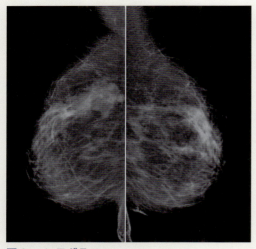

図9 マンモグラフィ
右 U に FAD がある．濃度勾配なく乳腺構造は保たれている．5 年経過，変化なし．

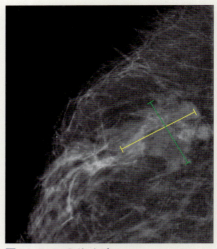

図10 FAD のサイズ
超音波で描出されているサイズは，MLO では黄線の方向の距離となる．これに直交する距離（緑線）は，マンモグラフィでは乳房を乳頭方向に強く引き伸ばした状態，超音波では乳房が平たく自然に伸びている状態であるため，超音波の方が薄くなる．

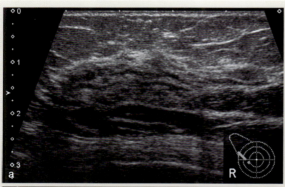

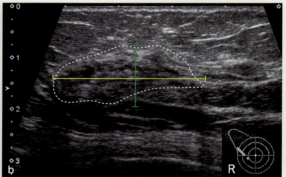

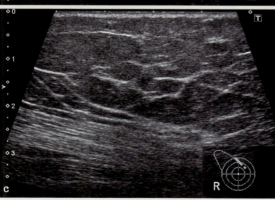

図11 同症例の超音波画像
a, b：FAD 部．マンモグラフィの MLO 撮影方向と同じ角度でプローブを当てた．超音波で FAD に相当する部位に，ほぼ同じサイズ（黄線）の乳腺領域がみられる．超音波でみえる厚みはマンモグラフィの FAD よりも薄くなっている（緑線）ので注意が必要である．内部エコーは高エコー（浮腫状間質）＞等エコー（周囲間質）であり，低エコー病変をイメージしていると FAD 部であると認識できない．等エコー構造が正常構造パターンを保っていることから，異常なしと判定できる．c：プローブを MLO 撮影の角度に保ったまま，周囲の乳房をスキャンする．この症例はマンモグラフィからもわかるように，周囲乳腺は萎縮して脂肪化している．脂肪化した乳房内に現れる a の正常乳腺領域は図 2a（p192）のような等〜低エコーが目立つ領域とは異なり，「浮腫状間質」の線維成分が多いことによる．高エコー部もマンモグラフィで濃度が上がる部位であることを知っておく必要がある．

3. 腺葉間の脂肪で「切り取られ」た乳腺

　腺葉の間に脂肪がある場合，マンモグラフィの撮影角度によっては乳腺が脂肪によって「切り取られ」，末梢側がFADのようにみえることがある．理解しやすいように，マンモグラフィと超音波の両方で腺葉間の脂肪の境界が直線的に写っている症例を選び，提示する．超音波では，腺葉間の脂肪を目印にして，FADとなった乳腺領域の内部構造を観察する．

典型所見

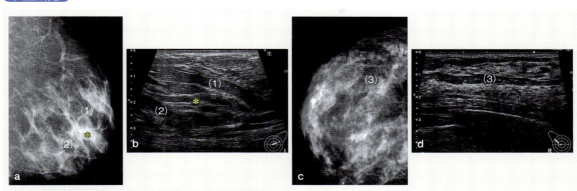

図12　「腺葉間の脂肪」のマンモグラフィと超音波像
a：マンモグラフィ．左MLO．FADと診断された部位＊は，(1)と(2)の脂肪で「切り取られ」ている乳腺である．
b：超音波．乳腺の腺葉間に(1)(2)の脂肪が直線的にみられる．(1)と(2)に挟まれた＊が，マンモグラフィのFADに相当する乳腺領域である．この領域の内部構造パターンを観察すれば良いことになる．
c：マンモグラフィ．右CC．乳房を縦断する長い脂肪(3)がみられる．
d：超音波．超音波でも，前後の腺葉間に横に広く脂肪(3)がみられる．

知っておきたい臨床事項　「腺葉間の脂肪」と「切り取られ」た乳腺の組織像の対比

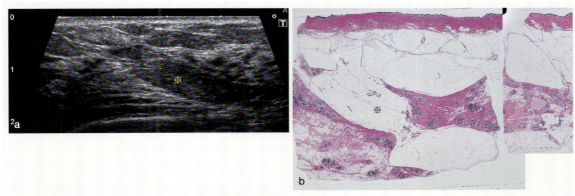

図13　「腺葉間の脂肪」と「切り取られ」た乳腺の組織像の対比
a：超音波．腺葉間に大きな脂肪小葉（※）がみられる．
b：同部位の病理組織像．腺葉間の脂肪（※）は，乳腺の前方や後方にある脂肪と同じ脂肪小葉で，病理組織学的には同じものである．

● 文献
1) 何森亜由美．誰も教えてくれなかった乳腺エコー．医学書院，2014

3. マンモグラフィでFADをみるケース
4) 超音波画像：乳管拡張

❶ 非浸潤性乳管癌 ductal carcinoma in situ (DCIS)

米倉利香・堀井理絵

画像診断・日常診療のポイント

- 非浸潤性乳管癌 (DCIS) の描出率は，マンモグラフィでも超音波でも約8割である[1]．
- マンモグラフィの異常で発見されたDCISのうち局所的非対称性陰影 (FAD) によるものは7%程度である[1]．
- 超音波で拡張した乳管内に充実性エコーがみられる場合は，分布，乳管内腔の広狭不整，乳管内充実性エコーの立ち上がり，点状高エコーの有無に着目し，良・悪性の判定を行う．

典型所見

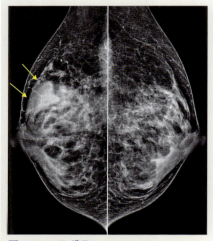

図1 マンモグラフィ
右乳房MU領域にFADを認める (→)．

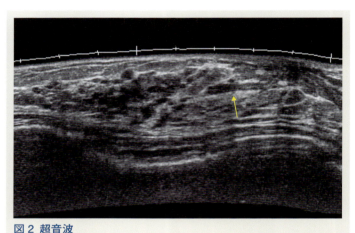

図2 超音波
乳頭から拡張した乳管を認める (→)．その末梢には拡張乳管と充実性エコーが多発して認められる．

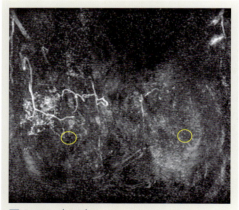

図3 MRI (MIP)
T1強調画像 (造影早期相)．右乳房のC区域に区域性のnon-mass enhancementが認められる (○：乳頭)．

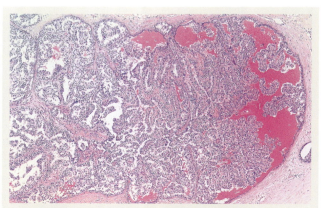

図4 手術標本の病理組織像 (HE染色，中拡大像)
癌細胞が乳頭状構造を呈して，拡張乳管内に増生している．DCIS (乳頭型) の組織像である．

> **鑑別診断**
> ① 乳管拡張→乳管拡張症：乳管壁が平滑で，乳管内は無エコー．石灰化がみられる場合はマンモグラフィで管状・桿状．
> ② 乳管内の充実性エコー→乳管内乳頭腫：比較的乳頭の近くに単発でみられることが多い．充実性病変の立ち上がりが急峻で明瞭．細胞診・針生検でも良・悪性の鑑別がむずかしいことがある．
> ③ 点状高エコー→乳腺症：点状高エコーを伴うことがある．両側性，多発性であることが多い．細胞診・針生検で鑑別可能であるが，異型がある場合は鑑別困難となる．

知っておきたい臨床事項① へびの抜け殻様石灰化

末梢に壊死型石灰化を伴う乳癌を認める症例では，中枢側の拡張乳管に細かい石灰化が充満し，へびの抜け殻様にみえることがある[2]．

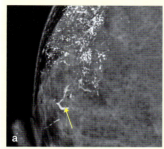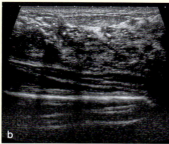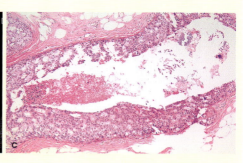

図5 篩状・面疱型の乳管内癌でみられるへびの抜け殻様石灰化
a：マンモグラフィ．微細線状，分枝状石灰化が区域性にみられる．乳頭側に石灰化が充満した拡張乳管を認める（→）．b：超音波．広狭不整に拡張した乳管内に点状高エコーがみられる．c：吸引式組織生検（VAB）の病理組織像（HE染色，中拡大）．篩状・面疱型の乳管内癌巣の中に壊死型石灰化が断続的に認められる．

知っておきたい臨床事項② 粘液瘤様腫瘍

低乳頭型や平坦型のDCISでは，乳管内癌巣で産生された粘液が間質に漏出し，粘液湖を形成し，粘液瘤様腫瘍 mucocele-like tumor（MLT）の組織像を呈することがある．

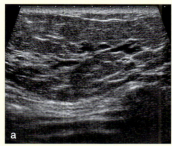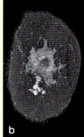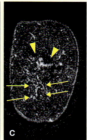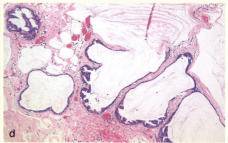

図6 粘液瘤様腫瘍
a：超音波．広狭不整な拡張乳管を認める．b：MRI．T2強調画像（冠状断）．BD区域に高信号を呈する拡張乳管を認める．乳管内の粘液貯留を反映している．c：ダイナミックMRI（造影早期相）．拡張乳管に沿って淡い造影効果を認める（→）．AC区域に診断されたDCISに比べると造影効果が弱い（▶）．d：手術標本の病理組織像（HE染色，中拡大）．低乳頭型の乳管内癌の管腔内に貯留した粘液が間質に漏出し，粘液湖を形成している．

● 文献
1) 宮城由美他．DCISの診断と治療—最新動向—（1）診断編 DCISの画像診断 ①マンモグラフィ．乳癌の臨床 27：517-527, 2012
2) 岩瀬拓士他．石灰化を極める—マンモグラフィ石灰化アトラス—．金原出版，116, 2015

3. マンモグラフィで FAD をみるケース
4）超音波画像：乳管拡張

❷ 乳管内乳頭腫 intraductal papilloma

米倉利香・堀井理絵

画像診断・日常診療のポイント

▶ 比較的乳頭に近い太い乳管内に発生し，血性乳頭分泌を契機に発見されることが多い．
▶ 乳管内で血管を含む結合織性の茎を伴い増生する良性上皮性腫瘍で，超音波では拡張乳管内の充実性病変，内部エコーのある拡張乳管，囊胞内腫瘤，充実性腫瘤として認識される．
▶ 拡張乳管内の充実性病変あるいは囊胞内腫瘤を示した場合は，充実性部分の立ち上がりが急峻で明瞭なものが多い．しかし，非浸潤性乳管癌（DCIS）との画像による鑑別は困難なこともある．

典型所見

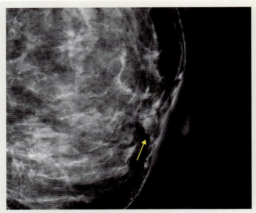

図1 マンモグラフィ
乳頭直下に局所的非対称性陰影（FAD）を認める（→）．

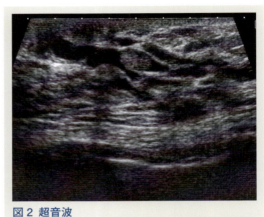

図2 超音波
乳頭から拡張した乳管がみられる．壁は平滑で，内部に充実性病変がみられる．充実性部分は単発で，立ち上がりが急峻で明瞭である．充実性病変より乳頭側の乳管は拡張する．

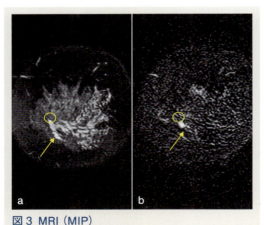

図3 MRI（MIP）
a：T2強調画像．拡張乳管が高信号を示している．b：T1強調画像（造影早期相）．拡張した乳管内に濃染される充実性腫瘤を認める（○：乳頭）．

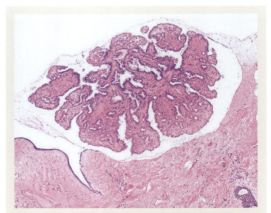

図4 吸引式組織生検（VAB）の病理組織像（HE染色，中拡大像）
拡張した乳管内に樹枝状の血管結合織を伴って，異型の乏しい上皮が乳頭状に増生している．

> **鑑別診断**
>
> 乳管内の充実性病変→DCIS：乳管内の充実性病変の立ち上がりはなだらか，乳管の広狭不整がみられることがある．細胞診・針生検で鑑別がむずかしいことがある．

知っておきたい臨床事項①　乳管内視鏡検査

　乳管内視鏡では，異常乳頭分泌をきたす乳管の中を非侵襲的に観察することができる．単一の隆起性病変のほとんどが乳管内乳頭腫で，多発の場合は乳癌の可能性が高い[1,2]．多発の隆起性病変の細胞診や針生検で乳管内乳頭腫と診断された場合には，乳頭腫と癌の併存の可能性を考慮すべきである．

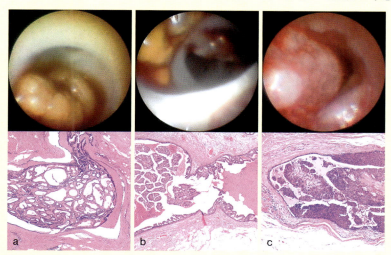

図5　乳管内視鏡検査：肉眼所見と組織像の対比
a：単一の隆起性病変がみられ（上段），VABで乳管内乳頭腫と診断された（下段）．b：多発結節型の隆起性病変がみられ（上段），手術標本では乳頭状と面疱型（comedo type）の乳管内癌がみられた（下段）．c：乳管壁の凹凸と隆起型病変が多発してみられ（上段），手術標本では充実型と乳頭状の乳管内癌がみられた（下段）．

知っておきたい臨床事項②　乳管内に広く存在する乳頭状病変

　乳頭状部分の増大は嚢胞状になることが多いが，乳管内に広く分布し進展する病変もある．

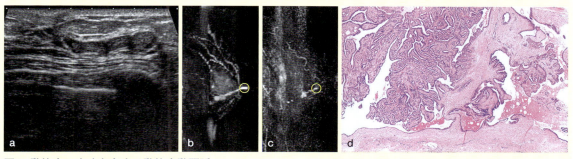

図6　乳管内に広く存在する乳管内乳頭腫
a：超音波．拡張した乳管内に充実性病変がみられる．b：MRI　T1強調画像（非造影）．血液を貯めた乳管が高信号を示す．c：ダイナミックMRI（造影早期相MIP）．乳頭直下から拡張乳管内と充実成分が造影される．DCISを否定できない（○：乳頭）．d：VABの病理組織像（HE染色，弱拡大像）．結合織性の茎を伴う乳頭状病変が乳管内にみられ，乳管内乳頭腫と診断された．

● 文献
1) 蒔田益次郎他．異常乳頭分泌症例における乳管内病変の内視鏡診断―乳管内視鏡診断．癌の臨床　46：563-570，2000
2) 蒔田益次郎他．乳管内視鏡による異常乳頭分泌症例の診断治療指針の評価．乳癌の臨床　25：469-476，2010

3. マンモグラフィで FAD をみるケース
4）超音波画像：乳管拡張

❸ 乳管拡張症 duct ectasia

米倉利香・堀井理絵

画像診断・日常診療のポイント

▶ 乳管拡張がみられ，乳管周囲の組織に炎症が生じている状態で，乳腺の炎症性病変の一つである．
▶ 異常乳頭分泌，乳頭陥凹，疼痛，瘻孔形成，腫瘤などの症状を呈する．
▶ マンモグラフィでは石灰化や構築の乱れ，腫瘤などがみられ，超音波では拡張した乳管内に石灰化がみられることや，乳管周囲に炎症細胞浸潤の影響で低エコーがみられることがある．
▶ マンモグラフィで時に分枝を伴う大きな桿状の石灰化がみられることがある．通常 1 mm 以上の径を示し，明らかな良性石灰化と診断する．

典型所見

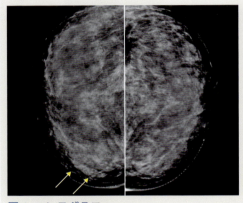

図1 マンモグラフィ
右乳房 CC の I 領域に局所的非対称性陰影 (FAD) を認める（→）．

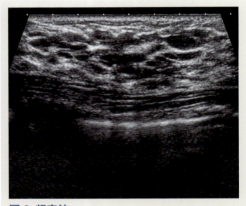

図2 超音波
拡張した乳管がみられる．乳管内は無エコーであるが，乳管周囲には低エコーがみられ，非浸潤性乳管癌（DCIS）を否定できない．

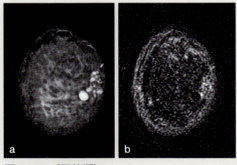

図3 MRI（冠状断）
a：T2 強調画像．拡張乳管内に貯留した分泌物を反映して区域性に高信号を示す．
b：T1 強調画像（造影早期相）．区域性の non-mass enhancement がみられる．乳管拡張症を疑うが，癌が否定できない像．

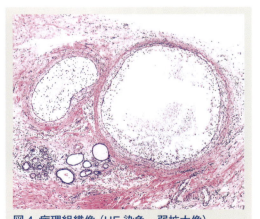

図4 病理組織像（HE 染色，弱拡大像）
吸引式組織生検（VAB）．囊胞様に拡張した乳管内とその周囲の乳腺間質に多数の組織球とリンパ球が認められる．

> **鑑別診断**
> ① 石灰化→DCIS：マンモグラフィで壊死型石灰化は尖っており，角がある．超音波で乳管内腔に広狭不整がみられる．画像で鑑別が困難な場合はステレオガイド下VABで診断が可能である．
> ② 低エコー→乳腺症：両側性・多発性にみられる．片側性の場合，低異型度のDCISとの鑑別には針生検を要することがある．

知っておきたい臨床事項① 管状・桿状の石灰化

乳管拡張症でみられる管状・桿状の石灰化は，拡張した乳管内に脂質の豊富な濃縮物が貯留してみられる[1]．時に分枝状を示し，乳癌との鑑別がむずかしい．

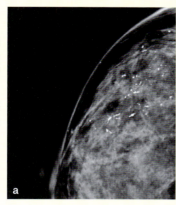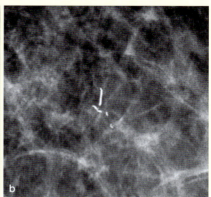

図5 乳管拡張症でみられる管状・桿状の石灰化
a：マンモグラフィ．区域性に桿状の石灰化がみられる．一部で枝分かれがみられ，検診では乳癌が疑われて要精査とされた．
b：マンモグラフィ拡大．石灰化の辺縁は平滑で濃度が高く，濃淡がないことが特徴である．

知っておきたい臨床事項② 慢性炎症性病変

乳管拡張症では拡張した乳管の周囲に炎症細胞浸潤と線維化がみられるため，低エコー域として認識され，乳癌との鑑別が困難なことがある．

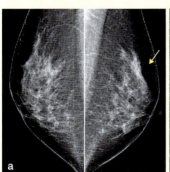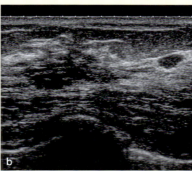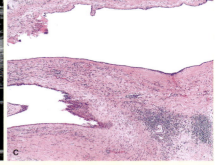

図6 炎症細胞浸潤による低エコー域がみられる乳管拡張症
a：マンモグラフィ．左乳房MU領域にFADを認める（→）．
b：超音波．拡張乳管が融合し，周囲に低エコー域を伴うため，全体が境界不明瞭な低エコー域と認識される．DCISが疑われる．
c：VABの病理組織像（HE染色，中拡大）．囊胞様に拡張した乳管内とその周囲に多数の組織球とリンパ球が認められる．間質組織には線維化が目立つ．

● 文献
1) 石山公一他．画像診断 別冊 マンモグラフィのあすなろ教室，秀潤社，57，2008

4. マンモグラフィで構築の乱れをみるケース

❶ 総論的事項——マンモグラフィで構築の乱れを見るということはどういうことか？ 鑑別のポイント

坂 佳奈子

1. 構築の乱れとは

　構築の乱れとは「腫瘤は明らかではないが，正常構造の歪んでいるものである」とマンモグラフィガイドライン[1]には定義されている．正常の乳腺の構築は左右がほぼ対称で，乳頭を中心に「傘」を広げたような形態をとるが，構築の乱れがあるとその「傘」にゆがみやひきつれなどをもたらしたり，不自然な毛羽立ちや組織の部分的な収縮のために全体のボリュームの減少が認められることもある（図1）．
　構築の乱れは一点に集中するspiculation（図2），乳腺実質の局所的な引き込みを認めるretraction（図3），全体的なゆがみを呈する distortion（図4）に分類される．構築の乱れは良性疾患が原因のこともあるが，悪性疾患の存在を考える重要な所見である．

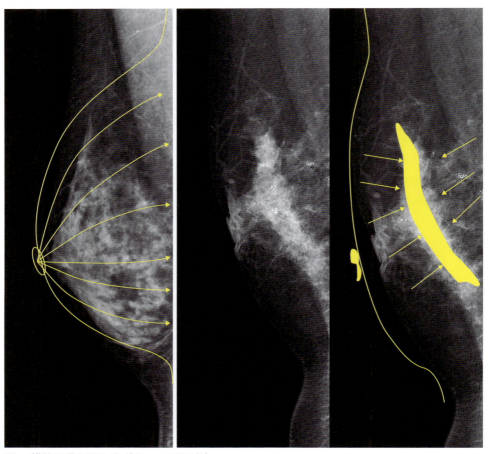

図1 構築の乱れによるボリュームの減少

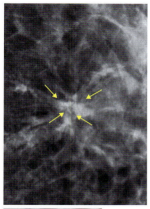
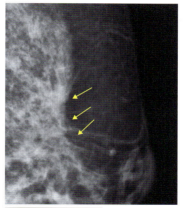
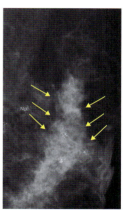
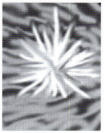
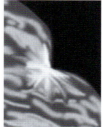
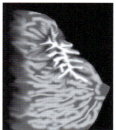

図2 一点に集中（spiculation）　　図3 乳腺実質の局所的な引き込み（retraction）　　図4 全体的な歪み（distortion）

2. カテゴリー

表1 構築の乱れをきたす主な病変

- 手術瘢痕
- 良性疾患
    - 硬化性腺症（sclerosing adenosis）
    - 放射状硬化性病変（radial sclerosing lesion）
    - 脂肪壊死（fat necrosis）
- 非浸潤性乳管癌
- 浸潤癌
    - 硬性型浸潤性乳管癌（invasive ductal carcinoma, scirrhous type）
    - 浸潤性小葉癌（lobular carcinoma）
    - 管状癌（tubular carcinoma）

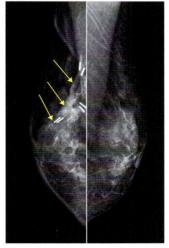

図5 手術瘢痕による構築の乱れ

　したがって検診マンモグラフィで認められた場合にはカテゴリー4（悪性の疑い）となる．カテゴリー4と5の違いは良性の鑑別診断の考慮の余地があるかどうかであるが，構築の乱れについては表1に示すように良性疾患の可能性もあるためカテゴリー5（悪性）ではなく，4としている．
　また手術瘢痕があるときには当然のことながら変形があり，それに伴う構築の乱れは存在する（図5）．治療施設において自施設で手術した症例では間違えることはないであろう．一方，検診施設で判定する場合には，この画像のように手術時のクリップがあれば間違えることはないと思われるが，クリップなどがない場合には問診票や視触診の所見から慎重に判断するのが良い．検診マンモグラフィでの判定は手術後であ

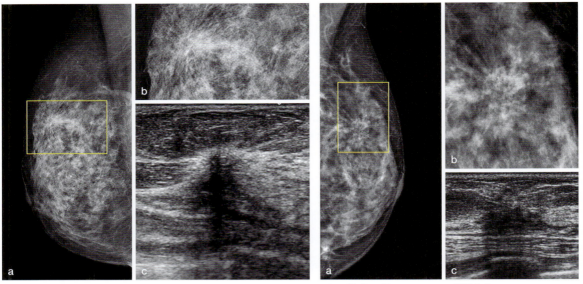

図6 構築の乱れを示すひきつれとゆがみ

図7 乳腺辺縁にみられる毛羽立ち

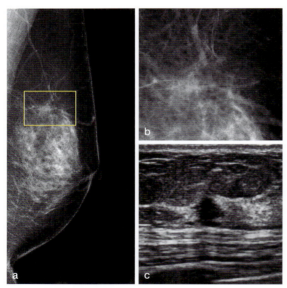

図8 硬性型浸潤性乳管癌
小さいがひきつれを伴う.

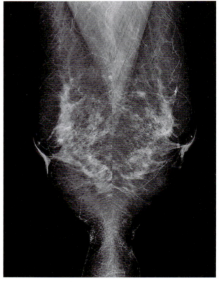

図9 両側の構築の乱れ
両側の乳腺に「やせ」がみられる.

ると確認できればカテゴリー2となる.

3. 構築の乱れの病態とマンモグラフィ所見の成り立ち

　マンモグラフィで構築の乱れを呈する場合には,腫瘍の線維間質の増殖があるために,「ひきつれ」・「ゆがみ」という所見として目に入ってくる(図6a〜c).マンモグラフィにおいて,細胞成分の増生が多い場合にはその周囲に腫瘤や濃度densityを伴ってくるために構築の乱れというよりスピキュラを伴う腫瘤として表現できるが,細胞成分の増生よりも線維間質成分の増生が多い時には濃度を伴わない構築の乱れという所見で表される.つまり,構築の乱れを呈する疾患は,<u>豊富な線維間質を伴って浸潤性に増殖する腫瘍あるいは良性疾患の中でも線維間質成分の増生を伴う病態である</u>ことを示す.構築の乱れを呈する

悪性疾患の代表としては浸潤性乳管癌の亜型の一つである「硬性型浸潤性乳管癌」と「浸潤性小葉癌」を覚えていただきたい．また良性疾患としては「放射状硬化性病変」や「硬化性腺症」など間質の線維成分の増生を認める病態を考えて」ほしい．

4. 読影ポイント

　マンモグラフィの乳房の構成が高濃度である場合には，腫瘤の全体像が確認できず，乳腺の辺縁にみられる「毛羽立ち」などだけで乳癌を疑うケースもある（図7a, b）．この所見も構築の乱れの中に含まれると考えられる．このような高濃度乳房の症例では乳癌が隠れてみえない場合もあるが，乳腺と脂肪織の境界部をしっかりと確認することで，わずかな毛羽立ちやひきつれを認識できることがある．この点は高濃度乳房の読影では大変に重要なポイントである．高濃度乳房症例においては読影を終了する前に，乳腺と脂肪織の境界部分を前方，後方ともにしっかり確認することで，このような大きな乳癌を見落とす危険性が減少すると考える．

　また，大きな乳癌だけではなく，非常に小さい腫瘤であるが周囲組織のひきつれを伴うようなタイプの乳癌では，構築の乱れとしてマンモグラフィで確認できる症例もある．日本の乳癌取扱い規約での浸潤性乳管癌の中の「硬性型浸潤性乳管癌」で代表されるようなケースが多い（図8a～c）．小さいのでマンモグラフィでは腫瘤としての認識がむずかしいが，構築の乱れに着目すると発見が容易となる．

5. 両側性の構築の乱れ

　2000年より日本でもマンモグラフィによる検診が開始されたが，その後着目されている所見がある．それが両側の構築の乱れである．図9に示すように両側の乳腺の「やせ」が認められる．「やせ」というのは理解しにくい表現であるが，伸展が悪い状況であると考えていただきたい．乳腺組織が全体に伸展不良で，それに伴い両側の乳頭が引き込まれているような画像である．この画像を「なべぶた」と呼称することもあるが，あたかも鍋の持ち手を乳頭として鍋のふたが向かい合っているような画像である．視触診の検診を行っていた時期には，このような病態があることはあまり知られていなかったが，マンモグラフィ検診の普及と共にこのような画像をみることがある．この病態は硬化性腺症などの良性疾患が存在することを示す．硬化性腺症とはいわゆる乳腺症の一つの病態である腺症の一つである．腺症とは乳腺内に乳管の増殖が顕著に起こり，腺腫様病巣を作るものであるが，硬化性腺症はその中で間質の線維化が進んで上皮成分の萎縮消失がうかがえる病態である．硬化性腺症は良性の病態であるが，「硬化性腺症」（p216）あるいは「非浸潤性乳管癌」（p214）に示すように，非浸潤性乳管癌や浸潤性乳管癌を伴うことも多く，検診においては乳癌の合併を念頭に置いてカテゴリー4とし，外来診療においては，初回の生検結果が硬化性腺症のみであっても慎重な経過観察が必要である．硬化性腺症の病態のみなのか，乳癌を合併しているのかについては乳房超音波所見でも決め手になるものが乏しく，針生検や吸引式針生検などの組織診で初めて診断できるケースが多い．

● 文献

1) 日本放射線学会/日本放射線技術学会：マンモグラフィガイドライン　第3版　増補版，東京，医学書院，51，74-75，2014

❷ 硬性型浸潤性乳管癌 invasive ductal carcinoma, scirrhous type　　坂 佳奈子・小塚祐司

> **画像診断・日常診療のポイント**
> ▶ 硬性型浸潤性乳管癌の特徴は，病理学的には癌細胞が散在性に，あるいは小塊状，索状などの構築を主体に間質に浸潤し，多少とも間質結合織の増殖を伴うものである．
> ▶ 病理組織学的に線維・間質成分の増生があるため，画像診断においても線維の収縮作用により周辺の組織を牽引し，画像的には構築の乱れやスピキュラを呈する．

典型所見　45歳，自覚症状なし，検診マンモグラフィで構築の乱れで発見された硬性型浸潤性乳管癌

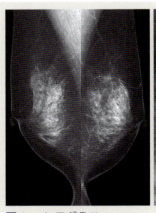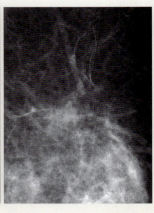

図1 マンモグラフィ
左MLOのU領域に構築の乱れ，一点に集中するspiculationを認める．中心に高濃度腫瘤などのコアを認めない．構築の乱れをマンモグラフィで確認する時には，このようにまず左右を並べて全体像を確認することが重要である．その後拡大して詳細な所見を確認する．

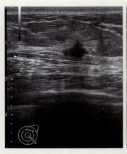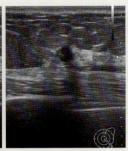

図2 超音波
左C区域，1時方向に大きさ7×5mmの不整形な低エコー腫瘤を認める．後方エコーは腫瘤内の線維成分の増加を反映し減弱している．前方境界線の断裂，境界部高エコー像（halo）も認められ，小さいが周囲への浸潤を思わせる超音波像である．

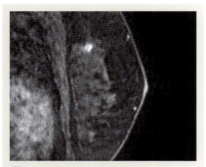

図3 MRI
造影T1強調矢状断．不均一に造影される不整形の腫瘤像が認められる．この画像ではマンモグラフィのMLO像の構築の乱れの部位に一致している．

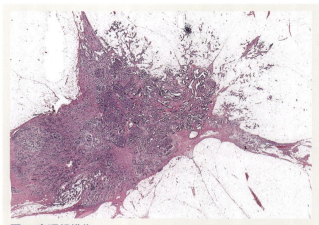

図4 病理組織像
手術標本．周囲脂肪織に小型胞巣（索状や小型充実性胞巣が主体，時に腺管形成を伴う）を形成し，浸潤する硬性型浸潤性乳管癌である．癌の中心部で線維化が目立ち，脂肪織浸潤部では間質反応がやや弱い．画像での構築の乱れに一致する所見である．

❷ 硬性型浸潤性乳管癌 invasive ductal carcinoma, scirrhous type

鑑別診断

① 境界部高エコー像を有する不整形腫瘤→浸潤性小葉癌：浸潤性小葉癌の方が境界不明瞭で低エコー腫瘤というより低エコー域（非腫瘤性病変）と表現できることが多い．

② 低エコー域に伴う構築の乱れ→硬化性腺症：低エコー腫瘤と表現できる場合には硬性型浸潤性乳管癌（浸潤性小葉癌）であることが多い．

③ 発生頻度→管状癌：硬性型浸潤性乳管癌に似た画像所見を有するものとして管状癌があるが，発生頻度が全乳癌の0.3％と低頻度であり，鑑別診断の一つにはあげられるが，頻度からは第一に考慮することは少ない．

知っておきたい臨床事項　縦横比（D/W）小の症例

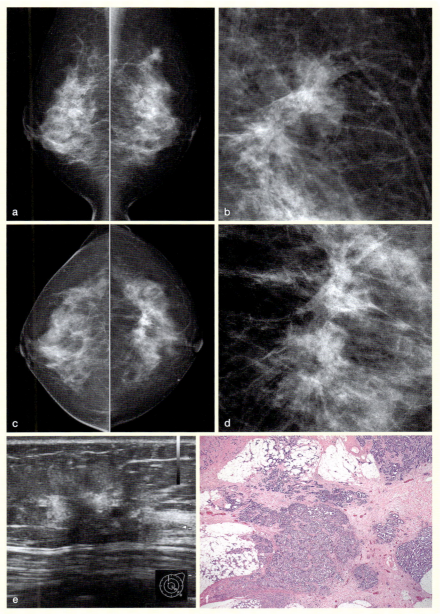

図5　硬性型浸潤性乳管癌
a～d：マンモグラフィにおいて局所的非対称性陰影（FAD）に構築の乱れを併存する所見を認める．形状・辺縁の評価ができない場合には腫瘤ではなく，その他の所見に含まれる．
e：超音波所見では不整形な低エコー腫瘤を認め，後方エコーは減弱している．境界部高エコー像および前方境界線の断裂がはっきり認められる．D/Wが小さく，このような所見は成書では浸潤性小葉癌を画像的には第一に考えるものであるが，このような硬性型浸潤性乳管癌もあるので最終的な病理診断は組織学的検査に頼らざるを得ない．
f：病理組織像．手術標本，中拡大．周囲脂肪織に小塊状（優勢），一部は癒合腺管状に浸潤増殖する硬性型浸潤性乳管癌である．脂肪織への浸潤を伴っている．

③ 管状癌 tubular carcinoma

坂 佳奈子・小塚祐司

画像診断・日常診療のポイント

▶ 発生頻度は乳癌全体の1%以下といわれ比較的まれな組織型である．

▶ 高分化の管腔形成性浸潤癌で，一層の腺上皮が円形あるいは類円形の明瞭な腺管を形成し，乱雑に浸潤増殖する．腺管は一部が角張っていることが多い．核異型は軽度で豊富な線維性間質を伴う．明瞭な小管状の浸潤形態が少なくとも90%を占めるものを分類する．

▶ 上記のような病理組織学的な特徴により，画像診断において硬性型浸潤性乳管癌などとの鑑別は困難である．

典型所見 検診マンモグラフィの構築の乱れで発見された管状癌（56歳症例）

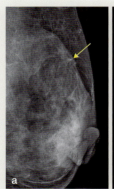
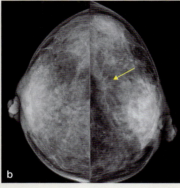
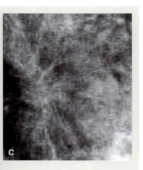
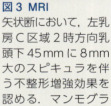

図1 マンモグラフィ
a, b：不均一高濃度の症例．左MLOのU領域およびCCで外側に構築の乱れが存在する．CCで確認すると（c：拡大）一点に集中するspiculationであることが判明する．このような高濃度乳房症例では腫瘤の境界の性状についての判定が困難であり，構築の乱れあるいは局所的非対称性陰影（FAD）に構築の乱れが合併していると判断されることがある．カテゴリー4である．

図3 MRI
矢状断において，左乳房C区域2時方向乳頭下45mmに8mm大のスピキュラを伴う不整形増強効果を認める．マンモグラフィおよび超音波に一致した所見である．

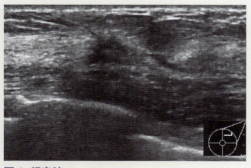

図2 超音波
左1時方向に，不整形な低エコー腫瘤を認める．後方エコーは減弱している．境界部高エコー像および前方境界線の断裂が認められる．動画で確認すると腫瘤に集中するひきつれ像として構築の乱れが確認できる．画像的には発生頻度を考慮し，硬性型浸潤性乳管癌あるいは浸潤性小葉癌を第一に考える．

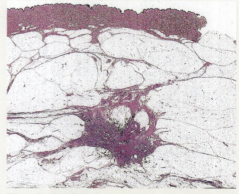

図4 病理組織像
手術標本．周囲脂肪織に鋸歯状に増殖する浸潤癌である．ルーペ像では硬性型浸潤性乳管癌との鑑別はむずかしい．管状癌の診断には強拡大での腺管形態の観察が必要である（別症例であるが，図5d参照のこと）．

鑑別診断

① **境界部高エコー像を有する不整形腫瘤→硬性型浸潤性乳管癌，浸潤性小葉癌**：管状癌は硬性型浸潤性乳管癌，浸潤性小葉癌と同じく線維性間質の増生があり，画像的に鑑別は困難である．

② **低エコー域に伴う構築の乱れ→硬化性腺症・放射状硬化性病変**：画像的には似ているが，管状癌の方が浸潤癌として構築の乱れの中心に不整形低エコー腫瘤あるいは低エコー域を呈していることが多い．病理学的には筋上皮の有無で鑑別できる．

③ **発生頻度→硬性型浸潤性乳管癌，浸潤性小葉癌**：発生頻度から考えれば硬性型浸潤性乳管癌，浸潤性小葉癌が先に考えるべき診断であろう．

知っておきたい臨床事項　マンモグラフィで FAD に構築の乱れを合併した検診発見例

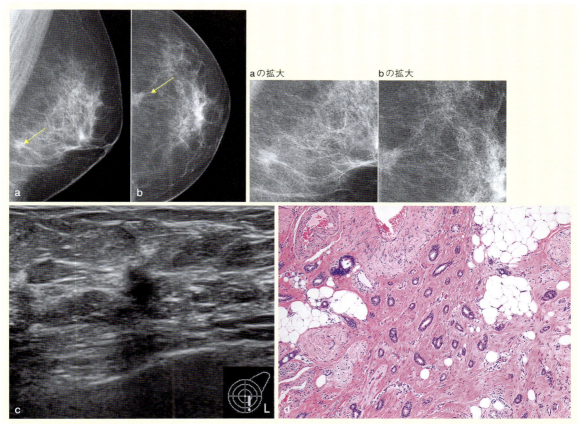

図5　FAD に構築の乱れを合併した例（管状癌）

a, b：マンモグラフィ．左 MLO 中部，CC では外側に FAD に構築の乱れを併存する（→）．濃度が低いので，MLO では一見飛び乳腺にみえたり，CC ではかなり奥にあるため見落とさないように注意が必要である．よくみると density に spiculation を伴っていることがわかる．スピキュラを伴う等濃度腫瘤と表現する人もいるかもしれない．

c：超音波．左5時方向に縦横比の大きい不整形な低エコー腫瘤を認める．後方エコー減弱．境界部高エコー像および前方境界線の断裂の疑い．動画で超音波画像上も構築の乱れがある．硬性型浸潤性乳管癌に類似する所見で，この画像では第一の診断としては硬性型浸潤性乳管癌を挙げるのが適切であろう．

d：病理組織像．手術標本，強拡大．一層の腺上皮が類円形の明瞭な腺管を形成し，浸潤増殖している．一部の腺管は腺腔の一方が角張っている．核異型は軽度である．豊富な線維性間質を伴っており，硬性型浸潤性乳管癌の浸潤形態に似るが，小管状の浸潤形態が90％以上を占めていたため，管状癌と診断した．

❹ 浸潤性小葉癌 invasive lobular carcinoma

坂 佳奈子・小塚祐司

画像診断・日常診療のポイント

- 発生頻度は乳癌全体の5％程度である．
- 病理組織学的に既存の乳腺構造を破壊することなく浸潤性に発育することが多いので，画像的にも病変の同定，範囲などを決定することが困難なことがある．
- 多中心性発育をすることがあり，同側多発，対側同時性に乳癌の発生をみることもある．

典型所見 腫瘤触知で外来受診し発見された浸潤性小葉癌

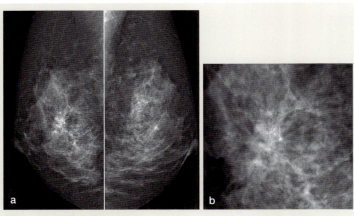

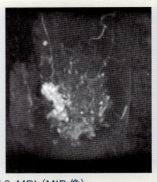

図1 マンモグラフィ
右MLOのMに濃度上昇があり注目すると，拡大（b）にて部分的な乳腺組織の収縮があり，いわゆる狭義のdistortionが認められる．この症例も左右を並べて濃度の違い，乳腺のひきつれ，ボリュームの変化に着目すると容易に病変にたどり着くことができる．

図3 MRI（MIP像）
右C区域に超音波像に比較してやや広い範囲の区域性non-mass enhancementを認める．この症例は，MRIでも造影効果が十分に認められ切除範囲の決定に役立つ．しかし，浸潤性小葉癌の中にはMRIで造影されにくい症例もあり，その場合には切除範囲の決定がむずかしく，乳房切除術を選択されるケースもある．

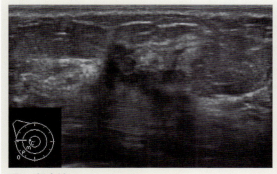

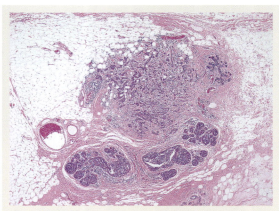

図2 超音波
右C区域9時方向に不整形，後方エコーの減弱する低エコー腫瘤が認められる．計測をしようとしても病変の範囲がわかりにくく低エコー域と表現する人もいるかもしれない．腫瘤と考えた場合，前方境界線の断裂，境界部高エコー像（halo）が明らかであり，浸潤を伴う乳癌を強く疑う．このように縦横比（D/W）が小さく，境界不明瞭なエコー像では第一に浸潤性小葉癌を考えたい．

図4 病理組織像
手術標本．小型均一な腫瘍細胞が索状に浸潤増殖する浸潤性小葉癌である．間質にはリンパ球浸潤を伴うが，線維化は軽度である．下方には非浸潤性小葉癌成分がみられる．

> **鑑別診断**
>
> ① **D/W が大きい→硬性型浸潤性乳管癌**：硬性型浸潤性乳管癌と浸潤性小葉癌は浸潤性発育をするという点で特に超音波では似たような所見を呈することが多いが，一般的には D/W が大きい場合には第一に硬性型浸潤性乳管癌を考えたい．
>
> ② **境界部高エコー像がはっきりしない→乳腺線維症**：境界部高エコー像（halo）や乳腺境界線の断裂などの浸潤所見が乏しい場合には，境界不明瞭な後方エコーの減弱を有する低エコー域が特徴の乳腺線維症を鑑別診断として挙げたい．良性疾患であるので，このような浸潤所見は認めない．
>
> ③ **限局性腫瘤→充実型浸潤性乳管癌**：Ⅴ章 4 では構築の乱れを呈する疾患として浸潤性小葉癌を取り上げているが，マンモグラフィにて比較的境界明瞭平滑，超音波でも境界粗ぞうな D/W の大きい腫瘤として認識できる小葉癌の症例もある．その場合には充実型浸潤性乳管癌との鑑別が必要となる．

知っておきたい臨床事項 浸潤性小葉癌（多中心性発生：65 歳，右 A 区域の腫瘤自覚にて受診）

浸潤性小葉癌では同側あるいは対側に多発病変を有することがあるので，術前の慎重な画像診断が重要である．

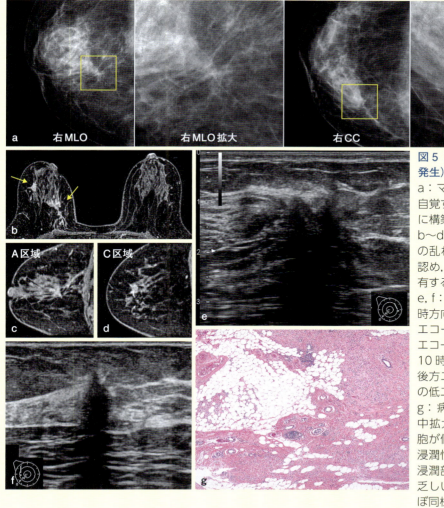

図5 浸潤性小葉癌（多中心性発生）
a：マンモグラフィ．本人の自覚する腫瘤の部分（右 M/I）に構築の乱れを認める．
b〜d：MRI．右 A 区域に構築の乱れを伴う局所性の濃染を認め，C 区域にも造影効果を有する不整形の腫瘤を認める．
e, f：超音波では右 A 区域 2 時方向に 22×14mm の後方エコーの減弱する不整形の低エコー腫瘤のほか，右 C 区域 10 時方向にも 8×15mm の後方エコーの減弱する不整形の低エコー腫瘤を認める．
g：病理組織像（手術標本，中拡大）．小型均一な腫瘍細胞が個細胞性に浸潤増殖する浸潤性小葉癌である．脂肪織浸潤部位も含め，間質反応に乏しい．2 箇所の病変ともほぼ同様の組織像である．

⑤ 非浸潤性乳管癌 ductal carcinoma in situ（DCIS）

坂 佳奈子・小塚祐司

画像診断・日常診療のポイント

- 非浸潤性乳管癌（DCIS）の割合はマンモグラフィ検診の導入で増加し，現在では15〜20％に及ぶ施設もある．非浸潤癌の段階で発見することは良いこととされていたが，最近では過剰診断・過剰治療につながることもあり，これからはその診断・治療に対しての慎重な対応も求められている．
- DCISの特徴としては構築の乱れを呈することはないが，硬化性腺症のような良性の病態を背景に持つものにDCISが合併した場合に，マンモグラフィや超音波において構築の乱れとして認識できるものがある．

典型所見　硬化性腺症に合併した両側DCIS症例

48歳．マンモグラフィ検診にて構築の乱れを指摘され，要精査となる．

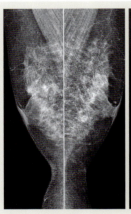
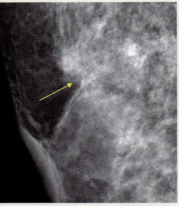

図1 マンモグラフィ
マンモグラフィは左右共に伸展が悪く，両側共に構築の乱れの疑いがある．その中でも右Mには構築の乱れretractionがあり，乳頭を引き込んでいるような所見も認められる（→）．

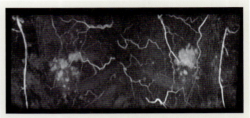

図2 MRI
両側乳房に大小不同の造影腫瘤が多発している．腫瘤の存在部位は広範である．

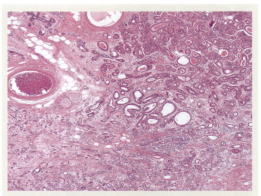

図4 病理組織像
手術標本，中拡大．周囲の線維増生を伴う乳管，小葉増生を背景に（左下方の硬化性腺症），腫大核を有する異型上皮が増殖している（右上方のDCIS：硬化性腺症内癌）．腫瘍細胞の増殖によって腺腔の輪郭は拡大しているが，背景病変の硬化性腺症の構築，分布は保持されているため，画像所見ではDCISにもかかわらず構築の乱れとして捉えられる．

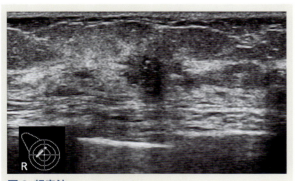

図3 超音波
右C区域10時方向乳頭に近い部分に境界不明瞭な低エコー域を認める．内部に点状高エコーも少数認める．

鑑別診断

① **超音波にて構築の乱れの中心に不整形低エコー腫瘤→硬性型浸潤性乳管癌**：硬化性腺症の場合には超音波所見では腫瘤というよりも非腫瘤性病変（低エコー域）として表現できることが多い．halo や乳腺境界線の断裂があれば浸潤癌を強く疑う．

② **超音波所見に乏しい→硬化性腺症**：病変が硬化性腺症だけであるのか，DCIS などを合併しているのかについてはマンモグラフィ，超音波ともに判定がむずかしい．超音波所見に乏しい場合には硬化性腺症を第一に考えるが，最終診断は組織診による．

③ **造影 MRI での非腫瘤性濃染像→ DCIS 合併**：区域性もしくは局所性の造影効果を認めるときには DCIS の合併を考える．

知っておきたい臨床事項　アポクリン DCIS

58 歳女性症例．職域検診のマンモグラフィにて左の構築の乱れで要精査となった．

図5 アポクリン DCIS

a, b：マンモグラフィ．a では左 M/O に構築の乱れを呈する．

b は CC の spot 撮影であるが，乳頭付近を中心にする構築の乱れ spiculation が認められる．この症例は非浸潤性アポクリン癌であった．

アポクリン癌は乳癌取扱い規約の中の特殊型の一つであり，アポクリン化生部分が優位を占めるものである．アポクリン癌は浸潤癌であるが，間質浸潤がない場合には非浸潤性アポクリン癌と呼ばれる．硬化性腺症内の DCIS はこの非浸潤性アポクリン癌の形態を示すこともしばしば経験する．

アポクリン癌は全乳癌の 1% 以下の比較的まれな乳癌である．アポクリン癌の画像所見に特徴的なものはないといわれており，画像診断でアポクリン癌と判断することは困難である．

c：病理組織像（手術標本，中拡大）．硬化性腺症内に発生したアポクリン DCIS である．全体のルーペ像，腫瘤輪郭は図 4 と同様に背景の硬化性腺症がベースとなる．異なるのは構成腫瘍細胞で，核小体が顕在化した大型核と豊富な淡好酸性から好酸性胞体を有することが特徴である．本症例では，管腔側への分泌像（断頭分泌）がみられた．

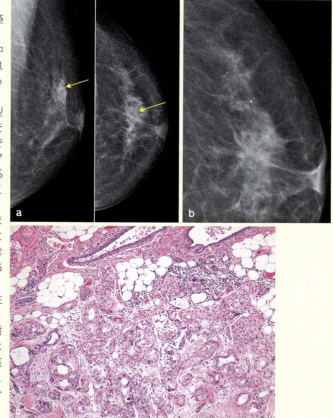

❻ 硬化性腺症 sclerosing adenosis

坂 佳奈子・小塚祐司

画像診断・日常診療のポイント

▶ 硬化性腺症はマンモグラフィ検診が開始されたのち，両側の構築の乱れなどの所見で発見される機会が増加し，注目を集めている病態である．

▶ 非浸潤性乳管癌（p214）の合併や浸潤癌の合併などの報告も多くみられ，硬化性腺症が疑われる際には慎重な画像検索，針生検などのインターベンションによる組織学的検索が重要である．また良性と判断されたあとにおいても，その後乳癌を合併する症例もあり，慎重な経過観察が必要であると考えられる．

典型所見 長期の経過観察が可能であった硬化性腺症

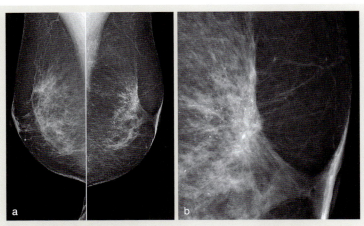

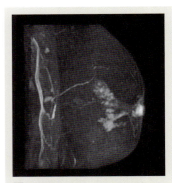

図1 マンモグラフィ
乳房の構成は乳腺散在性の乳房であるが，全体に伸展不良で両側共に乳頭の引き込まれる像が確認できる．両側の構築の乱れを疑う所見である．
特に左Mには乳腺の辺縁の硬さがあり，構築の乱れが顕著である．乳頭の牽引像もみられる．

図2 MRI
矢状断像．左乳房では乳頭の上下にわたりA区域からB区域にかけて区域性のnon-mass enhancementを認める．右に所見はみられなかった．

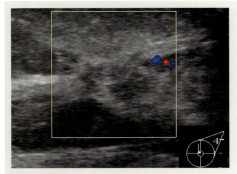

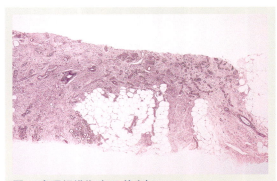

図3 超音波
左A区域，乳頭に近い場所に低エコー域に構築の乱れを伴う．この所見では硬化性腺症のみであるのか，乳癌の合併があるのかは判断がむずかしい．

図4 病理組織像（HE染色）
初診時の針生検検体．小型腺管の増生がみられ（腺症），腺管を取り巻くような線維化を伴っている．周囲脂肪織に入り込むような腺管分布と間質線維化が，画像所見の構築の乱れに一致する．

> **鑑別診断**
>
> ① 超音波にて構築の乱れの中心に不整形低エコー腫瘤→硬性型浸潤性乳管癌：硬化性腺症の場合には超音波所見では腫瘤というよりも非腫瘤性病変（低エコー域）として表現できることが多い．haloや乳腺境界線の断裂があれば浸潤癌の合併を強く疑う．
> ② 多発する構築の乱れ→放射状硬化性病変：放射状硬化性病変も構築の乱れを呈する良性疾患である．瘢痕様線維弾性組織を放射状に取り巻く乳管，小葉からなるもので10mm未満のものが放射状瘢痕，それ以上の大きさのものについては複雑型硬化性病変と呼ばれる．画像のみで硬化性腺症と鑑別することはむずかしく，硬化性腺症や乳頭腫，アポクリン化生などを合併することもある．

> **知っておきたい臨床事項**　継時的変化
>
> 硬化性腺症については長期にわたる同一施設での慎重な経過観察が重要である．

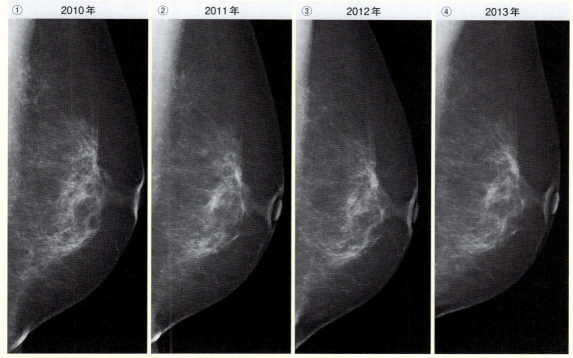

図5 硬化性腺症の経時的変化
図1〜4の症例は57歳時が初診で61歳まで毎年経過観察をしていたもので，2014年の所見を解説した．初診時からのマンモグラフィを継時的に並べると，左Mの構築の乱れが顕著になっているのがわかる．また中心部の濃度の上昇もある．この症例は5年間にわたり経過観察をし，毎年組織学的検査を実施していたが（2010年はステレオガイド下吸引式組織生検，以降は超音波下吸引式組織生検），2014年に浸潤癌が発見された症例である．

5. マンモグラフィで所見が出ず，超音波のみで検出される病変

❶ 総論的事項

何森亜由美

Ⅴ章1〜4は，マンモグラフィの所見から病変を推測してきた．ここでは，マンモグラフィに検出されておらず，乳房超音波のみで所見がみられる病変について紹介する．

1.「マンモグラフィで所見が出ない」とは？

マンモグラフィの所見については，本章の1．マンモグラフィで腫瘤をみるケース 1）総論的事項（p84），3．マンモグラフィでFADをみるケース 1）総論的事項（p160）で，それぞれの病変が「マンモグラフィに検出される仕組み」や「その所見」について解説を行っている．それらを踏まえ「マンモグラフィで検出されない病変」とはどういうものかを考えてみよう．

マンモグラフィで検出されない病変とは，石灰化を伴わない，周囲乳腺と病変との濃度差がない，辺縁所見が得られない，乳腺構造パターンの違いがわからない病変ということになる．当然のことながら，厚みのある高濃度の乳腺の乳房の場合と，薄い乳腺が脂肪の中に散在している乳房の場合では，マンモグラフィで検出できない病変は異なってくる．周囲乳腺と病変（硬さや組織構成）の関係であるため，「必ずこういうものが見えない」とは言い難いが，傾向としては，次のようなものがあげられる．

① 石灰化を伴わない病変．
② 超音波で前方後方境界線を越えていない病変：多くは，撮影時の圧迫によって周囲の乳腺が薄くなっても，病変の厚みの方がより小さいため濃度差がでない．病変の辺縁所見も得られない．
③ 乳腺の構造を大きく壊していない病変：例えば，乳管内進展の量が少ない非浸潤性乳管癌や，一部の浸潤性小葉癌など．
④ 乳頭近傍の小さな病変：乳頭によって乳腺が伸びにくい場所のため，前方境界線を越えていてもマンモグラフィの所見が現れにくい．

2. マンモグラフィで所見のない乳房の超音波検査所見

では，マンモグラフィで所見がなく，乳房超音波にのみ認める乳癌の超音波所見とはどのようなものであろうか．

乳腺の厚みに埋もれている病変が「低エコー腫瘤」の場合は，マンモグラフィに所見がある病変よりサイズが小さいというだけであり，超音波検査での検出は容易である（①硬性型浸潤性乳管癌（p220））．ただし，画像所見の組織学的な特徴は，サイズが小さい以外に明らかに見られないことがある．

また，マンモグラフィに所見が見られない乳癌の中には，周囲乳腺の厚みの中に埋もれている「エコーレベルがやや低い淡い病変がある」ことを知っておきたい（②乳管内成分優位の浸潤性乳管癌（p222），③広がりのある非浸潤性乳管癌（p224））．この病変の画像所見の特徴は，病変内部のエコーレベルが明らかな低エコーを示さないため，静止画では乳腺症や正常バリエーションとの区別が難しいものが多い，という点があげられる．撮影方法によっては，同一病変を良性のようにも悪性のようにも静止画記録することができてしまうので，検出された際に悪性の可能性を疑い，「内部構造のエコーパターン」や「わずかな周囲の構築の乱れ」がないかを注意深く観察する必要がある．

3. 病変の検出を正確に行う，乳房超音波検査法

乳房の病変は，「低エコー病変」であることが多い．しかし，「粘液癌」や「幼若な線維腺腫」など，エコーレベルが皮下脂肪と同等の病変や，前項で述べたような，エコーレベルが下がりきらない「淡い不明瞭な病変」などは，「低エコー病変」に注目して観察していては，検出できない．

マンモグラフィに所見がなくても超音波で検出できなければならないが，どのような病変でも「まず検出」するには，乳房の病変を「正常構造からの逸脱部」として検出する方法が，シンプルで正確な検査法

❶ 総論的事項

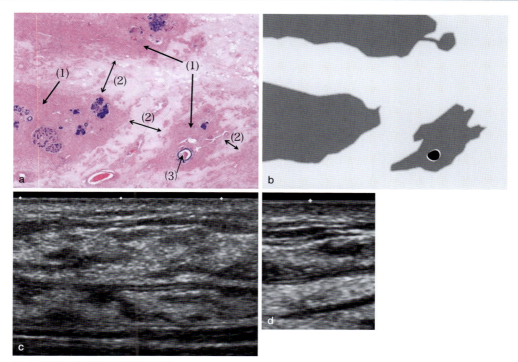

図1 乳腺正常構造と超音波画像
a：正常乳腺組織像．(1)周囲間質，(2)浮腫状間質，(3)乳管（文献1より引用改変）．b：超音波イメージ図．(1)は等エコーレベル，(2)は高エコーレベルになる．小葉の管腔構造はスペックルパターンで表現され，そのエコーレベルは周囲間質と同じである．そのため，現在臨床で使用されている超音波機器の距離分解能では，等エコー構造と小葉を見分けることはできない．(3)等エコー構造の中には乳管が含まれているが，分泌物をさほど貯めていない乳管は乳管壁が高エコーラインで見える．c：正常乳腺超音波画像．等エコー構造（乳管-小葉-周囲間質）の中心に，高エコーラインで乳管がみえている．d：さらに距離分解能の高い22MHz周波帯のプローブでは，上下の乳管壁が分離して認識できる．

であるといえる．

●乳腺正常構造＝乳腺内等エコー構造のみかた

観察の指標となる「乳房の正常構造」が超音波でどのように見えているのかは，すでに日本乳腺甲状腺超音波診断医学会のガイドラインなどにも収載されている[1〜3]．

乳腺内に見えている等エコーの模様（等エコー構造）は，「乳管-小葉-周囲間質」であり，乳腺の解剖学的な基本構造の一部を模様として見ていることになる．等エコー構造の「短い〜長い」「径が細い〜太い」は，「乳管-小葉の萎縮の程度」と「周囲間質の分布の偏在」に影響されるが，超音波で見えている等エコー構造のほとんどは「周囲間質」の方である．したがって，等エコー構造は，解剖学的な乳管の走行に一致したパターンで見えている．この事を常に念頭に置きつつ検査を行う必要がある．

病変は「乳管-小葉」から発生するので，超音波画像では必ずこのパターンの中に出現する．パターンの「途切れ」「乱れ」に注目して観察すれば，「淡い病変」「等エコーの病変」も検出することは容易である．

● 文献

1) Izumori A, et al. Proposal of a novel method for observing the breast by high-resolution ultrasound imaging: understanding the normal breast structure and its application in an observational method for detecting deviations. 20：BreastCancer 83-91, 2013
2) 日本乳腺甲状腺超音波診断会議診療ガイドライン，南江堂，2014
3) 何森亜由美．誰も教えてくれなかった乳腺エコー．医学書院，2014

❷ 硬性型浸潤性乳管癌 invasive ductal carcinoma, scirrhous type　何森亜由美・坂谷貴司

画像診断・日常診療のポイント

▶ いずれの組織型でも，腫瘤径が乳腺の厚みよりも小さければ，所見は現れにくくなる．サイズが小さい場合は，超音波所見でも組織学的特徴を示さないことがある．

▶ ここでは例として硬性型浸潤性乳管癌を取りあげた．サイズが小さいと膠原線維の割合が少ない症例もあり，硬性型浸潤性乳管癌の特徴である「引き込み像」，「後方エコー減弱」が観察されないことがあり，組織型の推定がむずかしくなる．

▶ また，サイズの小さな浸潤癌が乳頭横にある場合も，乳頭によって圧迫伸展があまい部位となるため，マンモグラフィの所見で捉えにくくなる．乳頭近傍は超音波での観察が重要となる．

典型所見

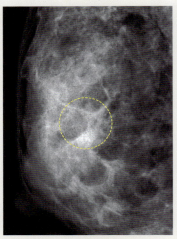

図1 マンモグラフィ
不均一高濃度．該当する部位に所見はみられない．

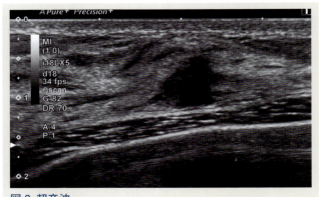

図2 超音波
縦横比（D/W）の高い不整低エコー腫瘤．前方後方境界線の断裂はなく，乳腺領域内にある．境界部高エコー像の所見はない．

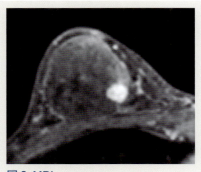

図3 MRI
A区域背側に8mmの早期濃染しwashoutするmassがみられる．

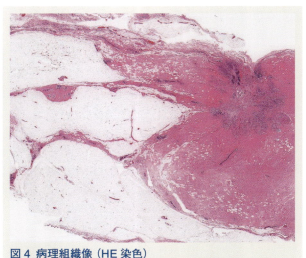

図4 病理組織像（HE染色）
弱拡大像では，線維組織内に細胞成分の多い領域（右上）がある．同部には腫瘍組織があるが，周囲にも線維成分が多く，マンモグラフィでは濃度差が出にくい．

> **鑑別診断**
> ① D/W が低い→浸潤性小葉癌：サイズの小さな硬性型浸潤性乳管癌は比較的細胞成分が多いため，細胞診で特徴的な構造が採取しやすく，硬性型浸潤性乳管癌の診断は可能である．
> ② 不明瞭で構築の乱れが目立つ→硬化性腺症，浸潤性小葉癌：超音波では鑑別困難で，細胞診での診断はむずかしい．組織診が必要となる．

知っておきたい臨床事項① 乳頭横の病変

乳頭の横は，マンモグラフィで所見が出しにくい．

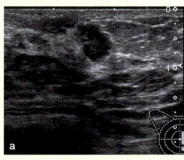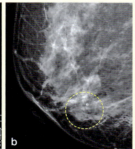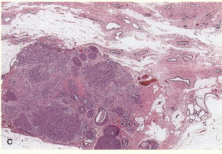

図5 乳頭横の病変
a：超音波像．D/W の高い不整低エコー腫瘤．halo を伴う．乳頭のすぐ尾側にある．
b：マンモグラフィ．乳腺散在．乳頭が横にあるため，圧迫による伸展が不十分となり，有意な所見を捉えられない．他の組織型でも同様である．
c：病理組織像．弱拡大像では，細胞成分の多い領域がある．

知っておきたい臨床事項② 腫瘤を形成していない硬性型浸潤性乳管癌（画像所見は浸潤性小葉癌と鑑別できない）

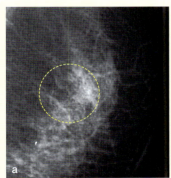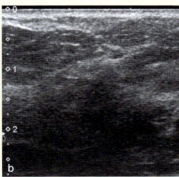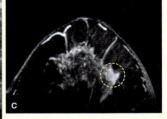

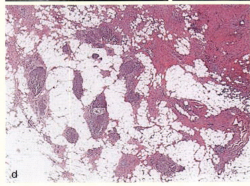

図6 硬性型浸潤性乳管癌
a：マンモグラフィ．濃度がわずかに上昇している部位があるが，乳腺構造の乱れもなく，過去画像と比較読影し，所見なしとした．
b：超音波像．腫瘤を自覚する部位．境界不明瞭な低エコー域．線維成分によって超音波が減衰し内部構造は不明瞭であるが，低エコーが混在し不均質パターンを示す．
c：MRI．T1 強調画像，造影中期．1.3cm の範囲に，弱い信号ではあるが早期から漸増パターンを示す領域がみられた．
d：病理組織像．弱拡大像では，不整な線維組織および周囲の脂肪織がみられ，腫瘤形成は明らかではない．

5. マンモグラフィで所見が出ず，超音波のみで検出される病変

❸ 乳管内成分優位の浸潤性乳管癌
invasive ductal carcinoma with a predominant intraductal component

何森亜由美・坂谷貴司

画像診断・日常診療のポイント
▶ 浸潤性乳管癌の中でも，浸潤部が僅かで乳管内成分優位の場合は，画像所見は非浸潤性乳管癌に類似し，画像的な鑑別はむずかしい．
▶ また，乳管内成分の構造を反映して内部のエコーレベルが低エコーに下がりきらないものは，乳腺症にも類似する．乳腺症との鑑別のポイントは，超音波所見で境界部の不整や，内部エコー構造の不均質をみることである．

典型所見

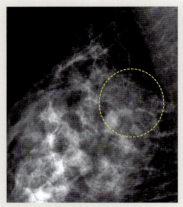

図1 マンモグラフィ
不均一高濃度．丸印は病変の該当部位であるが，所見はない．

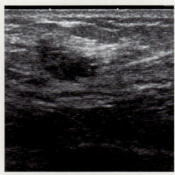

図2 超音波
境界明瞭粗ぞう～不明瞭，不整低エコー腫瘤．エコーレベルはやや高めで，内部構造は不均質である．前方境界線の断裂はみられない．浸潤径1.5×2mmであり画像的に指摘できない．

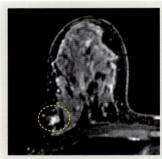

図3 MRI（造影2相－造影前サブトラクション）
13mmの不整な高信号を認める．早期濃染し，washoutしている．

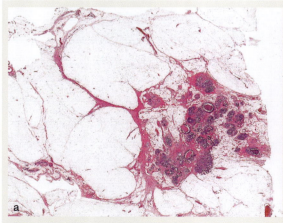
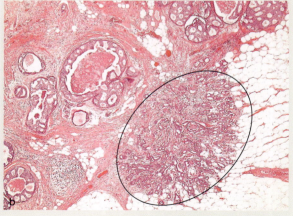

図4 病理組織像（HE染色）
a：弱拡大像では，画像所見を反映するように，腫瘍組織（右中）による前方境界線の断裂はみられない．b：中拡大像では，篩状構造主体の乳管内成分とともに，不整腺腔，小塊状に浸潤増殖する浸潤癌成分（○）を認める．脂肪織への浸潤もみられる．

❸ 乳管内成分優位の浸潤性乳管癌 invasive ductal carcinoma with a predominant intraductal component

> **鑑別診断**
> ① 境界明瞭，内部エコー均質→乳腺症：超音波画像では境界はより明瞭になる．細胞診で診断可能なことが多い．
> ② 境界不明瞭→乳腺症，DCIS：超音波では鑑別困難で，細胞診や組織診が必要となる．

知っておきたい臨床事項① 区域性に広がる病変（浸潤径 3×2mm）

広い区域性病変でもマンモグラフィ高濃度乳腺では，所見がみられないことがある．

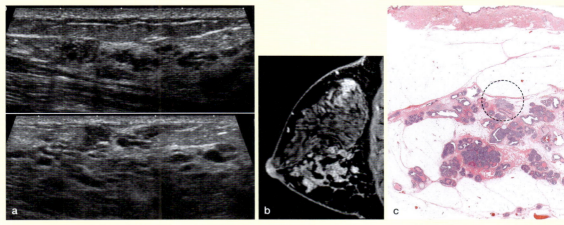

図5 区域性に広がる病変
a：超音波．上：A区域，下：B区域．病変のほとんどは，乳管内に広がる非浸潤性乳管癌（DCIS）の像を示す．術前検査では浸潤部を指摘することはできなかった．
b：MRI．頭側と尾側に clustered ring pattern を示す区域性の non-mass enhancement がみられる．多くは造影中期がピークになる造影カーブを描いた．
c：病理組織像．弱拡大像では，多数の乳管内成分を散見する．細胞成分が占める領域の上部中ほどにやや淡い紫色を呈する領域が浸潤癌成分である．

知っておきたい臨床事項② 不明瞭な淡い病変

乳腺症に類似した病変．内部エコーのわずかな不整を見抜くことが必要である．

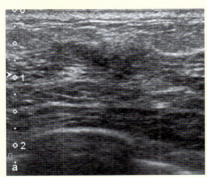 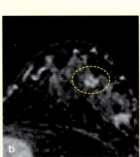 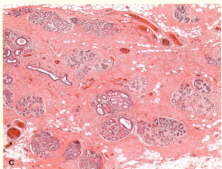

図6 不明瞭な淡い病変
a：超音波．淡く不明瞭な腫瘤．内部エコーレベルがやや高く，内部構造は不均質．前方境界線の断裂は明らかでない．
b：MRI T1強調画像．一部は早期濃染し，washout する不整形病変がみられる（多発病変のうちの一つ）．
c：病理組織像．弱拡大像では，線維組織内には背景となる既存の乳管や小葉構造が散見され，ごく一部に腫瘍成分（中央）がある．周囲の乳腺に脂肪織の介在が少ないため，マンモグラフィでの濃度差が出にくい．

④ 広がりのある非浸潤性乳管癌/硬化性腺症

何森亜由美・坂谷貴司

画像診断・日常診療のポイント

- 非浸潤性乳管癌（DCIS）は硬さが浸潤癌ほどはなく，マンモグラフィ撮影時の圧迫による厚みの差が出にくい．病変の広がりが広範囲であっても，乳腺濃度が高ければ病変のFADは検出されない．
- 硬化性腺症の中のDCISの場合でも，引き込みの程度がわずかであれば，高濃度乳腺の中ではマンモグラフィ所見の特徴である「構築の乱れ」が検出されない．しかし，超音波画像では，わずかな引き込み像は動的観察でみることができる．周囲の正常乳腺構造を伸展させたプローブ走査が重要である．

典型所見

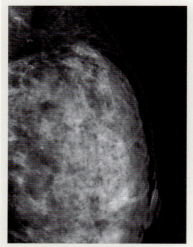

図1 マンモグラフィ
高濃度乳房．過去画像と比較しても，D区域にFADの所見はみられていない．

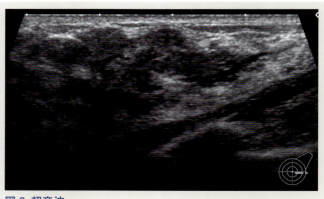

図2 超音波
D区域に区域性に広がる非腫瘤性病変．前方境界線を押し上げているが，断裂はみられない．乳腺の厚みの変化もわずかである．内部エコーが不均質であり，悪性を思わせる．

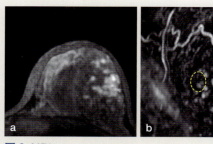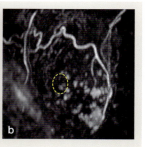

図3 MRI
a：T1強調画像，造影早期．高信号の病変は既存の乳腺領域内に広がっている．b：造影中期−前サブトラクションMIP．病変は，乳頭方向まで区域性に広範囲に広がる．

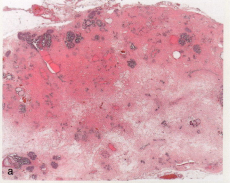
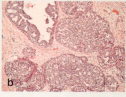

図4 病理組織像（HE染色）
a：弱拡大像では線維組織内に乳管内成分を広範に認める．上方の集簇部分のみならず，既存の乳腺組織を介しながら，左下にも乳管内成分がみられる．b：強拡大像では，充実性，篩状，乳管内成分を認める．

> **鑑別診断**
> ① 境界明瞭→乳腺症，乳管内乳頭腫：細胞診で診断可能であるが，時に組織診が必要となる．
> ② 引き込み像を伴う→硬性型浸潤性乳管癌，浸潤性小葉癌，硬化性腺症など：鑑別がむずかしく，組織診が必要となる．

知っておきたい臨床事項① 硬化性腺症内の DCIS ①（高濃度乳房）

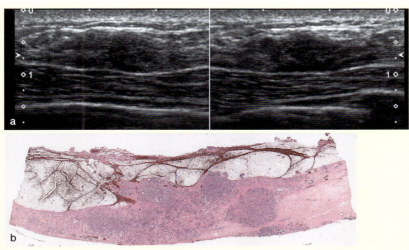

図5 硬化性腺症内の DCIS ①（高濃度乳房）
a：超音波．前方境界線をわずかに押し上げるような不明瞭低エコー域（12.2×11.3×5.6mm）．内部エコーレベルがやや高く，超音波でも気づかずに見落としてしまいそうな病変．周囲の正常乳腺構造が消失していることで気づく．b：病理組織像．弱拡大像では線維組織内で広汎に細胞成分があることがわかる．

知っておきたい臨床事項② 硬化性腺症内の DCIS ②（不均一高濃度）

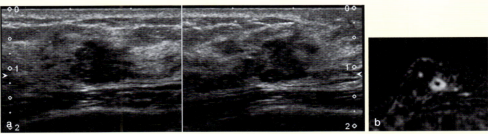

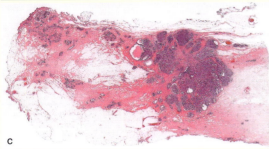

図6 硬化性腺症内の DCIS ②（不均一高濃度）
a：超音波．前方にわずかな distortion を伴う不整腫瘤がみられる．T = 8.6×10.3×7.1mm．マンモグラフィでは，distortion の所見は乳腺の重なりに隠れ検出されていない．b：MRI．乳腺領域内に 11mm の早期濃染 washout する mass を認める．中心部は造影されずリング状を示している．c：病理組織像．弱拡大像では線維組織内で細胞成分がやや集簇して，結節状を呈し，結節様構造の中央部には線維化のあることがわかる．

⑤ 微小な限局性の非浸潤性乳管癌

何森亜由美・坂谷貴司

> **画像診断・日常診療のポイント**
> ▶ コメド石灰化を伴わない微小な限局性のDCISは，マンモグラフィの所見に乏しい．組織学的異型度が低く，病変周囲の間質増生もほとんどみられないため，超音波でも乳腺症や囊胞と類似する．
> ▶ 超音波所見で良性と鑑別するには，境界部のわずかな不整や，区域性の分布を読み取ることがポイントとなる．
> ▶ 異型度の低い微小なDCISを診断・治療する時期については，過剰診断の観点から現在議論の最中である．

典型所見

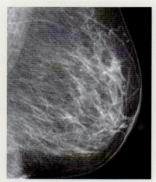

図1 マンモグラフィ
超音波では2時の方向に病変があるが，マンモグラフィでは所見を認めない．

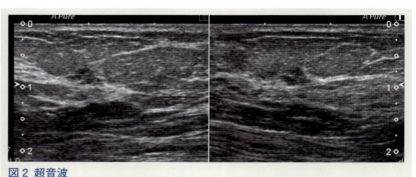

図2 超音波
左乳房2時方向にT＝6.2×4.7×3.2mmの不整エコー腫瘤がみられる．乳腺症よりも境界部が粗ぞうとなる．細胞診で診断された．

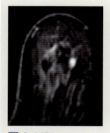

図3 MRI
T1強調画像，造影中期．C区域に7mmの早期濃染するmassがみられる．washoutの程度はわずかである．

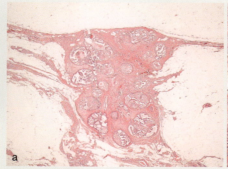
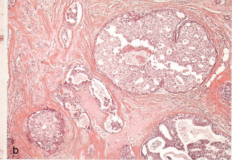

図4 病理組織像（HE染色）
a：弱拡大像では乳管内成分は線維組織内にとどまり，前方境界線を越えていない．
b：強拡大像では，乳管内で篩状あるいは充実性増生を示す乳管内成分を認める．いずれの上皮成分周囲に膠原線維の縁取りがあり，すべて非浸潤性病変であることがわかる．

> **鑑別診断**
>
> ① 境界明瞭→乳腺症，乳管内乳頭腫：異型度が低いため，細胞診で鑑別困難になることもある．組織診が必要となる．

知っておきたい臨床事項①　嚢胞類似病変

　5mm 程度の境界明瞭な嚢胞類似病変は，限局性で低異型度の DCIS である[1]．診断・治療するべきかは，現在論議の最中である．

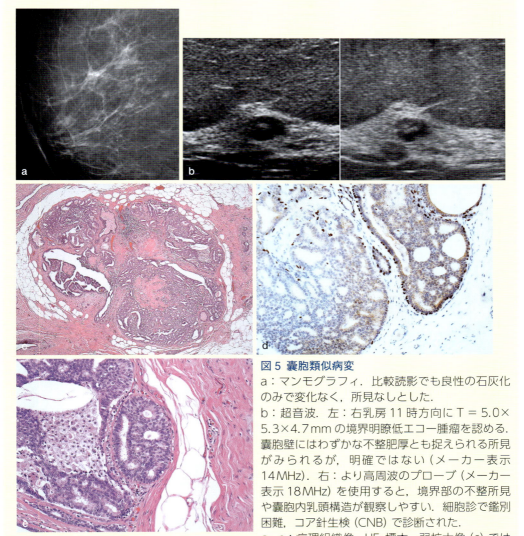

図5　嚢胞類似病変
a：マンモグラフィ．比較読影でも良性の石灰化のみで変化なく，所見なしとした．
b：超音波．左：右乳房 11 時方向に T＝5.0×5.3×4.7mm の境界明瞭低エコー腫瘤を認める．嚢胞壁にはわずかな不整肥厚とも捉えられる所見がみられるが，明確ではない（メーカー表示 14MHz）．右：より高周波のプローブ（メーカー表示 18MHz）を使用すると，境界部の不整所見や嚢胞内乳頭構造が観察しやすい．細胞診で鑑別困難，コア針生検（CNB）で診断された．
c〜e：病理組織像．HE 標本．弱拡大像（c）では乳頭状構造を示す上皮増生があり，拡張した乳管内での上皮増生もある．この拡大像のみでは良悪性の鑑別は困難である．病変を取り囲むような脂肪織を認める．p63 免疫組織化学標本（d）では，上皮増生を伴った周囲に陽性細胞が点在し，筋上皮細胞に取り囲まれた病変であることがわかる．これによって，乳管内での上皮増生であると判断することが可能となる．篩状構造を呈する部分もあり（e），DCIS と判定．核の小型円形で monotonous であり，核分裂像はほとんどなく，NG1 相当．病変の一部には乳管内乳頭腫成分も含まれており，生検検体では診断に苦慮するような症例である．

● 文献

1) Izumori A et al：Ultrasound findings and histological features of ductal carcinoma in situ detected by ultrasound examination alone. Breast Cancer 17：136-141, 2010

写真提供者一覧

　本書の作成に際し，以下の施設・先生方に貴重な症例写真をご提供いただきました．掲載頁と施設名・氏名を掲載させていただきますとともに，この場を借りて深謝申し上げます．

(敬称略)

頁	V章項番号	項目タイトル	施設名・氏名
106	1-3)-①	腺管形成型浸潤性乳管癌	京都大学　植弘奈津恵
108	1-3)-②	充実型浸潤性乳管癌	京都大学　植弘奈津恵
110	1-3)-③	非浸潤性乳管癌	京都大学　植弘奈津恵 高松平和病院　何森亜由美
120	1-4)-②	管状癌	高松平和病院　何森亜由美
126	1-4)-⑤	硬化性腺症を伴う良性病変	公益財団法人東京都予防医学協会がん検診・診断部　坂佳奈子 立川病院乳腺外科　服部裕昭
144	2-4)-①	乳管内成分優位の浸潤性乳管癌/微小浸潤癌/非浸潤性乳管癌	がん研究会有明病院　國分優美
146	2-4)-②	硬性型浸潤性乳管癌	がん研究会有明病院　國分優美
148	2-4)-③	浸潤性小葉癌	川崎医科大学乳腺甲状腺外科　紅林淳一
150	2-4)-④	硬化性腺症	がん研究会有明病院　國分優美
152	2-5)-a-①	非浸潤性乳管癌	がん研究会有明病院　國分優美
154	2-5)-a-②	乳管内成分優位の浸潤性乳管癌	がん研究会有明病院　國分優美
156	2-5)-b-①	乳管内成分優位の浸潤性乳管癌	がん研究会有明病院　國分優美
158	2-5)-b-②	非浸潤性乳管癌	がん研究会有明病院　國分優美
166	3-2)-a-①	腺管形成型浸潤性乳管癌	とくしまブレストケアクリニック　高橋雅子・何森亜由美
172	3-2)-a-④	線維腺腫	高松平和病院　何森亜由美 川崎医科大学　森谷卓也
176	3-2)-b-②	腺管形成型浸潤性乳管癌	とくしまブレストケアクリニック　高橋雅子・何森亜由美
182	3-3)-①	乳管内成分優位の浸潤性乳管癌	高松平和病院　何森亜由美 札幌ことに乳腺クリニック　白井秀明
184	3-3)-②	非浸潤性乳管癌	とくしまブレストケアクリニック　何森亜由美 川崎医科大学　森谷卓也
186	3-3)-③	乳管内乳頭腫	札幌ことに乳腺クリニック　白井秀明
188	3-3)-④	肉芽腫性乳腺炎	がん研究会有明病院　國分優美
190	3-3)-⑤	乳腺線維症/糖尿病性乳腺症	とくしまブレストケアクリニック　何森亜由美
208	4-②	硬性型浸潤性乳管癌	湘南記念病院　坂佳奈子
212	4-④	浸潤性小葉癌	湘南記念病院　坂佳奈子
214	4-⑤	非浸潤性乳管癌	湘南記念病院　坂佳奈子
216	4-⑥	硬化性腺症	湘南記念病院　坂佳奈子
220	5-②	硬性型浸潤性乳管癌	とくしまブレストケアクリニック　高橋雅子
222	5-③	乳管内成分優位の浸潤性乳管癌	とくしまブレストケアクリニック　高橋雅子
224	5-④	広がりのある非浸潤性乳管癌/硬化性腺症	とくしまブレストケアクリニック　高橋雅子
226	5-⑤	微小な限局性の非浸潤性乳管癌	とくしまブレストケアクリニック　高橋雅子

索 引

和文索引

あ

悪性石灰化　152, 154, 156, 158
悪性葉状腫瘍　26, 91
アポクリン化生　8, 28, 34, 180
アポクリン癌　20
淡く不明瞭な石灰化　130, 138, 140, 142

い

異栄養性石灰化　129, 145, 153, 155, 157
鋳型状石灰化　152
異型アポクリン化生　9
異型過形成　34
異型小葉過形成　11
異型度　36
異型乳管過形成　11, 141
（いわゆる）乳腺症　27, 28
　　　──，アポクリン化生　28
　　　──，硬化性腺症　27
　　　──，乳管過形成　27
　　　──，囊胞　28

え

エコー輝度　50
エコー構造　219
エコー時間　66
エコーレベル　50
壊死型石灰化　12, 106, 128, 146, 148, 149, 150
エストロゲン受容体　34
円形腫瘤　87
炎症性乳癌　34

お

横断　61
音響インピーダンス　51
温存乳房内再発　159

か

外側陰影　53
過誤腫　29, 29, 92
化生癌　20, 35
　　　──，基質産生癌　21
　　　──，骨・軟骨化生を伴う癌　21
　　　──，扁平上皮癌　20
　　　──，紡錘細胞癌　20
カテゴリー　49, 84
カドヘリン　34
カラードプラ法　58
顆粒細胞腫　26, 127
間質型石灰化　128, 136

管状癌　17, 120
桿状石灰化　203
管状石灰化　203
管状腺腫　10
冠状断　61
感度　80

き

偽血管腫様間質過形成　35
偽浸潤　9, 35
基底細胞様乳癌　39
吸引式組織生検　76
急性化膿性乳腺炎　189
境界部高エコー像　50, 52
境界不明瞭・微細鋸歯状腫瘤　117
狭義の硬癌　16
局所的非対称性陰影　160, 174, 176, 178, 183, 184, 186, 190
均質性　50
筋上皮細胞　35, 80, 186

く

区域性石灰化　131
クラッターノイズ　59
繰り返し時間　66
クロモグラニンA　23, 102
群散乱体　51

け

形状　87
ゲイン　55
血管の石灰化　137, 153, 155, 157
血性乳頭分泌　102, 180, 186, 200
毛羽立ち　206, 207
ケロイド様間質　30
検体不適正　36, 80

こ

コア針生検　76
硬化性腺症　27, 126, 149, 150, 224
硬化性乳管内乳頭腫　9
硬化性病変　36
硬癌　14, 16
広義の硬癌　14
硬性型浸潤性乳管癌　52, 53, 69, 118, 148, 168, 220
構築の乱れ　55, 115, 204
高濃度乳腺　166, 168, 170, 172
高分解能画像　61
後方エコー　50, 53
コスト・スピード　79
コメド壊死　12, 36, 144, 146, 152, 154, 184

さ

細胞診　79
細胞突起　17
索状癌胞巣　118
撮像プロトコル　61
サブタイプの悪性度　175
サブトラクション画像　61
サンプリングピッチ　47
散乱　51

し

自潰　189
篩状癌　18
矢状断　61
自動露出装置　44
シナプトフィジン　102
脂肪腫　92
脂肪性乳腺　48
脂肪抑制　65
周囲間質　192
充実型浸潤性乳管癌　51, 69, 108, 170
充実性癌胞巣　15
充実性胞巣状腫瘤　108, 170
集簇性石灰化　131
終末乳管小葉単位　37
手術瘢痕　205
授乳性腺腫　10
腫瘍径計測　37
腫瘍浸潤リンパ球　37
腫瘤　84
　　　──形成性DCIS　111
　　　──の境界　85
　　　──の形状　87
　　　──の内部構造　86
　　　──の濃度　84
シュワン細胞腫　26
小塊状癌胞巣　118
小管状浸潤　211
硝子化した線維腺腫　89
小囊胞集簇　135
小葉癌の亜型　37
小葉性腫瘍　38
女性化乳房　31
神経鞘腫　26
神経内分泌癌　23, 37, 102
浸潤性小葉癌　16, 53, 81, 114, 122, 146, 178
　　　──，充実型　17
　　　──，多形型　17
浸潤性乳管癌　14, 37, 195
　　　──，硬性型　16, 23
　　　──，充実型　15

229

――，腺管形成型 15
浸潤性微小乳頭癌 21, 116

す

髄様癌 19
ステレオガイド下吸引式針生検 144
スピキュラ 55, 85, 118, 120, 122, 124, 126
　――を伴う腫瘤 115
スペックルノイズ 56
スペックルパターン 51
スペックルリダクション 57
スリット状の葉状腫瘍 90

せ

正常乳腺 192
石灰化 38
　――の診断のフローチャート 133
　――の分布 131
石灰乳石灰化 129, 135, 153, 155, 157
切除断端 38
線維腺腫 24, 25, 53, 67, 88, 89, 159, 172
　――，管内型 24
　――，硝子化 89
　――，乳腺症型 25
　――，幼若な 88
　――の亜分類 25, 38
　――の石灰化 137, 145
線維増生 168
腺管形成型浸潤性乳管癌 106, 166, 176
前癌病変 38
線吸収係数 44
腺筋上皮腫 10
穿刺吸引細胞診 74, 80
腺脂肪腫 29
腺腫 10
腺症 104, 105
　――腫瘤 105
線状石灰化 131
センチネルリンパ節生検 39
腺葉間の脂肪 192, 197
腺様嚢胞癌 22

そ

造影超早期相 64
速度モード 58
組織球 188
粗大な石灰化 88, 141, 145, 173

た

ダイナミックカーブ 64
ダイナミックスタディ 61
ダイナミックレンジ 56
楕円形腫瘤 87
多核巨細胞 188
多角形腫瘤 87
多形性石灰化 130, 146

――集簇 99
多発小嚢胞 55
男性乳腺 31

ち

中心壊死 109
陳旧性線維腺腫 157

て

ティッシュハーモニックイメージ 56
低乳頭状異型乳管過形成 141
点状高エコー 55, 155
電子リニア型探触子 55

と

糖尿病性乳腺症 30
頭尾方向撮影 46
特異度 80
特殊型乳癌 39
トモシンセシス 48
トリプルネガティブ乳癌 39, 108
トーンカーブ 45

な

内因性サブタイプ 39
内外斜位方向撮影 45
内部エコー 50
内部構造 86
なべぶた 207

に

肉芽腫性乳腺炎 30, 40, 188
二相性 40, 186
2方向撮影 46
乳管拡張症 28, 202, 203
　――の石灰化 153, 155, 157
乳管過形成 104
乳管腺腫 9, 40, 98
乳癌取扱い規約第18版 6
乳癌取扱い規約分類 2
乳管内壊死型石灰化 144
乳管内癌巣 40
乳管内視鏡検査 201
乳管内上皮増殖性病変 40
乳管内進展 40, 149, 166
乳管内成分優位の浸潤性乳管癌 14, 139, 144, 154, 156, 182, 183
乳管内乳頭腫 8, 68, 94, 126, 180, 200, 201
乳管内乳頭状病変 41
乳癌の随伴所見 70
乳腺散在 48
乳腺実質の歪み 55
乳腺症 27, 28, 40, 134, 142, 143, 183
　――型線維腺腫 126
乳腺正常構造 219
乳腺線維症 30, 41

乳腺の構造 7
乳頭部腺腫 9
乳房構成 162
乳輪下膿瘍 189

ね

粘液癌 18, 51, 53, 69, 100, 101, 112, 140, 141, 145, 159, 173
　――，混合型 23
粘液湖 112, 140, 199
粘液瘤様腫瘍 41, 199
粘液漏出 101

の

濃度 86
嚢胞 28, 53, 67, 134
　――性成分 99
　――内癌 97
　――内乳頭癌 187
　――内乳頭腫 95, 111

は

バイオマーカー 79
播種 101
橋渡し状異型乳管過形成 141
パルス繰り返し周波数 59
パワーモード 58
反射 51

ひ

引き込み 55
ひきつれ 206
微細石灰化 113
微細線状・分枝状石灰化 130
微細分葉状の腫瘤 85, 108
微小円形石灰化 130
微小浸潤癌 13, 42, 144
微小乳頭状構造 116
非浸潤癌 42
非浸潤性小葉癌 147, 149, 178
非浸潤性乳管癌 12, 13, 68, 81, 96, 110, 124, 152, 158, 174, 182, 184, 193, 198
　――，篩状型 12
　――，面疱型 12
被包型乳頭癌 13
びまん性石灰化 131
ビームコンパウンド 56
非面疱型DCIS 151
評価困難 85
病理学的完全奏効 42

ふ

ファンダメンタルイメージ 56
フィルタ処理 56
フォーカス 58
不均一高濃度乳腺 48
副乳 31

浮腫状間質　192, 194, 195
不整形腫瘤　87, 106
ブラインドエリア　45
プロゲステロン受容体　42
分泌型石灰化　128, 138, 142, 150
分泌癌　22
分葉形腫瘤　87

へ

平坦型異型　11, 42
へびの抜け殻様石灰化　199

ほ

放射状硬化性病変　29, 42

ま

マトリックスアレイ型探触子　55
慢性炎症性病変　203

め

免疫細胞化学　82
面皰型壊死　→コメド壊死

ゆ

ゆがみ　206
癒合腺管　106
　──状癌胞巣　118, 209

よ

幼若な線維腺腫　88
葉状腫瘍　25, 26, 90
　──の悪性度　42

ら

裸核細胞　80

り

流速レンジ　59
良悪性の鑑別を必要とする石灰化　130
領域性石灰化　131
良性葉状腫瘍　25
リング状造影効果　113
リンパ管侵襲　43
リンパ節転移　70

ろ

ロザリオ様配列　179

欧文索引

A

adenosis　104
adenosis tumor　105, 126
apocrine metaplasia　34
atypical ductal hyperplasia（ADH）　141
atypical hyperplasia　34
automatic exposure control（AEC）　44
axial　61

B

background parenchymal enhancement（BPE）　63
biphasic　40
BI-RADS®　163

C

calcification　38
CC撮影　46
Claudin-low型乳癌　36
clustered ring enhancement　69, 188
comedo necrosis　36
computed radiography　47
core needle biopsy（CNB）　76
coronal　61

D

dark internal septation　67
dense breast　48
distortion　55, 204, 205
ductal adenoma　40, 98
ductal carcinoma in situ（DCIS）　81, 96, 110, 124, 134, 138, 143, 144, 152, 158, 174, 183, 184, 198
　── in sclerosing adenosis　151
ductal hyperplasia　104
duct ectasia　202
dynamic curve　64

E

E-cadherin　34, 178
estrogen receptor（ER）　34
extensive intraductal components（EIC）　14

F

fibroadenoma　38, 88, 172
fibrous disease　41
fine needle aspiration cytology（FNAC）　74
flat epithelial atypia（FEA）　42

focal asymmetric density（FAD）　160, 161, 174, 176, 178, 180, 183, 184, 186

G

granulomatous mastitis　40

H

halo　52
hamartoma　92
HER2　41
human epidermal growth factor receptor type 2（HER2/*neu*）　41

I

inadequate　36
indeterminate　35
inflammatory carcinoma　34
inside-out growth pattern　21
intraductal papillary lesion　41
intraductal papilloma　94, 180, 200
intraductal proliferative lesion　40
intraductal spread　40
intrinsic subtype　39
invasive ductal carcinoma　37
　──，scirrhous type　69, 118, 148, 168
　──，solid type　69, 108, 170
　──，tubule forming type　106, 166, 176
　── with a predominant intraductal component　144, 154, 156, 182, 222
invasive lobular carcinoma　114, 122, 178
invasive micropapillary carcinoma（IMPC）　116

K

Ki67　35

L

lipoma　92
lobular neoplasia　38
lymphovascular invasion　43

M

mastopathy　40
maximum intensity projection（MIP）画像　61
metaplastic carcinoma　35
microinvasive carcinoma　42
MLO撮影　45
MRI撮像時期　167
mucinous carcinoma　69, 100, 112
mucocele-like tumor（MLT）　19, 41, 141, 145, 199

myoepithelial cell　35

N

neuroendocrine carcinoma　37, 102
nodular adenosis　126
noninvasive carcinoma　42
non-mass enhancement　152, 154, 156

P

p63 免疫染色　80
Paget 病　24, 41, 159
pagetoid 癌　24
pathological complete remission (pCR)　42
phyllodes tumor　42, 90
precancerous lesion　38
progesterone receptor (PgR)　42
pseudoangiomatous stromal hyperplasia (PASH)　35
pseudoinvasion　35

pulse repetition frequency (PRF)　59

R

radial sclerosing lesion　42
retraction　55, 204, 205
rim enhancement　69, 171

S

sagittal　61
sclerosing adenosis　150
sclerosing lesion　36
sensitivity time control (STC)　53
sentinel lymph node (SLN) biopsy　39
snouts　17
spiculation　55, 86, 204, 205
subclassification　38
surgical margin　38

T

T1 強調像　61
T2 強調像　61

tea cup sign　129, 135, 153
terminal duct-lobular unit (TDLU)　37
time of echo (TE)　66
time of repetition (TR)　66
tissue harmonic image (THI)　56
triple negative breast carcinoma (TNBC)　39
tubular carcinoma　120
tumor diameter　37
tumor infiltrating lymphocyte (TIL)　37
type A 粘液癌　140
type B 粘液癌　140

V

vacuum-assisted biopsy (VAB)　76
variant of lobular carcinoma　37

W

WHO 分類　2

検印省略

一冊でわかる乳腺疾患
定価（本体 8,000 円＋税）

2018年12月13日　第1版　第1刷発行
2020年 8 月 7 日　　同　　第3刷発行

編　者	何森　亜由美・森谷　卓也 <small>いずもり　あゆみ　もりや　たくや</small>
発行者	浅井　麻紀
発行所	株式会社 文光堂 〒113-0033　東京都文京区本郷7-2-7 TEL　(03)3813-5478（営業） 　　　(03)3813-5411（編集）

ⓒ何森亜由美・森谷卓也, 2018　　　　　　　　　　　　印刷・製本：真興社

ISBN978-4-8306-2344-8　　　　　　　　　　　　　　Printed in Japan

・本書の複製権，翻訳権・翻案権，上映権，譲渡権，公衆送信権（送信可能化権を含む），二次的著作物の利用に関する原著作者の権利は，株式会社文光堂が保有します．
・本書を無断で複製する行為（コピー，スキャン，デジタルデータ化など）は，私的使用のための複製など著作権法上の限られた例外を除き禁じられています．大学，病院，企業などにおいて，業務上使用する目的で上記の行為を行うことは，使用範囲が内部に限られるものであっても私的使用には該当せず，違法です．また私的使用に該当する場合であっても，代行業者等の第三者に依頼して上記の行為を行うことは違法となります．
・JCOPY〈出版者著作権管理機構　委託出版物〉
本書を複製される場合は，そのつど事前に出版者著作権管理機構（電話 03-5244-5088, FAX 03-5244-5089, e-mail：info@jcopy.or.jp）の許諾を得てください．